これならわかる 要点解剖学

[監修] 石橋　治雄
[著者] 田沼久美子，田沼　裕，南　和文，吉田　匠

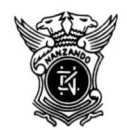

南山堂

序

　医学や医療科学の分野の急速な進歩により，医療分野の職種が多岐に分かれてきた．医師ばかりでなく医療に携わるいろいろな職種の医療関連技術者には，広範囲の医学知識と高度な専門技術が求められるようになってきている．

　医学，医療科学を志す学生は，最初に基本となる人体の形態と構造，すなわち解剖学を学ぶ．形態と構造とを正確に理解するためには，いろいろと膨大な量の「事実」を記憶する必要がある．本書は，この「事実」を整理し理解できるように図を主体にし，それに対応した要点解説でまとめた．医療関連職種（医師，歯科医師，薬剤師，看護師，柔道整復師，あん摩マッサージ・鍼灸師，保健師，臨床・衛生検査技師，理学・作業療法士，放射線技師，救命救急士，言語療法士，視機能訓練士，管理栄養士）などを目指す人を対象に，たやすく形態と構造を立体的に把握できるように努めた．

　本書作成に当たり，医学用語は医師，歯科医師，看護師，柔道整復師，東洋医学（あん摩マッサージ・鍼灸師）などの国家試験出題基準で使用されている用語を用い，その他は各学会での用語集を参考にした．

　田沼久美子 先生，田沼裕 先生，南和文 先生，吉田匠 先生に執筆をお願いしたところ快く引き受けてくださり，本の大きさやページ数などの制限が多い中で多大なるご尽力をいただきました．特に，田沼久美子 先生，田沼裕 先生には粉骨砕身いただき，上梓の日を迎えることができたこと，この場を借りて深くお礼申し上げます．

　最後に，企画と刊行に当たり，長い間我慢してくださった南山堂をはじめ，制作関係者の方々には非常にご迷惑をかけましたことをお詫び申し上げます．また，南山堂編集部の山崎豊 氏，秋山孝子 氏，齋藤代助 氏からの数々のご助言，ご尽力に対して深く感謝いたします．

　本書の一層の向上のために，利用者の各位，医療関連の方々からのご叱正やご意見を頂き，長く活用していただければ幸いです．

2004年10月

石橋治雄

目 次

CHAPTER 1　総　論　　　　　　　　　　　　1

- 解剖学とは ································· 2
- 人体の各部名称と区分 ······················· 4
- 運動の方向 ································· 6
- 体表の方向線と面 ··························· 8
- 細胞の構造 ································ 10
- 細胞分裂 ·································· 12
- 上皮組織 ·································· 14
- 結合支持組織 ······························ 16
- 軟骨組織・骨組織 ·························· 18
- 筋組織・神経組織 ·························· 20
- 血　液 ···································· 22

CHAPTER 2　骨　　　　　　　　　　　　　25

- 骨の形状と発生 ···························· 26
- 関　節 ···································· 28
- 脊柱の全景 ································ 30
- 頸　椎 ···································· 32
- 椎骨・胸椎・腰椎・仙骨・尾骨 ·············· 34
- 胸郭・上肢帯 ······························ 36
- 胸鎖関節・肩鎖関節・肩関節 ················ 38
- 自由上肢骨 ································ 40
- 肘関節・手の関節 ·························· 42
- 骨盤・下肢帯 ······························ 44
- 仙腸関節・股関節 ·························· 46
- 自由下肢骨 ································ 48
- 膝関節 ···································· 50
- 脛骨と腓骨の結合・足の関節 ················ 52
- 頭蓋骨 ···································· 54
- 頭蓋冠・泉門 ······························ 56
- 頭蓋底 ···································· 58
- 蝶形骨・側頭骨 ···························· 60
- 　コラム　脊椎分離症 ······················ 62

v

CHAPTER 3 筋　63

- 筋 ………………………………………………………… 64
- 頭部の筋 ………………………………………………… 66
- 頸部の筋 ………………………………………………… 68
- 斜角筋群・椎前筋群 …………………………………… 70
- 胸部の筋 ………………………………………………… 72
- 腹部の筋 ………………………………………………… 74
- 背部の筋（浅背筋・深背筋・後頭下筋群） ………… 76
- 背部の筋（脊柱起立筋） ……………………………… 78
- 上肢の筋 ………………………………………………… 80
- 前腕の筋（伸筋） ……………………………………… 82
- 前腕の筋（屈筋） ……………………………………… 84
- 手の筋 …………………………………………………… 86
- 下肢の筋（内寛骨筋・外寛骨筋） …………………… 88
- 下肢の筋（大腿の伸筋群・内転筋群） ……………… 90
- 下肢の筋（外旋筋群・大坐骨孔・小坐骨孔・閉鎖孔） … 92
- 下肢の筋（下腿の伸筋群・腓骨筋群） ……………… 94
- 下肢の筋（大腿の屈筋群） …………………………… 96
- 下肢の筋（下腿の屈筋群） …………………………… 98
- 足の筋 ………………………………………………… 100
  - コラム　筋肉皮下断裂 …………………………… 102

CHAPTER 4 内臓　103

- 内　臓 ………………………………………………… 104
- 口　腔 ………………………………………………… 106
- 舌・歯 ………………………………………………… 108
- 咽頭・食道 …………………………………………… 110
- 胃 ……………………………………………………… 112
- 小腸・膵臓 …………………………………………… 114
- 大腸・肛門 …………………………………………… 116
- 肝臓・胆嚢 …………………………………………… 118
- 肝臓の内部構造と胆路 ……………………………… 120
- 鼻・副鼻腔 …………………………………………… 122
- 咽頭・喉頭 …………………………………………… 124
- 気管・気管支 ………………………………………… 126
- 肺 ……………………………………………………… 128

縦隔・胸膜	130
尿管・膀胱・尿道	132
腎　臓	134
精巣・精巣上体	136
精管・精嚢・前立腺・陰茎・陰嚢	138
卵巣・卵管	140
子宮・腟・会陰	142
甲状腺・上皮小体・副腎	144
下垂体・松果体	146

CHAPTER 5　脈　管　　149

脈管系	150
心臓の位置・大きさ・外形	152
心臓の血管・内景	154
刺激伝導系	156
大動脈と頭頸部の動脈	158
上肢の動脈	160
下肢の動脈	162
下行大動脈・骨盤の動脈	164
静脈（深在性の主要静脈）	166
体循環の静脈	168
硬膜静脈洞・内椎骨静脈叢	170
門脈系	172
胎児の血液循環	174
リンパ系	176
コラム　深部静脈血栓症	178

CHAPTER 6　感覚器　　179

皮　膚	180
視覚器・眼球	182
涙器・眼筋	184
網　膜	186
平衡聴覚器	188
平衡覚器	190
嗅覚・味覚器	192
コラム　副鼻腔炎	194

CONTENTS 目次

CHAPTER 7 神経 — 195

- 神経系の構成・用語 — 196
- 神経系の構成単位・発生 — 198
- 神経管と中枢神経の基本構築 — 200
- 脊髄 — 202
- 橋・延髄 — 204
- 中脳・脳神経核 — 206
- 小脳 — 208
- 間脳 — 210
- 終脳 — 212
- 大脳核 — 214
- 脳室・脳脊髄液 — 216
- 神経路 — 218
- 上行性伝導路 — 220
- 非意識型深部感覚 — 222
- 錐体路・錐体外路 — 224
- 末梢神経系 — 226
- 脳神経 — 228
- 脳神経（三叉神経・迷走神経・副神経） — 230
- 脊髄神経・皮節 — 232
- 頸神経・頸神経叢 — 234
- 腕神経叢 — 236
- 橈骨神経・正中神経・尺骨神経 — 238
- 胸神経 — 240
- 腰神経・腰神経叢 — 242
- 仙骨神経叢 — 244
- 脛骨神経・総腓骨神経 — 246
- 自律神経系 — 248
- 交感神経系・内臓求心性線維 — 250
- 交感神経・副交感神経 — 252
- 膀胱の神経 — 254
- コラム　手根管症候群 — 256

索引 — 257

CHAPTER 1
総論

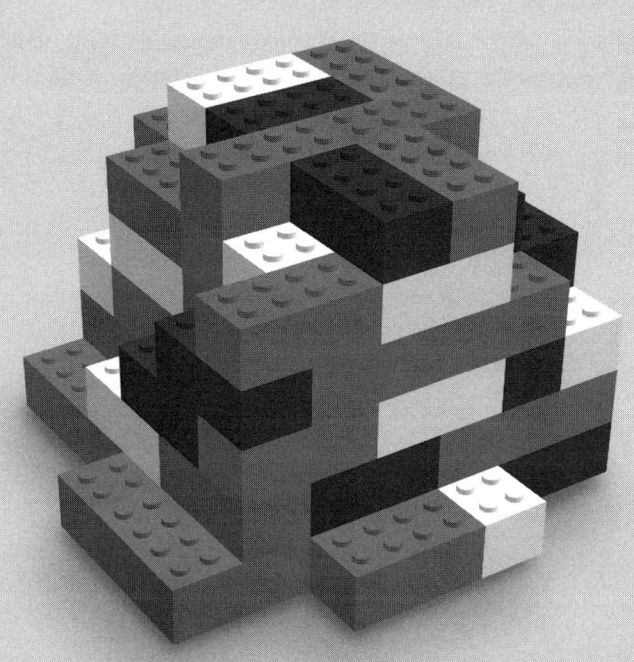

解剖学とは

＜解剖学と生理学＞

　解剖学は生物の形態と構造を明らかにし，生理学はそれらの働きや機能を追求する学問である．解剖学と生理学とは，生命現象を理解する上で大切な基礎医学である．

＜解剖学の歴史と展望＞

　人体解剖は，11～12世紀頃までは，宗教的・社会的な制約で解剖することができなかったので，ガレノスGalenus（AD.130－201）のサルを解剖して著した医学書が広く活用されていた．

　中世になると，レオナルド・ダ・ビンチLeonard da Vinciが人体解剖を行い750枚の解剖図を作成し（未発表），その後アンドレアス・ヴェサリウスAndreas Vesalius（1514－1564）は世界で初めての解剖書「人体解剖図ファブリカ」を刊行した．これが，近代人体解剖学の始まりである．

◆解剖学の位置と分類
人体解剖学
系統解剖学	：正常な人体の構造を肉眼で研究する解剖学．
局所解剖学	：限局した部位を周辺の構造と関係づけて行う解剖学．
病理解剖学	：病因・死因を解明する病理的な解剖学．
法医解剖学	：死因を調査し法律的に判断するための解剖学．

研究方法による解剖学の分類
肉眼解剖学	：肉眼，虫眼鏡下で，メスやピンセットなどを使用して人体の構造を学ぶ．
組織学（顕微解剖学）	：光学顕微鏡，電子顕微鏡などを用いて人体の微細構造を学ぶ．
発生学（胎生学）	：受精から出生に至るまでの人体の発育過程を学ぶ．
個体発生学	：受精卵から成体になるまでの過程を学ぶ．
系統（宗族）発生学	：生物種族がたどった歴史的な変化の過程を学ぶ．
比較解剖学	：各種動物の形態を比較する学問．
美術解剖学	：芸術家に必要な形態を対象とする学問．
植物解剖学	：植物の構造を対象とする学問．

◆解剖学用語

　解剖学用語は人体の各部の名称・体位・方向や位置などを示す言葉で世界の共通語としてラテン語（Nomina Anatomica）を用いる．日本の用語は，Nomina Anatomicaを基にして決められている．

　現在は，国際解剖学用語委員会で改訂された名称を使用している．

>>>TITLE
人体の各部名称と区分

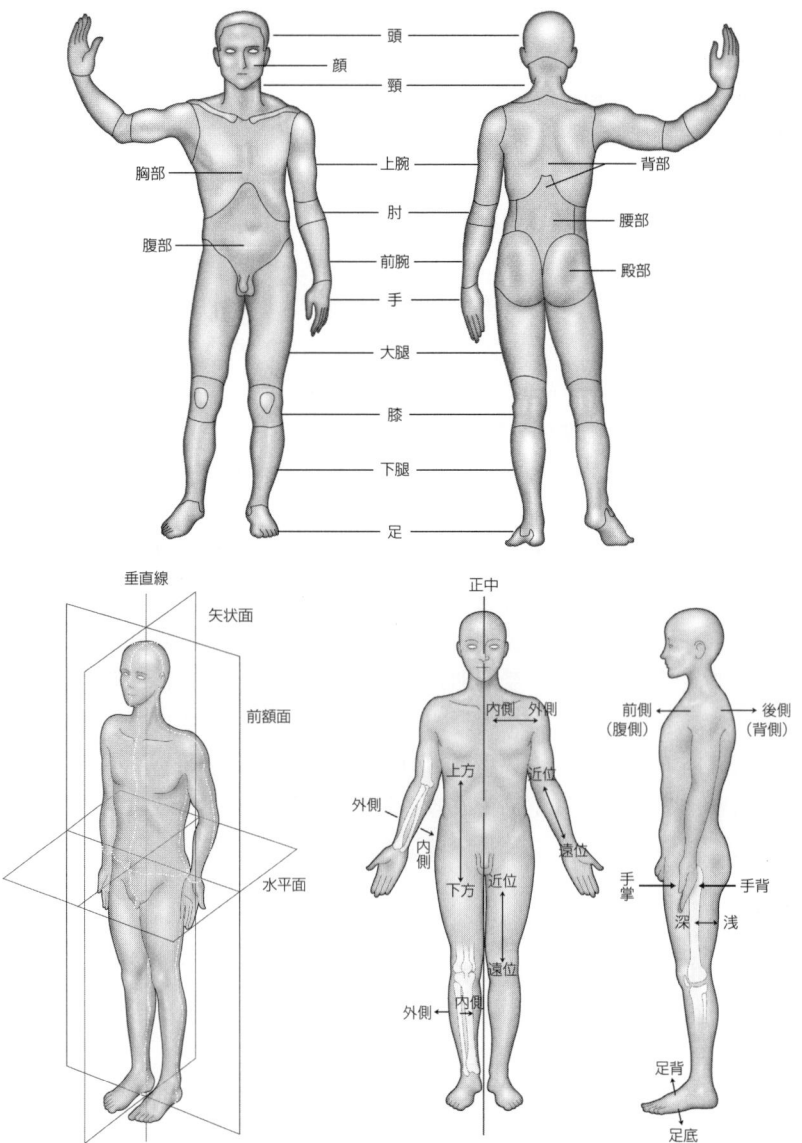

 **ここが要点**
This is the main point.

人体を区分する線は，体表から見え，触知されるものが基本．
人体の体位は解剖学的位置（上肢は手掌を前方に向けて下垂し，下肢はつま先を前に向けて直立した姿勢）が基準になる．

◆人体の各部名称と区分（境界線）

人体は頭部，頸部，体幹（胸，腹，骨盤，背），体肢に大別される．上肢は上肢帯，上腕，前腕，手．下肢は下肢帯，大腿，下腿，足．

頭部と頸部：下顎骨下縁－下顎角－下顎枝後縁－耳介下縁－乳様突起下縁－上項線－外後頭隆起を結ぶ線．

頭部と顔面：鼻根－眉弓－頬骨弓－外耳孔を結ぶ線．

頸部と胸部：胸骨上縁－鎖骨の上縁－肩峰－第7頸椎の棘突起を結ぶ線．

胸部と腹部：剣状突起下端－肋骨弓－第12胸椎の棘突起を結ぶ線．

骨盤：左右の腸骨稜の最高点を結ぶ線より下方の腹部．

背部：上方は肩峰－第7頸椎棘突起より下方，下方は腸骨稜より上方－仙骨外側縁より内側－最下端は会陰に接する．外側は肩甲骨外側縁と後腋窩線より内側．

腰部：上方は第12肋骨－第12胸椎下端を結ぶ線，下方は腸骨稜と仙骨部より上方，側方は腰方形筋の外側縁より内側．

殿部：腸骨稜－上後腸骨棘－仙骨外側－殿溝に囲まれた部．

◆方向と位置を示す用語

垂直：地平面と直角な方向（垂直線，垂直面）．

水平：地平面と平行な方向（水平線，水平面）．

正中：真ん中を通る1本の線，面（正中線，正中面）．

矢状：正中から平行に移動した方向（矢状面，矢状断）．

前頭：額に平行な方向（冠状面，前頭断）．

内側と外側：正中面に近い位置と遠い位置．

前側と後側：身体の前面と後面（腹側と背側）．

上方と下方：身体の上と下．

近位と遠位：体の中心に近い位置と遠い位置．

浅（部）と深（部）：表面に近い位置と深い位置．

運動の方向

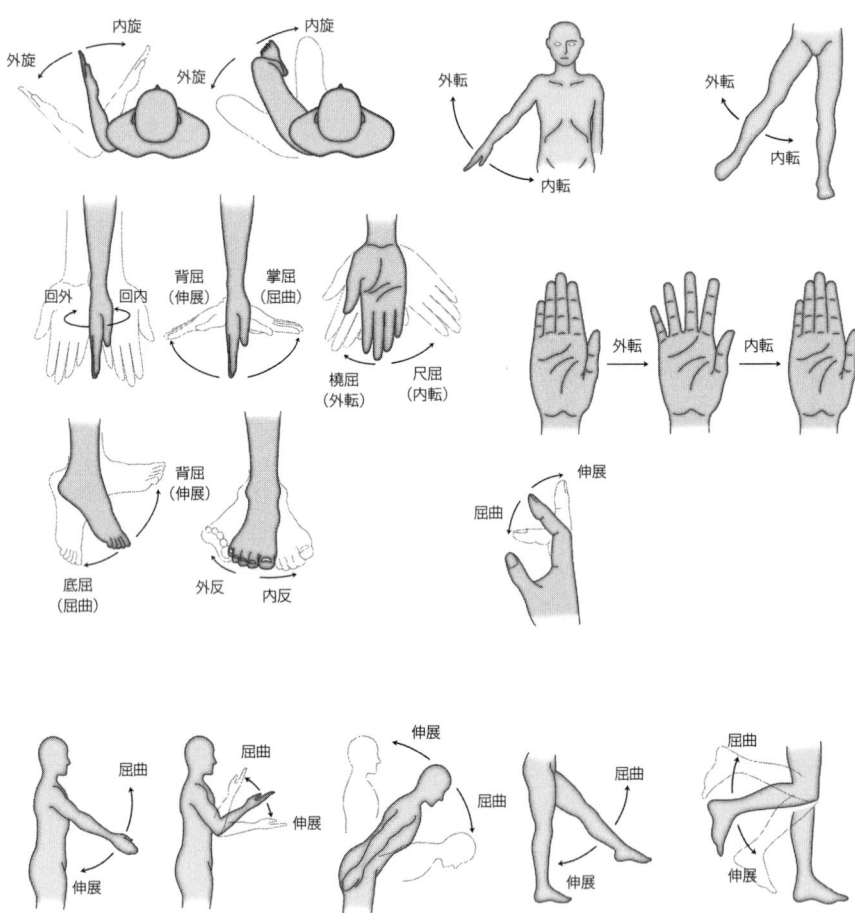

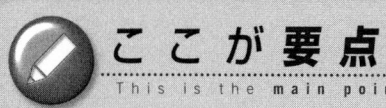

関節の運動，筋の働き，身体の動きを表現する用語は，運動学，リハビリ，臨床医学の各分野でも頻繁に使われるので，正確に理解する必要がある．

◆運動の方向

筋が収縮して関節を可動したときに，関節より遠位の骨の動きは次のようになる．

内転：正中線に四肢を近づける運動あるいは手の指を第3指に近づける運動．
外転：正中線から四肢を離す運動あるいは手の指を第3指から離す運動．
屈曲：関節の作る角度を小さくし両方の骨を近づける運動．
伸展：関節の作る角度を大きくし両方の骨を遠ざける運動．
回内：解剖学的肢位から尺骨を軸として手掌を体幹側へ向けて回転する運動で，橈骨の遠位端は尺骨の前方を越えて交叉する．手掌を回転するときのみに用いられる．
回外：回内と反対の運動で解剖学的肢位から手掌を前外側方に向ける運動．
内反：足の内側縁を内側へ上げる運動．内がえし．
外反：足の外側縁を外側へ上げる運動．外がえし．
内旋：身体の縦軸を回転軸として前内側方へ回転する運動．
外旋：身体の縦軸を回転軸として外側方へ回転する運動．
挙上：身体の一部を引き上げる運動．
下制：身体の一部を引き下げる運動．
括約：開口する部位を閉じる運動．
散大：開口する部位をより広げる運動．

>>>TITLE
体表の方向線と面

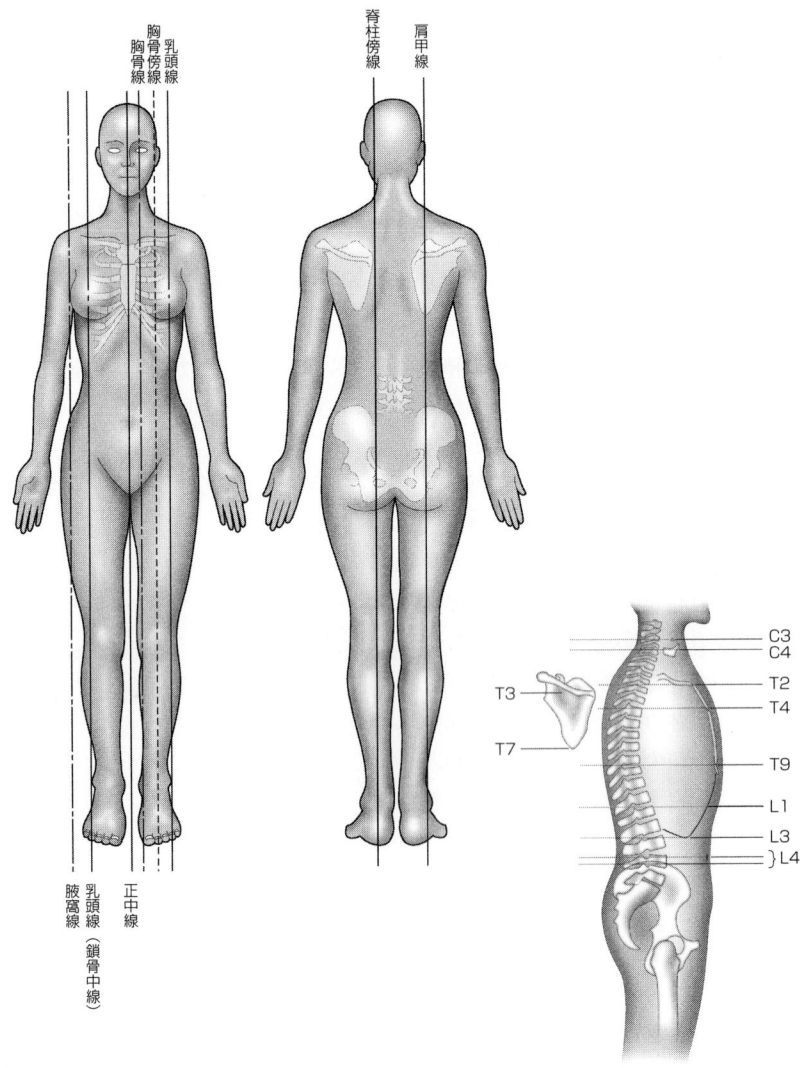

CHAPTER **1** 総論

ここが要点
This is the main point.

体表から簡単に脊柱の高さを知るために最も利用される部位．
- 舌骨位：C3．
- 胸骨角平面：T4とT5椎体間．
- 肩甲棘平面：T3．
- 肩甲骨下角平面：T7棘突起下端の高さ．
- 胸骨剣状突起平面：T9椎体．
- 腸骨稜頂平面（ヤコビー線）：L4棘突起下位．

◆体表の方向線と横断線（面）

正中線：身体の中央軸となる垂直線．

胸骨線：胸骨の左または右の外側縁に沿う垂直線．

乳頭線：乳頭を通る垂直線（♀では鎖骨中線を用いる）．

鎖骨中線：鎖骨の中点を通る垂直線．

胸骨傍線：胸骨線と乳頭線の間の中間線．

腋窩線：前腋窩ヒダと後腋窩ヒダの中央を通る垂直線，中腋窩線ともいう．

肩甲線：肩甲骨の下角を通る垂直線．

脊柱傍線：椎骨の横突起を通る垂直線．

舌骨位：第3頸椎の高さ．

甲状軟骨：上縁は第3～4頸椎間，中央部は第4～5頸椎間の高さ．

頸切痕平面：頸切痕を通る面で第2胸椎の高さ．

胸骨角平面：第4～5胸椎間．

胸骨剣状突起平面：第9胸椎の高さ．

幽門横断平面：頸切痕平面と恥骨結合の最上部の中点を通る面（第1腰椎の高さ）．

肋骨下平面：左右の肋骨弓の最下位を通る面（第3腰椎の上縁の高さ）．

臍平面：臍を通る面（第4腰椎上縁部の高さ）．

腸骨稜頂平面：両側の腸骨稜の頂点を結ぶ水平面（ヤコビー線）．

肩甲棘平面：肩甲棘起部を通る面（第3胸椎の棘突起の高さ）．

肩甲骨下角平面：肩甲骨下角を通る水平面（第7胸椎の棘突起の高さ）．

細胞の構造

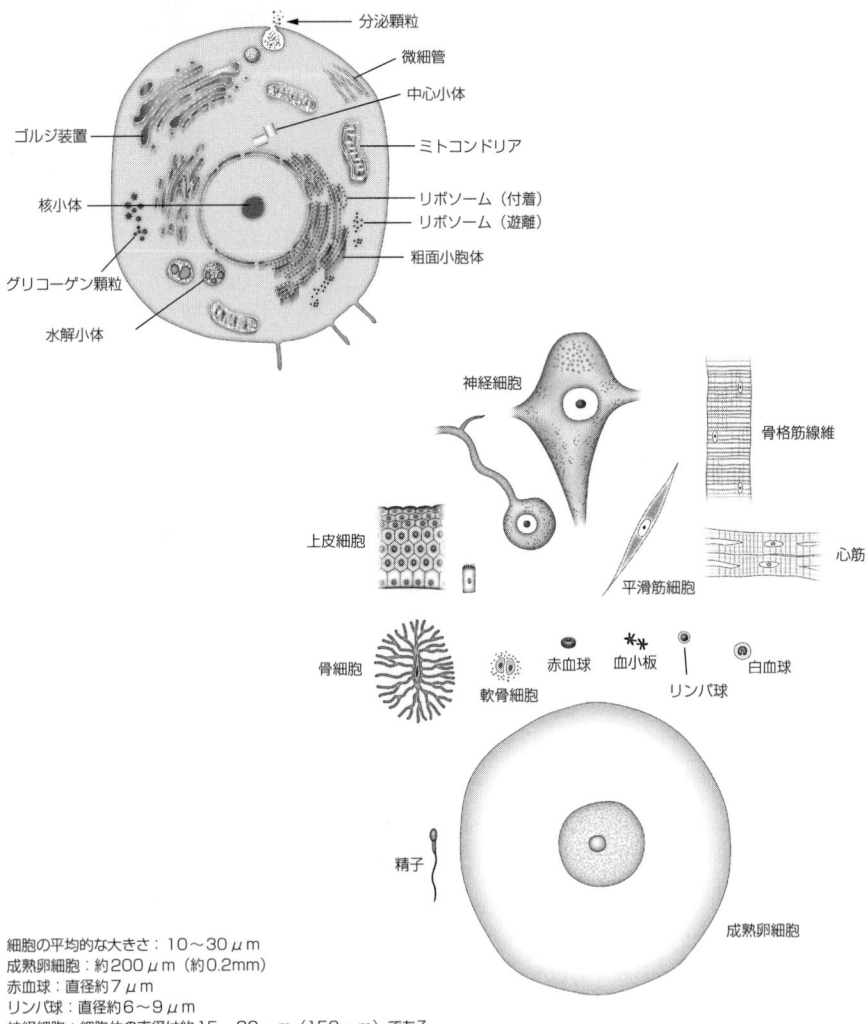

細胞の平均的な大きさ：10～30μm
成熟卵細胞：約200μm（約0.2mm）
赤血球：直径約7μm
リンパ球：直径約6～9μm
神経細胞：細胞体の直径は約15～20μm（150μm）である．
神経細胞の長い突起：約1mmにもなる．
血小板：直径約2～5μm

ここが要点

This is the main point.

細胞は生物体の構成単位をなす構造物で,核と原形質からなり,基本的には細胞内に一個の核をもつが,多核や無核の細胞もある.
- 多核細胞:複数の核がある細胞で細胞融合による(破骨細胞,骨格筋細胞).
- 無核細胞:核膜がなく,有糸分裂を行わない.

◆構造

核と原形質からなる.

核:核膜で細胞質と隔てられ,遺伝情報をもち細胞の再生,増殖などに関与する.
核質の大部分は染色質(DNAとヒストン)の複合体.
核小体の主体はRNA.DNAの遺伝情報を伝達RNAからリボソームに伝える.

核膜:内外2枚の膜からなる.核膜孔は核内と細胞質内の物質交通の関門である.
外核膜の外膜は粗面小胞体に続く.

細胞質:細胞膜に包まれた核以外の細胞成分である.細胞膜はリン脂質の2分子層で,膜内にタンパク分子が点在する(流動モザイク説).イオンや物質の移動,免疫反応,細胞間の情報伝達,細胞の分泌,食作用,飲み込み作用を行う.

細胞小器官

ミトコンドリア:内膜と外膜の2枚の膜で包まれ,内膜は内側へ櫛状に突出するクリスタをもつ.エネルギー(ATP)産生の場(基本粒子)である.

中心小体:細胞分裂時に二分して両極に移動(前期)して紡錘糸を形成し,染色体の移動に関連する.

小胞体とリボソーム:管状,袋状の膜の構造物で,リボソームが付着する粗面小胞体,付着しない滑面小胞体とがある.粗面小胞体はタンパク質の合成に関与し,滑面小胞体はステロイドホルモン産生,脂質代謝,グリコーゲン代謝に関与.

ゴルジ装置:平滑な膜で囲まれ,扁平な囊状のものが層板状になって,核の近くにある.分泌顆粒の成熟と水解小体の形成にあずかる.

水解小体:加水分解酵素をもち,貪食された異物,細胞内の不要物質の消化.

その他の細胞小器官:原線維,細胞骨格(微細管,アクチン,ミオシンなど).

細胞質封入体

細胞の代謝産物(グリコーゲン,結晶,色素顆粒,脂肪滴)である.

細胞分裂

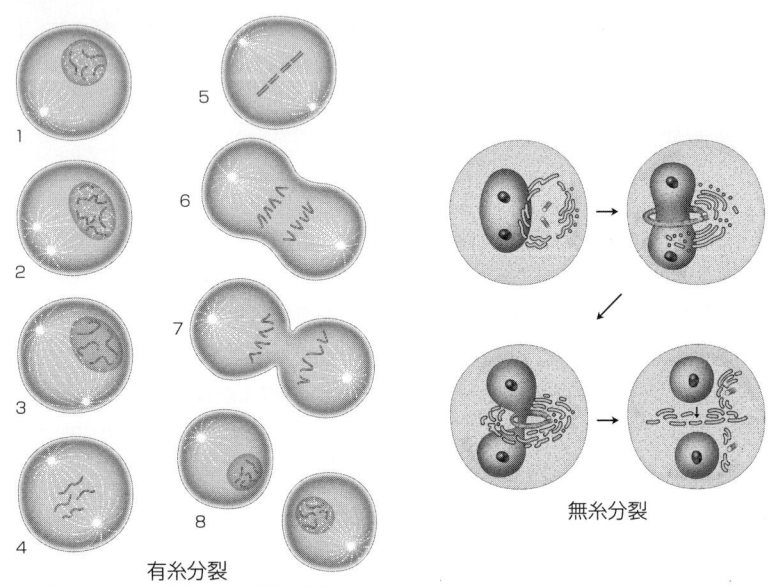

有糸分裂
1〜3前期，4・5中期，6・7後期，8終期

無糸分裂

生殖細胞のステージ	染色体数		分裂形態	核内のDNA量
精（卵）祖細胞	2n			DNA量は染色体数2nに同じ
			有糸分裂	DNAの合成が起こる
一次精（卵）母細胞	2n			4倍のDNA量 （4分体染色体）
			第1減数分裂	
二次精（卵）母細胞	n			DNAの合成は起こらない DNA量は染色体数2nに同じ
			第2減数分裂	
精子細胞（成熟卵子）	n			DNA量は2nの半分

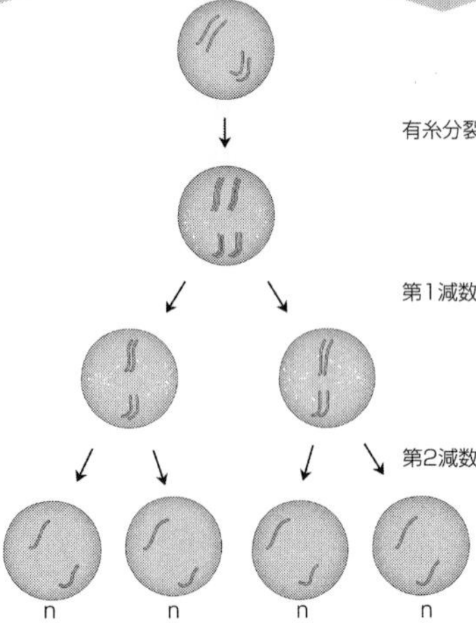

減数分裂（生殖細胞にみられる）

ここが要点

This is the main point.

- 人体の分裂様式は，ほとんどが有糸分裂である．
- 有糸分裂の段階は前期，中期，後期，終期の4つに分けられる．

◆ **細胞分裂**

細胞分裂は，一つの細胞が分裂して二つの細胞になる現象．

無糸（直接）分裂

染色体の形成がなく，2分する．細胞質は分裂しないで2核細胞となることが多い．

有糸（間接）分裂

染色体を形成して核が分裂し，引き続き細胞体が分裂する様式である．

これらの分裂時期は，連続した一連の過程で進行する．

染色体数（46本）は変わらない．

前期：核内に染色体の出現，核小体と核膜の消失，中心小体が両極に移動．
中期：染色体が赤道面に移動．
後期：染色体が2分して娘染色体となり，紡錘糸に引かれて両極に移動．
終期：核膜と核小体が復元し娘核が形成され，細胞体が分裂し2細胞となる．

減数分裂（還元分裂，成熟分裂）

相同染色体が一組となって赤道面に並び，分かれて両極に移動するので染色体数は半数になる．生殖細胞の染色体数（46本=2n）が分裂して染色体数23本=n（精子，卵子）になる．

◆ **生殖細胞**

生殖細胞は，胎生3週頃に卵黄嚢内に発生し，胎生6週頃に原始生殖索に移動して精祖細胞，卵祖細胞になる．

精祖細胞：胎児期に分裂増殖して，精母細胞になる．思春期に，精母細胞から精子細胞，さらに変化して精子になる．

卵祖細胞：胎生5～6週の卵巣で分裂して卵母細胞（細胞分裂の前期で停止した状態）となる．思春期以降卵母細胞は卵子となり，成熟して排卵が起こる．

上皮組織

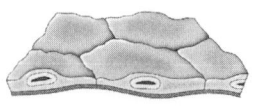
単層扁平上皮

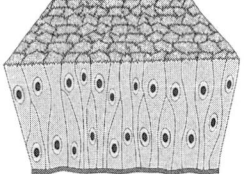
多列（線毛）円柱上皮

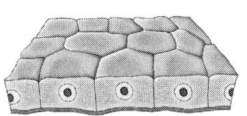
単層立方上皮

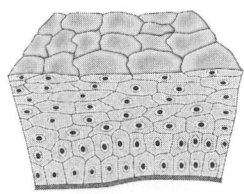
重層扁平上皮

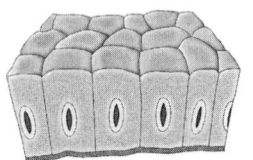
単層円柱上皮

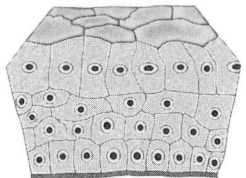
重層円柱上皮

ここが要点
This is the main point.

身体を構成する4大組織のひとつである．
・体表，体腔，中腔性器官の表層を被う組織である．
・上皮細胞の形と配列による分け方と働きによる分け方がある．
・腺は上皮に由来する構造物である．

◆4大組織
　同じ分化の方向と，同じ構造と機能をもつ細胞と細胞間質が集まったものが組織．上皮組織，結合・支持組織，筋組織，神経組織に分類する．

◆上皮組織
　体表，内表面を覆う組織で，次のような形態学的特徴をもつ．
　　①細胞間結合がある．
　　②基底膜の上に上皮細胞がある．
　　③自由面は機能に応じ線毛，微絨毛などがある．
　　④血管分布がない．

上皮細胞の形と配列による分類
　　単層扁平上皮：漿膜，脈管系の内皮，肺胞，心膜，腹膜，ボウマン嚢の壁．
　　単層立方上皮：腎の尿細管，脳室の脈絡叢，甲状腺濾胞の上皮．
　　単層円柱上皮：胃，小腸，大腸の上皮．
　　単層線毛円柱上皮：子宮，卵管，細気管支の上皮．
　　多列（線毛）円柱上皮：鼻腔，気管，気管支の上皮．
　　重層扁平上皮：皮膚の表皮，口腔，食道，肛門，角膜，腟の上皮．
　　重層円柱上皮：結膜円蓋，尿道の一部の上皮．
　　移行上皮：腎盤，尿管，膀胱，尿道の一部，の上皮．

上皮組織の働き
　　保護作用，呼吸作用，分泌作用，吸収作用，感覚の受容作用などがある．

結合支持組織

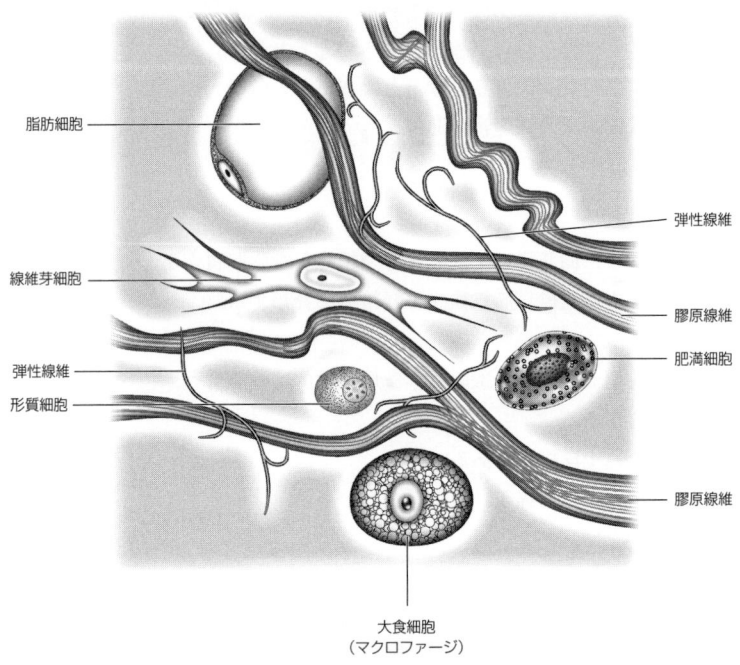

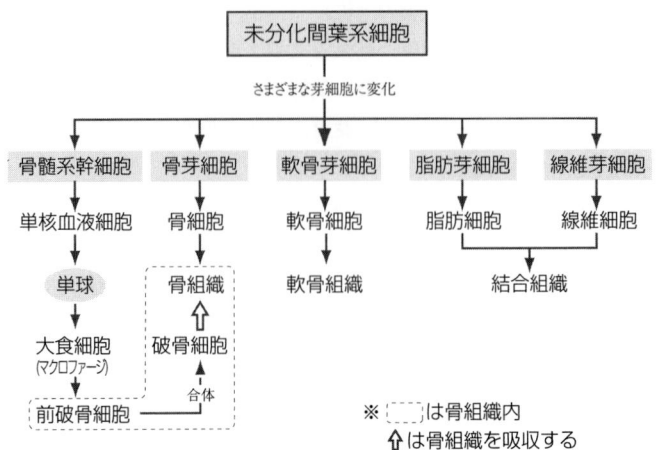

ここが要点
This is the main point.

身体で最も多く分布する組織で，細胞と基質（細胞間質）より構成される．主要な働きは以下の通り．
- 軟骨組織，骨組織，線維性結合組織：身体の支持と保護．
- 結合組織成分：各器官を結合させる．
- 脂肪組織：エネルギーの蓄積に関与する．関節周囲でクッションの働きをする．
- 血液と血液細胞：免疫にあずかる．

◆結合支持組織

結合支持組織は，中胚葉（間葉）に由来する．
結合組織は，細胞，線維成分，多量の細胞間質とからなる．

線維性結合組織

　線維成分は膠原線維（コラーゲン），弾性線維（エラスチン）と細網線維（膠原線維の幼若型）とがある．

①**疎性結合組織**（疎線維性結合組織）：中胚葉由来の固定細胞（線維芽細胞，脂肪細胞）と外胚葉由来の固定細胞（色素細胞）および自由細胞〔組織球＝大食細胞，リンパ性遊走細胞，形質細胞，肥満細胞，酸好性白血球〕などがある．細胞間質には，大量の膠原線維と少量の弾性線維とがある．

②**密性結合組織**（密線維性結合組織，強靭結合組織）．
- 平行線維性結合組織：線維が平行に走る組織（腱，靱帯）．
- 交織線維性結合組織：線維が不規則に走る組織（筋膜，腱膜，靱帯，硬膜）．

③**脂肪組織**：疎性結合組織に脂肪細胞の集団をつくる組織．白色脂肪組織と褐色脂肪組織とがある．

④**軟骨組織**：軟骨細胞は未分化間葉系細胞に由来する．

⑤**骨組織**：未分化間葉系細胞から骨芽細胞をへて骨細胞になる（p.19参照）．

⑥**血液**：p.22，23参照．

軟骨組織・骨組織

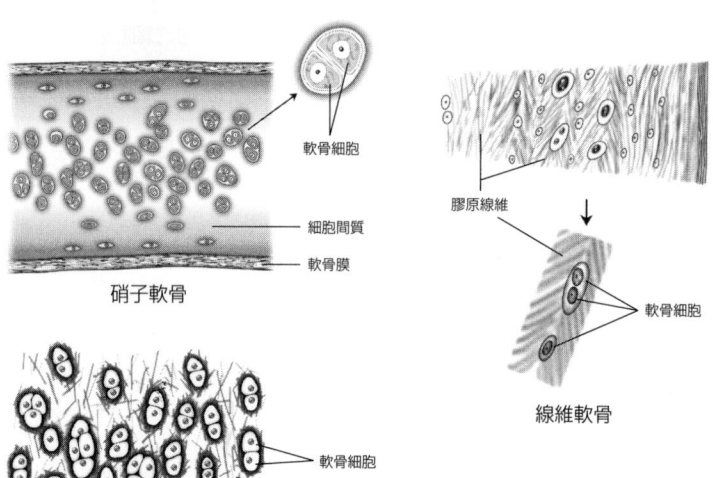

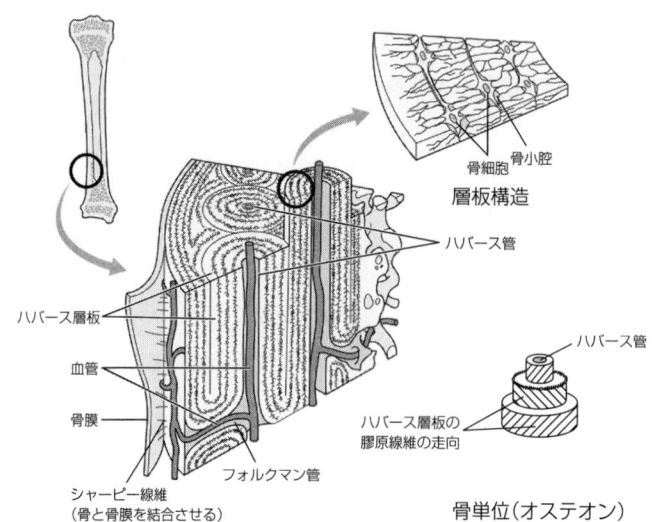

ここが要点

This is the main point.

軟骨組織と骨組織は,結合組織のひとつである.軟骨組織は軟骨細胞がつくる基質(細胞間質)の種類で,硝子軟骨,線維軟骨,弾性軟骨の3つに分類される.
骨組織の構成細胞は,骨芽細胞,骨細胞,破骨細胞である.骨単位は骨細胞がハバース管を同心円状に5〜20層程取り囲む層板構造をしている.

◆**軟骨組織**
荷重が加わると荷重緩衝作用により円滑な運動とクッションの働きとをする.
　役割:関節の運動,身体の支柱,特定臓器の支持,保護作用.
　　　軟骨組織は軟骨細胞と基質(膠原線維と無定形軟骨基質)とで構成される.
　　　軟骨細胞は2〜4個が集まって基質に点在する.無定形基質はプロテオグリカンと呼び,酸性ムコ多糖類とタンパクの複合体からなる.
　軟骨組織の分類:基質の線維とプロテオグリカンの量による.
　　①**硝子軟骨**:膠原線維(40〜60%)とプロテオグリカンからなる.均質無構造,半透明で乳白色.
　　　　存在部位:関節軟骨,呼吸器系の軟骨(鼻軟骨,喉頭軟骨,気管軟骨,気管支軟骨),肋軟骨に存在する.
　　②**線維軟骨**:多量の膠原線維(約80%)と少量のプロテオグリカンとからなる.
　　　　存在部位:椎間円板,恥骨結合部,関節半月,関節唇,関節円板.
　　③**弾性軟骨**:線維成分は弾性線維(約20%)を含む.黄色味を帯びて弾性に富む.
　　　　存在部位:耳介軟骨,外耳道の壁,喉頭蓋軟骨,耳管壁の軟骨.

◆**骨組織**
骨組織の成分は,主にミネラル成分が約70%,タンパク性基質成分が約30%である.この組織は,軟骨組織とともに①身体の支持,②受動的運動,③カルシウムの貯蔵,④造血機能,⑤臓器の保護(p.27参照),の働きがある.
　①**骨芽細胞**:間葉系由来の細胞で,骨基質を造りだして骨細胞になる.
　②**骨細胞**:骨小腔に収まり,多くの突起を出して骨細胞同士は連絡する.層板に配列し骨に強度を与え,骨に加わる力を感受して頑丈な骨を造らせる.
　③**破骨細胞**:血液細胞の単球に由来し,大食細胞を経て数十個合体して多核の細胞になっている.古い骨を吸収して骨の再構築とカルシウムを血中に放出させる.
　④**骨単位(オステオン)**:ひとつのハバース層板構造の単位で直径0.3mm弱,長さ1cm程である.寿命は100〜300日で常に再構築されている.

筋組織・神経組織

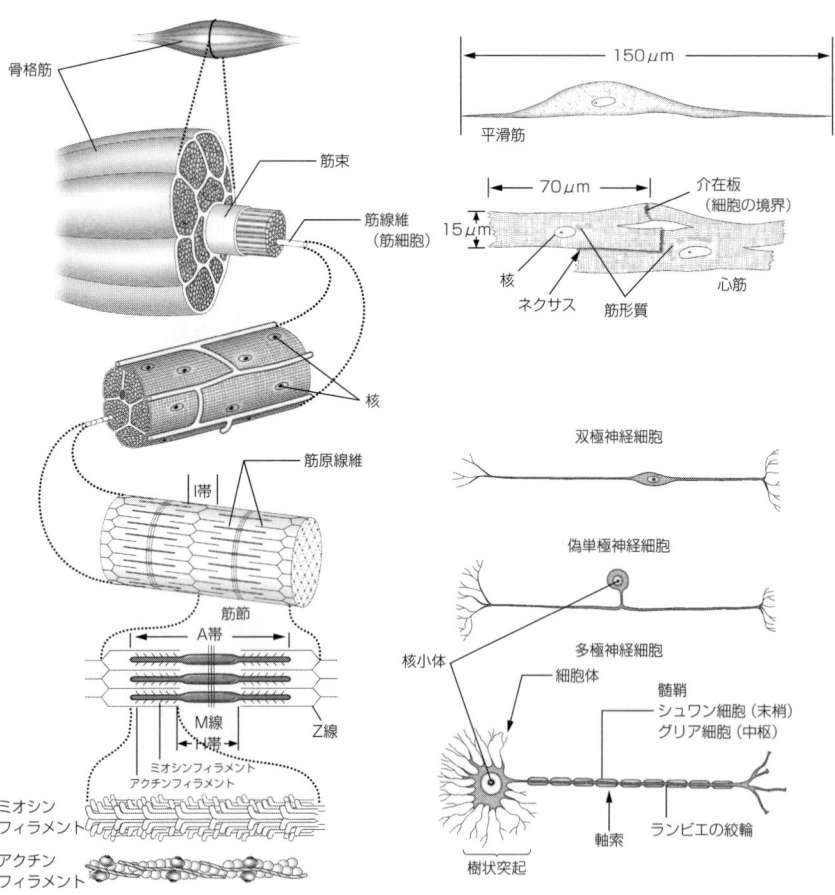

ここが要点
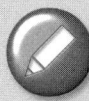
This is the main point.

筋組織には平滑筋，心筋，骨格筋がある．再生するのは平滑筋，再生しないのは心筋と骨格筋．不随意筋は平滑筋と心筋，随意筋は骨格筋．
神経組織は，神経細胞とその支持組織である神経膠細胞で構成される．

◆筋組織
　①平滑筋：横紋がなく，長紡錘形，筋原線維（アクチンフィラメント・ミオシンフィラメント）の配列は不規則．再生する．
　　　長さ：短い平滑筋（血管壁→25μm位），長い平滑筋（腸管壁→200μm位，妊娠時子宮筋→500μm位）．
　　　存在部位：消化管の壁，膀胱壁，尿路の筋，気道の筋，内眼筋，立毛筋．
　②骨格筋：横紋（筋原線維の配列が作る）があり，長円筒形（数センチにも及ぶ長さがあり，太さ20〜100μm），多核（50〜100数十個）．再生しない．
　　　横紋構造：I帯→明調部分，A帯→暗調部分，Z線→I帯の中央部の暗調部，
　　　　　　　　H帯→A帯の中央部の淡染部位，M線→H帯中央部の微細な横線．
　③心筋：横紋があり，短円筒形で枝分かれがある．再生しない．
　　細胞の接着形態
　　　介在板：光顕で心筋細胞間の横走部の境界に認められる形態．
　　　ネクサス：電顕で（小孔＝幅2nm）観察，心筋の縦走部の膜にあり電気的情報伝達路となる．
　　　刺激伝導系：心筋の特殊化した形態，心筋の律動的収縮に関わる．
◆神経組織
　①神経細胞：神経細胞体と神経突起からなる．ニューロン（神経元・神経単位）．
　　　細胞体：核内に明瞭な大きな核小体．細胞質にニッスル小体（粗面小胞体）．
　　　軸索（神経突起）：数ミリから100数センチに及ぶものもある．突起は髄鞘（ミエリン鞘）に取りまかれ，一定間隔で髄鞘がなく，くびれている（ランビエの絞輪）．
　　　神経細胞の分類：単極神経細胞，双極神経細胞，偽単極神経細胞，多極神経細胞．
　②神経膠細胞：神経組織の支持組織，髄鞘形成（中枢→希突起膠細胞，末梢→シュワン細胞），支持機能（星状膠細胞），貪食能（小膠細胞）を行う．

血 液

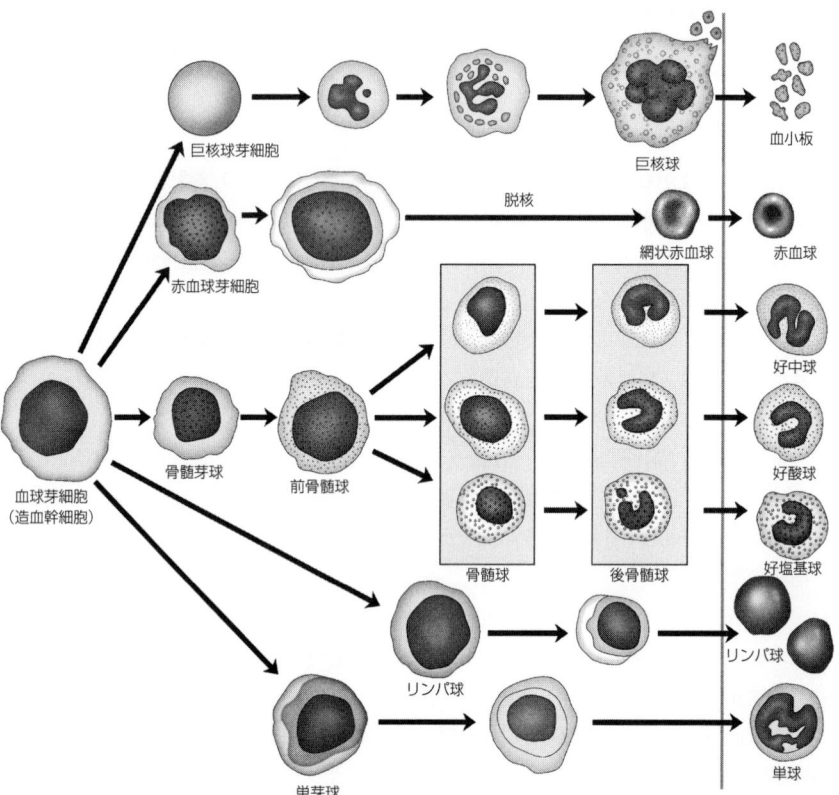

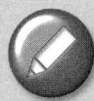

ここが要点
This is the main point.

血液は体重の約8％を占め，生命活動に必要な物質運搬，老廃物の運搬，体液の調整，生体防御を行う．血液成分は45％が細胞成分，55％が液体成分（血漿）．血漿に含まれる凝固因子を除去したものが血清となる．血液は，骨髄（赤色骨髄）で造血幹細胞から作られ成熟して血管に入り循環する．

◆血液

赤血球：♂500万個/mm³　♀450万個/mm³　直径約7.5μm円盤型

　骨髄内で成熟過程に脱核して有核赤血球から無核の赤血球となり血管内に入る．寿命は約120日（脾臓で破壊）で機能は酸素の運搬，エリスロポイエチンによって産生が促進．

白血球：成人5,000～8,000個/mm³

①顆粒白血球：骨髄内で核が分葉（2～5葉），末梢血へ．

　好中球：直径7～9μmで全白血球の50～70％．寿命は数時間から2～3日．機能は細菌の食作用（血管から組織へ）．

　好酸球：直径10～12μmで2分葉の核をもち，全白血球の2～4％．粘膜に多く存在（喘息，アレルギー，寄生虫疾患で増加）する．

　好塩基球：直径8～10μmでU型の核をもち，細胞内の顆粒（ヒスタミン，ヘパリン）を含む．全白血球の0.5％．IgEによって即時型アレルギーを起こす．

②無顆粒白血球

　単球：直径9～15μmで馬蹄形の核をもち，全白血球の4～6％．寿命は血管中で2～3日・血管外の組織でマクロファージとなり数ヶ月～数年生存，好中球の数倍の貪食，T細胞へ抗原提示をする．

　リンパ球：大リンパ球で直径8～16μm（約3％），小リンパ球は直径6～8μm（約25～35％）．

　血小板：直径2～4μmで20～50万個/mm³．骨髄の巨核球の細胞質がちぎれて流血中に出たもの．血液凝固に関係する．

　★**小リンパ球**：活性化前のB細胞とT細胞を含む→活性化すると形を変える．B細胞→形質細胞（液性免疫）．T細胞→胸腺で成熟し各リンパ節の傍皮質に存在（細胞免疫）する．

CHAPTER 2

骨

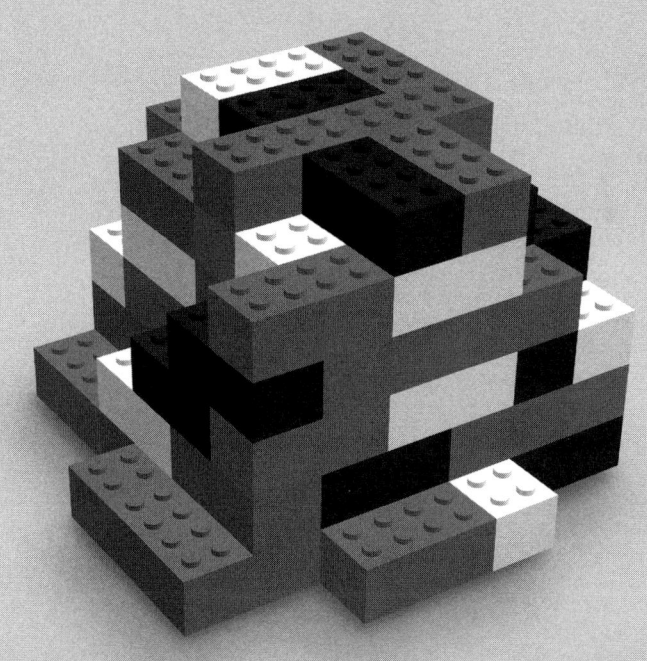

骨の形状と発生

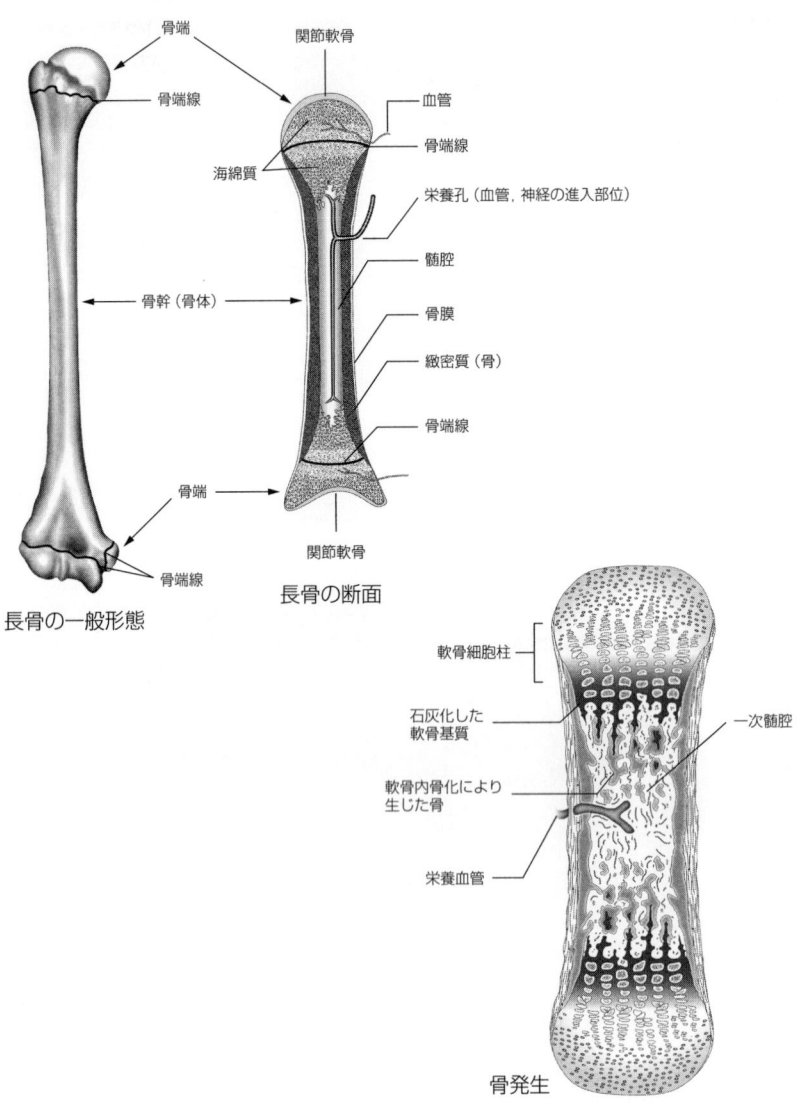

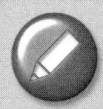

ここが要点
This is the main point.

骨は，生活状況を反映して日夜新しくつくり替えられダイナミックに変化し微妙に骨質の性状を変えている．また，骨は様々の形状をしているが，おおよそ5種に分類されている．骨の発生には軟骨性骨化と膜性骨化がある．

◆骨の形状による分類と一般形態
形状：形に基づいて5種に分類．

長骨：長さが幅よりも大きく円筒状，骨端，骨幹を区別する（大腿骨）．**短骨**：立方体に似た骨（手根骨）．**扁平骨**：板状で扁平な骨（頭蓋冠の骨，肩甲骨）．**不規則骨**：複雑な形をした骨（椎骨）．**含気骨**：骨内に空洞のある骨（篩骨）．

その他の骨：種子骨は特定の腱内にでき，腱の力の方向を変え，摩擦の軽減など．
常在する代表的な種子骨：膝蓋骨，豆状骨．

長骨の一般構造
骨幹：骨体で表面は骨膜，主体は緻密質（栄養孔），内腔は髄腔．
骨端：骨端部は近位端と遠位端，関節面に関節軟骨，内部は海綿質．
骨端軟骨：成長期の骨の骨端と骨幹の境にある軟骨層．ここで骨は長さの成長をする．成長が止まると骨化して骨端線になる．
骨膜：関節軟骨以外の骨表面を包み靭帯と腱の付着部になる．豊富な血管と神経の分布（線維層）．太さの成長と骨の発生と再生にあずかる（骨内膜）．
　　　★シャーピー線維：骨膜から骨に進入する膠原線維，腱，靭帯の付着部に多い．
骨内膜：骨髄腔側の骨膜，骨形成細胞を含む．
骨の役割：①身体の支持，②受動的運動，③臓器の保護，④カルシウムの貯蔵，⑤造血機能（赤色骨髄）．

◆骨の発生
軟骨性骨化（置換骨）：軟骨内に骨芽細胞が出現し骨化する．長骨，体幹骨．
膜性骨化（付加骨）：膜状の結合組織中央に進入した血管から運ばれた造骨細胞により，骨化が同心円状に広がり骨が形成される．
　①**骨芽細胞（造骨細胞）**：骨膜や髄腔内の内壁にあり，骨化時に膠原線維と骨基質を分泌し骨細胞になる．
　②**破骨細胞**：骨基質に酵素を分泌して破壊，吸収して髄腔を拡張する．

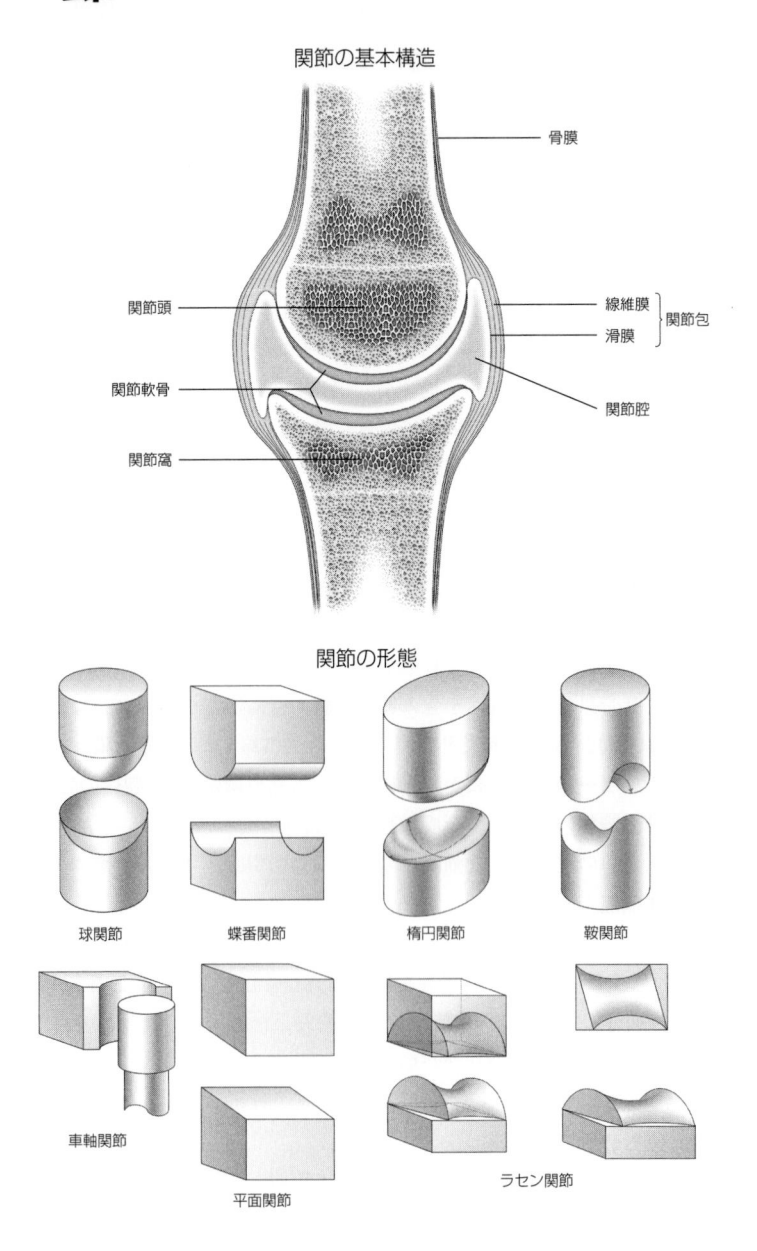

関節

関節の基本構造

- 骨膜
- 関節頭
- 線維膜 ┐
- 滑膜 ┘ 関節包
- 関節軟骨
- 関節腔
- 関節窩

関節の形態

- 球関節
- 蝶番関節
- 楕円関節
- 鞍関節
- 車軸関節
- 平面関節
- ラセン関節

ここが要点
This is the main point.

可動結合(関節):骨と骨との間に関節腔があり,関節包に滑膜がある連結.
・関節面:相対応する骨面.
・関節軟骨:関節面を覆う薄い硝子軟骨.弾性があり,関節面を平滑にし,関節に加わる圧力をやわらげる.
・関節頭:一般に凸面の形状. ・関節窩:一般に凹面の形状.
・関節腔:両骨間にある一定の腔.
・関節包:内層の滑膜と外層の線維膜よりなる.滑膜は滑液を分泌吸収する.
不動結合:相対する骨間に間隙がなく,両骨は線維性結合組織や軟骨骨性に結合する.

◆関節面の形状による分類

球関節:最も可動域の大きい多軸関節(肩関節).
　臼状関節:球関節の一つで,関節窩が深く可動域は小さい(股関節).
楕円関節:長軸と短軸を中心に運動する2軸性関節(橈骨手根関節).
蝶番関節:関節頭は骨の長軸に直交した円柱状をしており,関節窩は円柱状の関節頭に対応した切痕状を呈した1軸性の関節(膝関節,指節間関節,腕尺関節).
　ラセン関節:蝶番関節の一種(距腿関節).
車軸関節:関節頭は骨の長軸と同じ方向に円柱状をしており,関節窩は関節頭に対応した切痕となっている.関節頭を軸に回旋運動のみを行う1軸性関節(上・下橈尺関節,正中環軸関節).
鞍関節:関節面が馬の鞍のような形をして,互いに直角方向に可動する2軸性の関節(母指の手根中手関節,足の踵立方関節).
顆状関節:関節面の形は球関節に分類されるが,関節周囲の靭帯と筋で,運動が制限される2軸性の運動をする(中手指節関節,中足指節関節,膝関節).
平面関節:関節面が平面で,関節がずれるような動きをする.運動範囲は小さい1軸性の関節(椎間関節,仙腸関節).

注:不動結合は①線維性連結,②軟骨性連結,③骨性結合がある.①は靭帯結合・縫合・釘植,②は椎間円板,恥骨結合,③は寛骨,蝶形骨と後頭骨の結合.

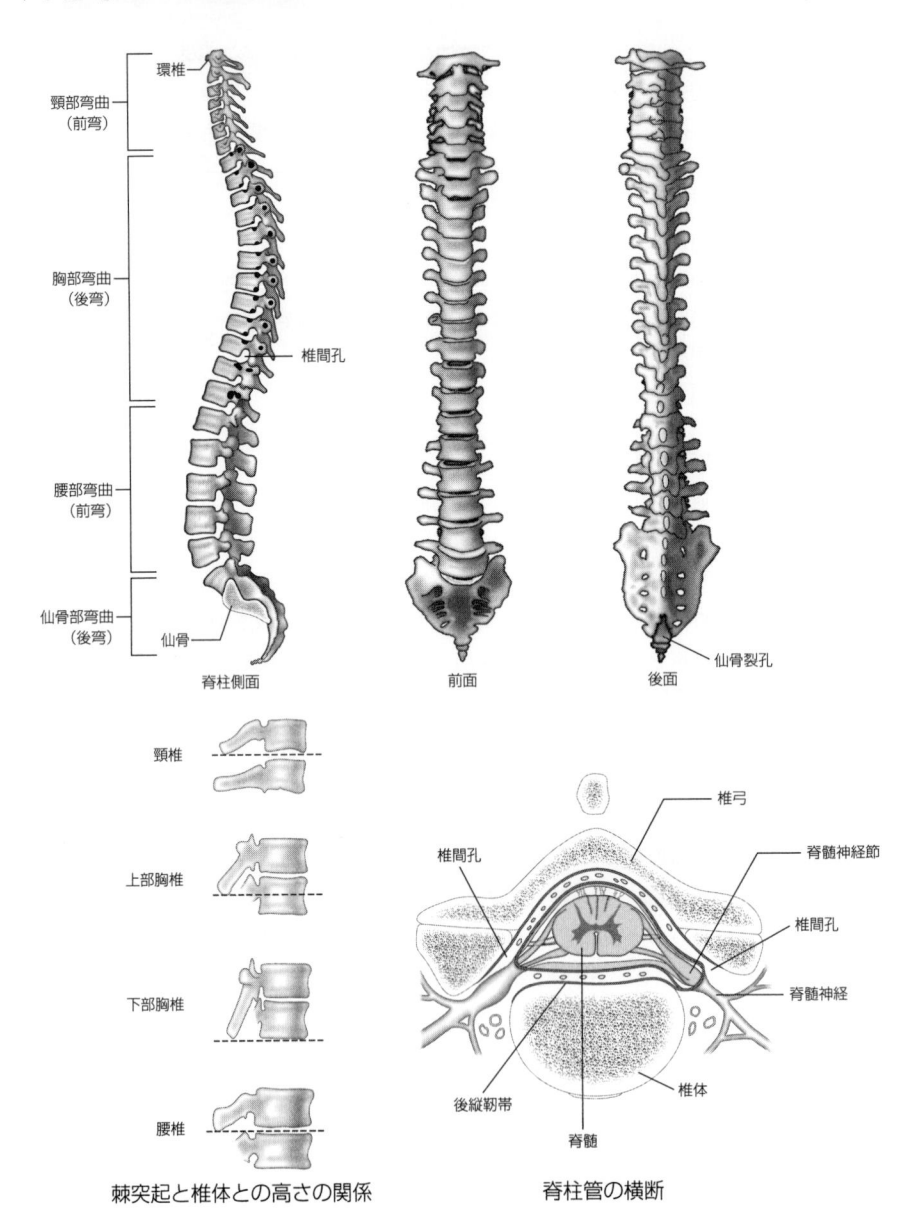

>>>TITLE
脊柱の全景

脊柱側面 / 前面 / 後面

- 頸部弯曲（前弯）— 環椎
- 胸部弯曲（後弯）— 椎間孔
- 腰部弯曲（前弯）
- 仙骨部弯曲（後弯）— 仙骨 / 仙骨裂孔

棘突起と椎体との高さの関係
- 頸椎
- 上部胸椎
- 下部胸椎
- 腰椎

脊柱管の横断
- 椎間孔
- 椎弓
- 脊髄神経節
- 椎間孔
- 脊髄神経
- 椎体
- 脊髄
- 後縦靭帯

ここが要点
This is the main point.

脊柱は，椎骨が上下に連なって形成され，体幹の軸をなして頭部と体幹とを支える．椎骨は，下方にいくにつれて次第に大きく，頑丈になり体重を支える構造となっている．また，脊柱に加わる力を分散する構造として二次弯曲が生じている．

◆**脊柱の構成** 脊柱は，32〜34個の椎骨と上下の椎骨を連結する椎間円板で構成．

椎骨：

頸椎7個，胸椎12個，腰椎5個，仙椎5個（仙骨1個），尾椎3〜5個（尾骨1個）

椎間円板：種々の運動に対して上下の椎骨を強固に連結．垂直圧を吸収．

棘突起の椎体に対する傾斜：脊柱の上位（頸椎上部）では緩やかであるが，徐々に鋭くなり，T8で最大となる．

棘突起下端の椎体に対する高さ：上位頸椎と腰椎では同位，T8で下位椎体の下面の高さ．

腰椎の仙椎化：第5腰椎が仙骨に癒合する．見かけ上，腰椎が4個．

仙椎の腰椎化：第1仙椎が仙骨に癒合しない．見かけ上，腰椎が6個．

弯曲： 典型的な弯曲は思春期頃に完成する．

一次弯曲：後弯．二足歩行をしない胎児の脊柱．

二次弯曲：前弯．一次弯曲の部分に変化し始める．脊柱に加わる力を分散する．

頸部弯曲：前弯．生後3ヶ月頃の首のすわる頃に形成．

胸部弯曲：後弯．胎児期の弯曲（一次弯曲）．

腰部弯曲：前弯．二足歩行を始める頃に形成（二次弯曲）．

仙骨部弯曲：後弯．胎児期の弯曲（一次弯曲）．

◆**脊柱管**

各椎骨の椎孔が連なり形成される脊柱内の一連の管・脊髄を容れる．

脊柱管の前壁：椎体，椎間円板，後縦靱帯．

側壁と後壁：椎弓板と黄色靱帯．

上方：大後頭孔（脊髄が延髄に移行）で頭蓋腔に連なる．

下方：仙骨裂孔で解放．

側方：椎間孔（脊髄神経が通過）．

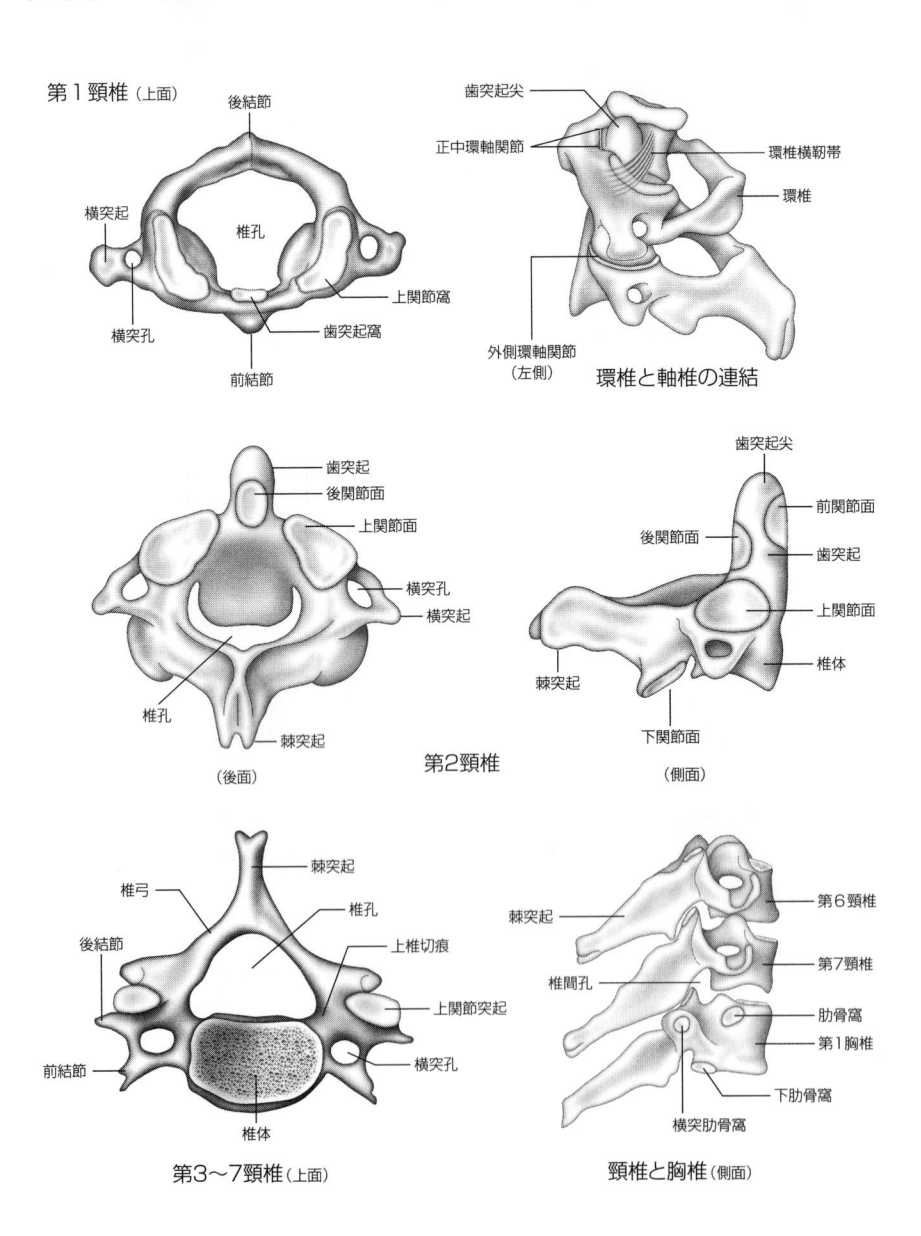

頸椎

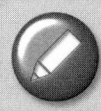

ここが要点
This is the main point.

頸椎は，椎骨の基本的構造を示す胸椎と異なる形態をとる．その相違は，①横突起に横突孔がある②横突起に前結節と後結節がある③環椎と軸椎が特別な形をしている④第2～6頸椎棘突起の尖端が二分している⑤第7頸椎の棘突起が長く体表から触知でき，隆椎とも呼ばれることである．

◆頸椎

第1頸椎：環椎（アトラス）とも呼ぶ．
　①椎体がない（軸椎に移動して歯突起になっている）．
　②棘突起がない（後弓の後結節は棘突起の退化したもの）．
　外側塊：
　　上面の上関節窩で後頭顆との関節（環椎後頭関節，楕円関節）．
　　下面の下関節窩で軸椎の上関節面との関節（外側環軸関節，平面関節）．
　　外側環軸関節と正中環軸関節が共同して頭の回旋運動を行う．
　前弓と後弓：左右の外側塊をつなぐ．
　　前弓：前結節，歯突起窩，歯突起との関節（正中環軸関節，車軸関節）．
　　正中環軸関節の靭帯：環椎十字靭帯（環椎横靭帯，縦束），翼状靭帯．
　　後弓：後結節（後弓の中央後部にある突出部）．
　　★頭関節：環椎後頭関節，外側環軸関節，正中環軸関節．

第2頸椎：軸椎とも呼ぶ（関節面は全部で6個）．
　歯突起：環椎の椎体が移動したもので前関節面と後関節面の2つがある．
　　正中環軸関節は歯突起が中心軸となり，ここを環椎が回旋する．

第6頸椎横突起の前結節：頸動脈結節と呼び，この前方を総頸動脈が通過．

第7頸椎：隆椎とも呼ぶ．
　頸椎の棘突起で最も長く後方に突出して体表から触知できる．
　　頸部と胸部の境界となる．
　　脊柱の高さの基準に利用される．

椎骨・胸椎・腰椎・仙骨・尾骨

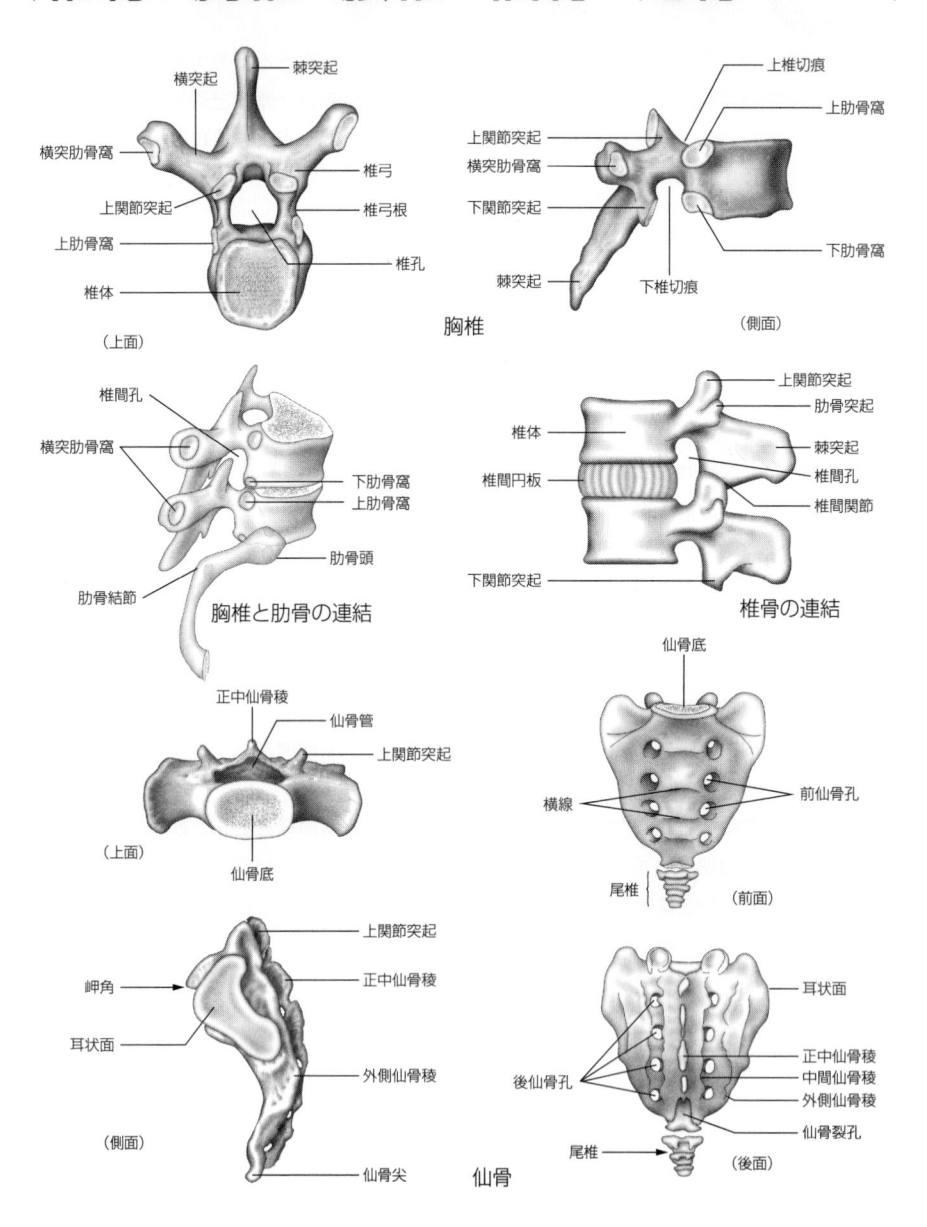

横突起 / 棘突起 / 横突肋骨窩 / 椎弓 / 上関節突起 / 椎弓根 / 上肋骨窩 / 椎孔 / 椎体
（上面）

上椎切痕 / 上肋骨窩 / 上関節突起 / 横突肋骨窩 / 下関節突起 / 下肋骨窩 / 棘突起 / 下椎切痕
胸椎（側面）

椎間孔 / 横突肋骨窩 / 下肋骨窩 / 上肋骨窩 / 肋骨頭 / 肋骨結節
胸椎と肋骨の連結

上関節突起 / 肋骨突起 / 椎体 / 棘突起 / 椎間円板 / 椎間孔 / 椎間関節 / 下関節突起
椎骨の連結

正中仙骨稜 / 仙骨管 / 上関節突起 / 仙骨底
（上面）

仙骨底 / 横線 / 前仙骨孔 / 尾椎
（前面）

上関節突起 / 岬角 / 正中仙骨稜 / 耳状面 / 外側仙骨稜 / 仙骨尖
（側面）

耳状面 / 後仙骨孔 / 正中仙骨稜 / 中間仙骨稜 / 外側仙骨稜 / 仙骨裂孔 / 尾椎
（後面）

仙骨

CHAPTER 2　骨

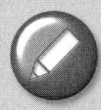

ここが要点
This is the main point.

椎骨の基本は，椎体と椎弓とからなる．これらに囲まれる領域が椎孔で，椎弓からは3種7個の突起が出る．これらは筋の付着部と上下の椎骨を関節させる．椎体は体軸の中心になるので可動と安定に適した不動結合の椎間円板（軟骨性の連結）で連なる．最も基本的な構造をしているのが胸椎である．

◆**椎骨の基本構造**
　①椎体：椎骨の前部を占める．短い円筒状で周囲は薄い緻密骨，内部は海綿骨．
　②椎弓：半円形で椎体に付着する部を椎弓根，弓形の後部は椎弓板．
　　3種7個の突起：棘突起1，横突起2，上下左右の関節突起4．
　　椎間孔：上下の椎弓根間の裂隙．脊髄神経の通過部位．
　③椎孔：椎体と椎弓に囲まれた領域．上下に連なると脊柱管，脊髄を容れる．
◆**胸椎**　胸椎は肋骨と関節するので，椎体と横突起とに関節面をもつ．
　①関節突起の関節面：上下の関節突起の関節（椎間関節＝平面関節），関節面は前額面に位置し，脊柱の側屈に適している．
　②椎体の関節面：上肋骨窩と下肋骨窩→肋骨頭関節面（肋骨頭関節）．
　③横突起の関節面：横突肋骨窩→肋骨結節関節面（肋横突関節）．
◆**腰椎**　腰椎の椎体は大きく頑丈で体重を支える形となっている．
　①関節突起の関節面：関節面は矢状面にあるので前後屈に適する．
　②乳頭突起と副突起：頸椎と胸椎の横突起に相当．
　③肋骨突起：頸椎横突起の前結節と肋骨に相当．
◆**仙骨**　5個の仙椎が思春期頃に骨結合をして1個の骨となったもので性差がある．下肢帯と関節し骨盤を形成する．
　①性差：弯曲度が大きい（♂），弯曲度小さく扁平（♀）．
　②椎体各部の癒合：椎体→横線，棘突起の癒合→正中仙骨稜，関節突起の癒合→中間仙骨稜，横突起の癒合→外側仙骨稜，椎間孔→前仙骨孔と後仙骨孔，椎孔→仙骨管．
　③岬角：仙骨底の前縁．
　④下端：仙骨尖，仙骨裂孔．
　⑤耳状面：寛骨の耳状面と関節し仙腸関節をつくる（平面関節）．
◆**尾骨**　3～5個の尾椎が癒合して1個の尾骨→椎間円板を介し仙骨尖と結合．

胸郭・上肢帯

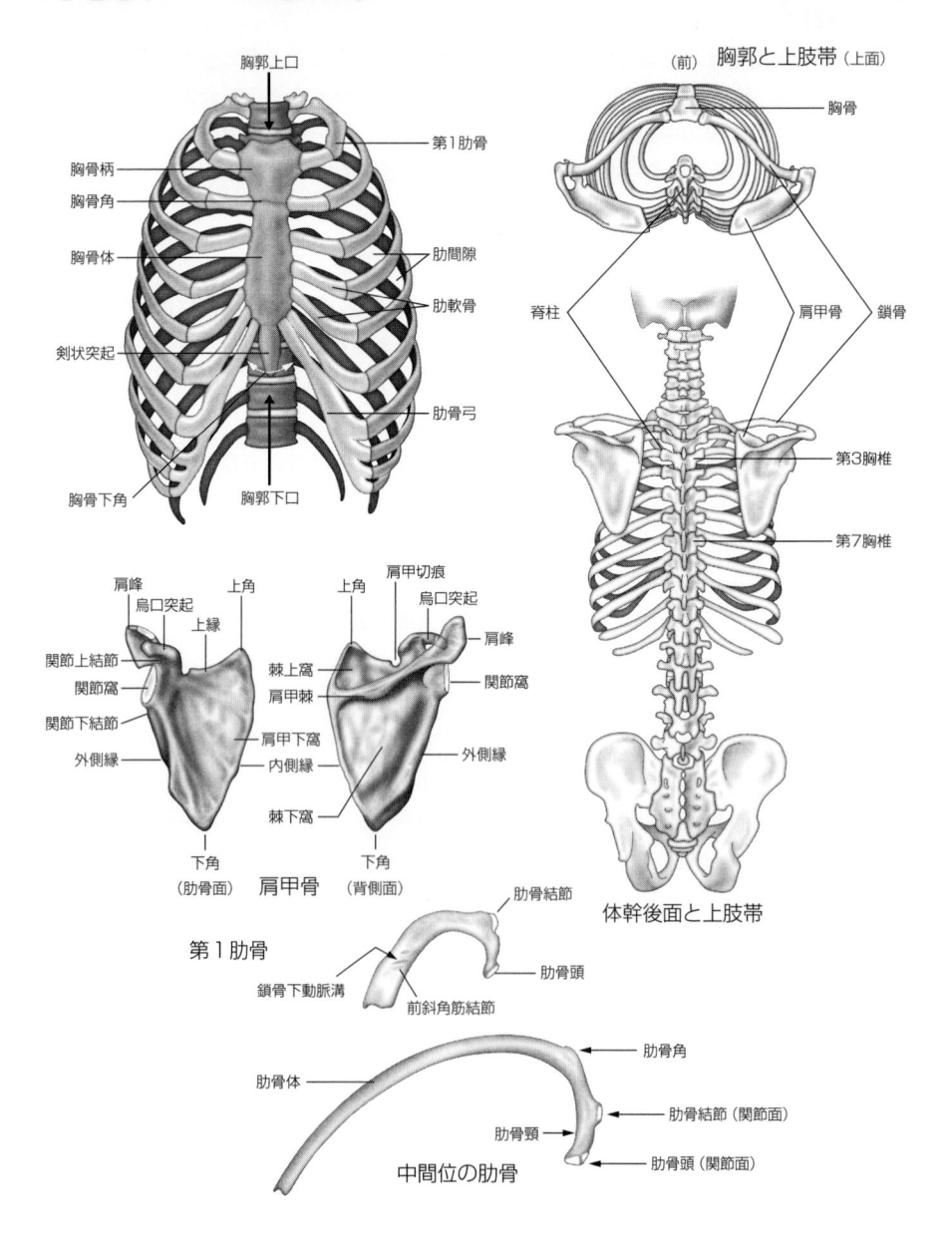

CHAPTER 2 骨

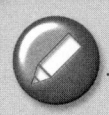

ここが要点
This is the main point.

胸郭は，胸骨，肋骨，胸椎で構成され，胸腔臓器を容れる．胸郭は，胸腔臓器の保護・呼吸機構に関与・上肢帯と上腕骨の運動を拡大させる部位でもある．上肢帯は鎖骨と肩甲骨である．鎖骨は唯一体幹と連結し，肩甲骨は胸郭と筋性に連結して胸郭壁を滑走し，上肢の運動を拡大している．

◆**胸郭**

構成骨：1個の胸骨，12対の肋骨，12個の胸椎．

胸椎：肋骨と関節（肋骨頭関節，肋横突関節）．

胸骨：胸骨柄，胸骨体，剣状突起とからなる．

胸骨柄：頸切痕，鎖骨切痕，肋骨切痕．胸骨体：第2〜7肋骨と関節（胸肋関節）．

胸骨角：胸骨柄と体とでなす角（前方へのでっぱり部）．第4〜5胸椎の高さ．

剣状突起：軟骨．第9胸椎の高さ．

肋骨：肋硬骨と肋軟骨．

肋硬骨：肋骨頭（肋骨頭関節），肋骨頸，肋骨結節（肋横突関節），肋骨体（肋骨角と肋骨溝），第1肋骨の上面，鎖骨下動脈溝，前斜角筋結節，真肋（第1〜7肋骨），仮肋（第8〜12肋骨），浮遊肋（第11〜12肋骨）．

肋軟骨：ガラス軟骨，胸骨と関節（胸肋関節）．

胸郭の全景

胸郭上口：胸郭の上部出口（胸骨柄，第1肋骨，第1胸椎で囲まれる）．

胸郭下口：胸郭の下部出口（剣状突起，肋骨弓，第11と12肋骨下端，第12胸椎）．

肋骨弓：第7〜10肋軟骨が作る線．胸骨下角：左右の肋骨弓が作る角度（約70°）．

◆**上肢帯**

鎖骨：体幹と関節する唯一の上肢骨で，上肢運動の支軸になる．膜性骨化をする．

胸鎖関節：鎖骨の胸骨端と胸骨の鎖骨切痕との関節．関節円板がある．

肩甲骨：胸郭の背面にある扁平な骨．鎖骨と関節（肩鎖関節）し，胸郭とは筋性に連結する．肋骨面，背側面，上縁，内側縁，外側縁，上角，下角，外側角がある．背側面には肩峰と肩甲棘（棘上窩と棘下窩をつくる）がある．

肩峰と肩甲棘：肩峰と鎖骨の肩峰端で肩鎖関節（関節円板がある）をつくる．

関節窩：上腕骨頭と関節（肩関節）．関節上結節と関節下結節がある．

>>>TITLE
胸鎖関節・肩鎖関節・肩関節

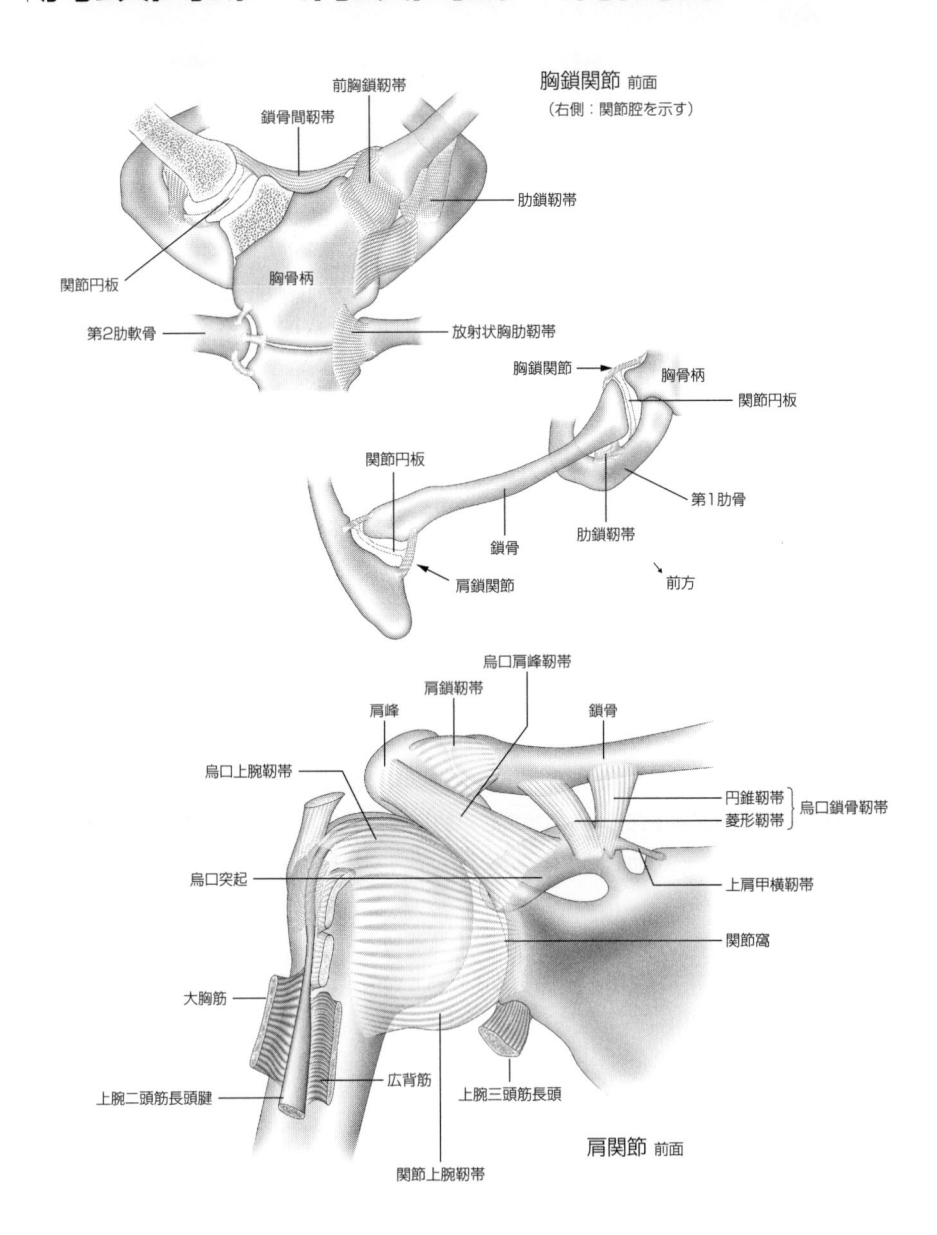

胸鎖関節 前面
（右側：関節腔を示す）

- 前胸鎖靭帯
- 鎖骨間靭帯
- 肋鎖靭帯
- 関節円板
- 胸骨柄
- 第2肋軟骨
- 放射状胸肋靭帯

- 胸鎖関節
- 胸骨柄
- 関節円板
- 第1肋骨
- 関節円板
- 鎖骨
- 肋鎖靭帯
- 肩鎖関節
- 前方

- 烏口肩峰靭帯
- 肩鎖靭帯
- 肩峰
- 鎖骨
- 烏口上腕靭帯
- 円錐靭帯
- 菱形靭帯 } 烏口鎖骨靭帯
- 烏口突起
- 上肩甲横靭帯
- 関節窩
- 大胸筋
- 上腕二頭筋長頭腱
- 広背筋
- 上腕三頭筋長頭
- 関節上腕靭帯

肩関節 前面

ここが要点
This is the main point.

体幹と上肢帯の関係は胸鎖関節で，上肢運動の支点となる．肩鎖関節は，肩甲骨を胸郭に引き寄せ肩関節の運動を安定させる．両関節には，関節円板がある．肩関節は，代表的な球関節で身体中最も可動域が大きい．肩の運動は，これらの3関節の協調した働きで円滑に行われる．

◆**胸鎖関節**
　①骨格：胸骨（胸骨柄）の鎖骨切痕と鎖骨の胸骨端（胸骨関節面）との連結，補助として第1肋骨も関わる．関節形態は，鞍関節．
　②関節の補助装置：関節円板．
　③靱帯：前胸鎖靱帯，後胸鎖靱帯，肋鎖靱帯，鎖骨間靱帯．
　　肋鎖靱帯：鎖骨胸骨端の下面と第1肋骨を連結し，鎖骨を胸郭へ強固に結合して胸鎖関節の安定と支持を保つ．
　④運動：体幹と上肢との唯一の関節で，上肢運動の支点となる．関節円板の作用で球関節様の動きをする．

◆**肩鎖関節**
　①骨格：鎖骨の肩峰端（肩峰関節面）と肩甲骨の肩峰（肩峰関節面）の連結，平面関節．
　②関節の補助装置：関節円板．
　③靱帯：肩鎖靱帯，烏口鎖骨靱帯（菱形靱帯と円錐靱帯）．
　④運動：肩甲骨と鎖骨とを安定した位置に保ち，肩甲骨を胸郭側に引き寄せる．

◆**肩関節**
　①骨格：肩甲骨（関節窩）と上腕骨（上腕骨頭）との関節．球関節．
　②関節の補助装置：関節唇．
　③靱帯：関節上腕靱帯，烏口上腕靱帯，補助靱帯→烏口肩峰靱帯．
　　筋性支持→回旋筋腱板（rotator cuff）：棘上筋，棘下筋，小円筋，肩甲下筋．
　　筋性支持の働き→関節窩側へ上腕骨頭を引きつける．骨頭の回旋作用．
　④運動：関節自体の運動は大きくないが，僧帽筋，前鋸筋，小胸筋，肩甲挙筋などの働きで，肩甲骨を胸郭上で種々の方向に動かし，上肢の運動を拡大している．

>>>TITLE

自由上肢骨

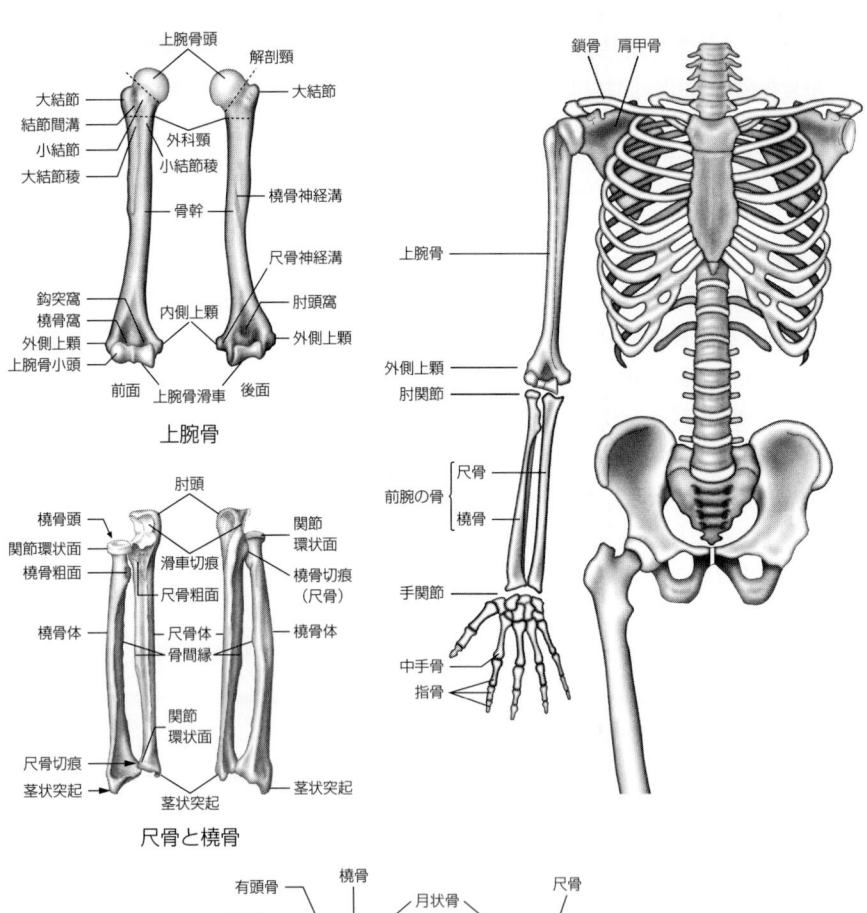

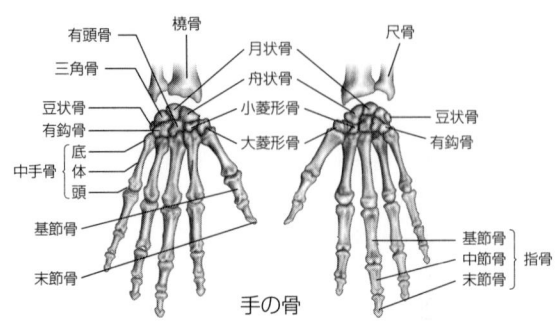

上腕骨

- 上腕骨頭
- 解剖頸
- 大結節
- 結節間溝
- 小結節
- 大結節稜
- 外科頸
- 小結節稜
- 骨幹
- 橈骨神経溝
- 尺骨神経溝
- 鈎突窩
- 橈骨窩
- 外側上顆
- 上腕骨小頭
- 内側上顆
- 上腕骨滑車
- 肘頭窩
- 外側上顆
- 前面
- 後面

- 鎖骨
- 肩甲骨
- 上腕骨
- 外側上顆
- 肘関節
- 前腕の骨 [尺骨／橈骨]
- 手関節
- 中手骨
- 指骨

尺骨と橈骨

- 肘頭
- 橈骨頭
- 関節環状面
- 橈骨粗面
- 橈骨体
- 滑車切痕
- 尺骨粗面
- 尺骨体
- 骨間縁
- 関節環状面
- 橈骨切痕（尺骨）
- 橈骨体
- 関節環状面
- 尺骨切痕
- 茎状突起
- 茎状突起
- 茎状突起

手の骨

- 有頭骨
- 橈骨
- 月状骨
- 尺骨
- 三角骨
- 舟状骨
- 豆状骨
- 小菱形骨
- 豆状骨
- 有鈎骨
- 大菱形骨
- 有鈎骨
- 中手骨 [底／体／頭]
- 基節骨
- 基節骨
- 中節骨 指骨
- 末節骨
- 末節骨

40

CHAPTER 2　骨

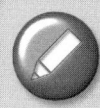

ここが要点
This is the main point.

　上肢骨は上肢帯と自由上肢骨からなる．自由上肢骨は，上腕骨1個，前腕の骨（橈骨1個，尺骨1個），手の骨（手根骨8個，中手骨5個，指骨14個）の総計30個（片側）からなる．近位から遠位にいくにしたがい骨の数が増える構造は末端部で細やかな運動をするのに都合の良い形態である．

◆**上腕骨**　解剖的肢位で上腕骨の内側上顆の高さは，ほぼ肋骨弓下縁になる．
　①近位端：上腕骨頭，大結節（外側），大結節稜，小結節（内側前面），小結節稜，解剖頸，外科頸・結節間溝（上腕二頭筋長頭の腱が通過）．
　　★上腕骨頭：肩甲骨関節窩と関節（肩関節＝球関節）．
　②骨幹：三角筋粗面（中央外側），橈骨神経溝（後面）．
　③遠位端：内側上顆，尺骨神経溝（内側上顆後面），外側上顆，上腕骨滑車（尺骨の滑車切痕と関節→腕尺関節＝蝶番関節），上腕骨小頭（橈骨頭窩と関節→腕橈関節＝球関節），肘頭窩，鈎突窩．

◆**尺骨**　解剖学的肢位で尺骨は肋骨弓の下縁から大転子の下端までの高さにある．
　①近位端：滑車切痕，肘頭，鈎状突起，尺骨粗面，回外筋稜（尺骨の外側縁），橈骨切痕（橈骨の関節環状面と関節→上橈尺関節＝車軸関節，回内と回外）．
　　★肘関節：腕橈関節，腕尺関節，上橈尺関節の3関節を合わせて呼ぶ．
　②遠位端：関節環状面（橈骨の尺骨切痕と関節→下橈尺関節），茎状突起．

◆**橈骨**
　①近位端：橈骨頭，関節環状面，橈骨頸，橈骨粗面．
　②遠位端：尺骨切痕（下橈尺関節＝車軸関節），茎状突起，手根関節面．
　　★橈骨手根関節（手関節）：手根骨の舟状骨，月状骨，三角骨と関節．
　　リスター結節：橈骨下端後面中央の最も高い隆起．外側を長母指伸筋腱が通る．

◆**手の骨**
　①手根溝：手根骨の近位列（舟状骨，月状骨，三角骨，豆状骨）と遠位列（大菱形骨，小菱形骨，有頭骨，有鈎骨）の骨が手掌面に作る溝．屈筋支帯が手根溝の蓋をして手根管を作る．
　②中手骨：底，体，頭からなる（母指の手根中手関節＝鞍関節→対立運動）．
　③指骨：MP（中手指節）関節，PIP（近位指節間）関節，DIP（遠位指節間）関節．

>>>TITLE

肘関節・手の関節

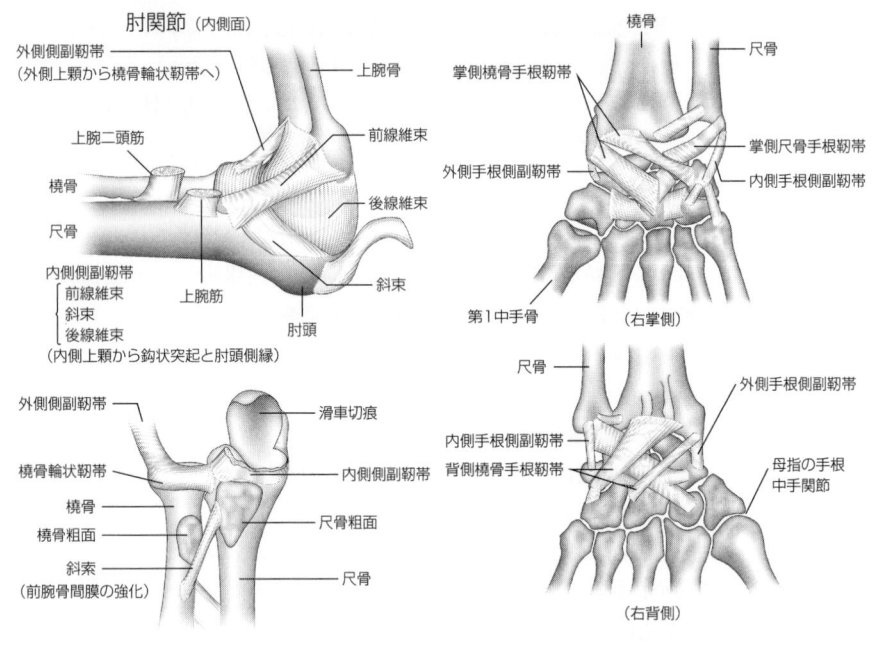

肘関節（内側面）

外側側副靱帯
（外側上顆から橈骨輪状靱帯へ）
上腕二頭筋
橈骨
尺骨
内側側副靱帯
　前線維束
　斜束
　後線維束
（内側上顆から鈎状突起と肘頭側縁）
上腕筋
上腕骨
前線維束
後線維束
斜束
肘頭

外側側副靱帯
橈骨輪状靱帯
橈骨
橈骨粗面
斜索
（前腕骨間膜の強化）
滑車切痕
内側側副靱帯
尺骨粗面
尺骨

橈骨
尺骨
掌側橈骨手根靱帯
掌側尺骨手根靱帯
外側手根側副靱帯
内側手根側副靱帯
第1中手骨
（右掌側）

尺骨
外側手根側副靱帯
内側手根側副靱帯
背側橈骨手根靱帯
母指の手根中手関節
（右背側）

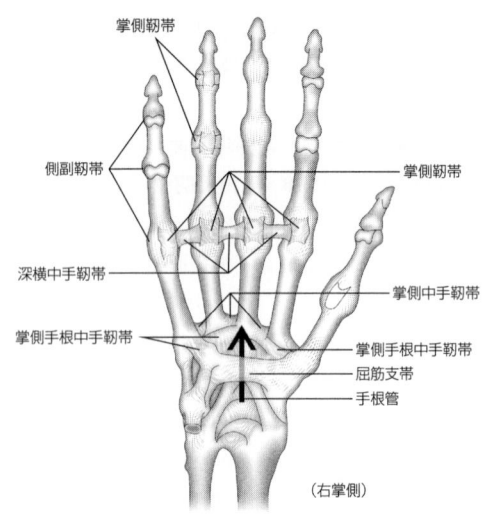

掌側靱帯
側副靱帯
掌側靱帯
深横中手靱帯
掌側中手靱帯
掌側手根中手靱帯
掌側手根中手靱帯
屈筋支帯
手根管
（右掌側）

MP関節：中手指節関節（中手骨頭と基節骨底の関節，顆状関節）．
PIP関節：近位指節間関節（基節骨頭と中節骨底の関節，蝶番関節）．
DIP関節：遠位指節間関節（中節骨頭と末節骨底との関節，蝶番関節）．

CHAPTER 2 　骨

> ## ✎ ここが要点
> This is the main point.
>
> 　肘関節は，4方向（屈曲，伸展，回内，回外）の力強い運動とそれに適した構造になっている．そのため，1つの関節包内に3つの関節を備える複関節となっている．手の関節は，関節の数も多い．母指の手根中手関節が鞍関節であるので，母指の対立運動による手の細やかな運動ができる．

◆**肘関節**　1つの関節包に3個以上の骨が関与する複関節である．上腕骨，橈骨，尺骨，腕尺関節，腕橈関節，上橈尺関節．
　①骨格：腕尺関節→上腕骨（上腕骨滑車）と尺骨（滑車切痕）．蝶番関節．
　　　　　腕橈関節→上腕骨（上腕骨小頭）と橈骨（橈骨頭窩）．球関節．
　　　　　上橈尺関節→尺骨（橈骨切痕）と橈骨（関節環状面）．車軸関節．
　　★全体として，肘関節は蝶番関節として分類される．
　②靱帯：内側側副靱帯，外側側副靱帯，橈骨輪状靱帯，方形靱帯．
　③運動：屈曲，伸展，回内，回外．

◆**下橈尺関節**
　①骨格：橈骨下端（尺骨切痕）と尺骨下端（関節環状面）．車軸関節．
　②靱帯：関節円板→橈骨の尺骨切痕と尺骨の茎状突起を結ぶ（橈骨手根関節腔と下橈尺関節腔との隔壁になる）．
　③運動：上橈尺関節と下橈尺関節とで前腕の回内と回外運動が行われる．

◆**橈骨手根関節（手首の関節，手関節）**
　①骨格：橈骨下端（手根関節面）と舟状骨，月状骨，三角骨．楕円関節．
　②靱帯：内側手根側副靱帯，外側手根側副靱帯，掌側橈骨手根靱帯，掌側尺骨手根靱帯，背側橈骨手根靱帯．
　③運動：手首の尺屈（内転），橈屈（外転），掌屈（屈曲），背屈（伸展）．
　　★手根管：手根骨の近位列と遠位列が掌側で作る手根溝が屈筋支帯により蓋をされてできるトンネル．

◆**手の関節**
　手根の関節（手根間関節，手根中央関節＝複関節，豆状骨関節），平面関節．
　手根中手関節（遠位手根骨と中手骨底の関節，第1指＝鞍関節，第2〜5指＝不動）．
　　靱帯：放線状手根靱帯，掌側（背側）手根中手靱帯，背側手根間靱帯．

43

骨盤・下肢帯

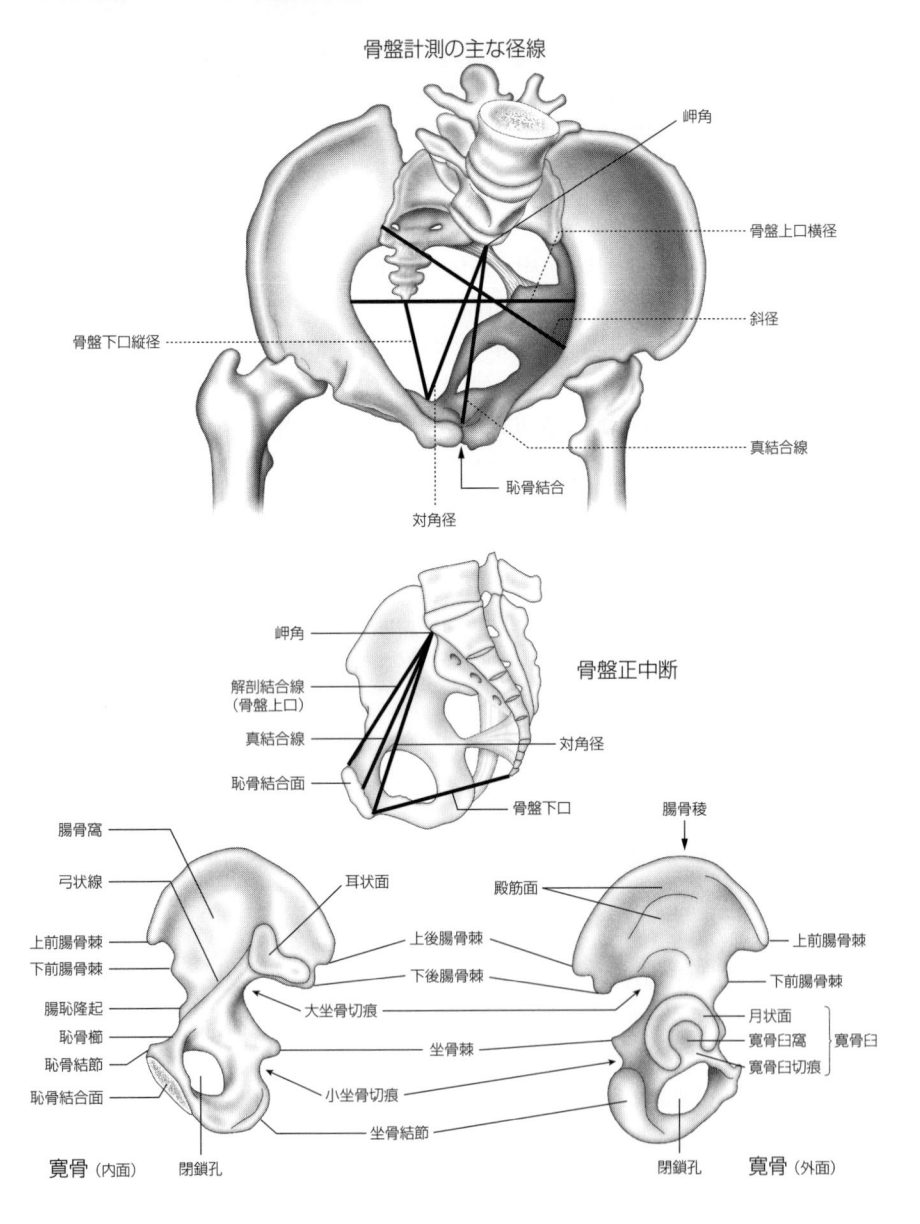

骨盤計測の主な径線

- 岬角
- 骨盤上口横径
- 斜径
- 真結合線
- 恥骨結合
- 対角径
- 骨盤下口縦径

骨盤正中断

- 岬角
- 解剖結合線（骨盤上口）
- 真結合線
- 恥骨結合面
- 対角径
- 骨盤下口

寛骨（内面）

- 腸骨窩
- 弓状線
- 上前腸骨棘
- 下前腸骨棘
- 腸恥隆起
- 恥骨櫛
- 恥骨結節
- 恥骨結合面
- 耳状面
- 上後腸骨棘
- 下後腸骨棘
- 大坐骨切痕
- 坐骨棘
- 小坐骨切痕
- 坐骨結節
- 閉鎖孔

寛骨（外面）

- 腸骨稜
- 殿筋面
- 上前腸骨棘
- 下前腸骨棘
- 月状面
- 寛骨臼窩
- 寛骨臼切痕
- 寛骨臼
- 閉鎖孔

CHAPTER 2　骨

ここが要点
This is the main point.

　下肢帯は寛骨で，これは腸骨，恥骨，坐骨とが思春期頃までに骨結合して形成される．下肢帯は仙骨と共に骨盤を構成して骨盤臓器を収容する体幹の一部もなし，身体に加わった加重を左右の自由下肢に伝える支持機能と位置移動を行う運動機能とを有するので上肢に比べ頑丈な骨格となっている．

◆**骨盤**　寛骨，仙骨，尾骨からなり水盤状の円筒形をしている．腹腔臓器の保護と体重を支持する．
　分界線：骨盤を大骨盤と小骨盤に分ける境界線で，仙骨の岬角→仙骨外側部→腸骨の弓状線→恥骨櫛→恥骨結合上縁に至る線である．分界線より上方が大骨盤，下方が小骨盤（通常は小骨盤を骨盤と称している）である．
　①骨盤上口：分界線で囲まれる面で，性差がある．
　②骨盤下口：骨盤下方の出口で，ほぼ菱形である．
　骨盤の諸径（計測）：産科学上，人類学上重要である．
　①解剖結合線：岬角中点と恥骨結合上縁とを結ぶ線で骨盤上口の前後径となる．
　②真結合線：産科結合線ともいわれる．岬角と恥骨結合後面の中点とを結ぶ線．
　　　　　　　日本人女性の平均11.0cmで，9cm以下は狭骨盤とされる．
　③対角径：岬角中点と恥骨結合の下縁とを結ぶ線．腟内から用手計測法で求められ，
　　　　　　その長さの値から2cmを減じた値を真結合線の値としている．
　④横径：左右の分界線間の最大距離で平均12cmである．
　⑤斜径：骨盤上口で腸恥隆起と対側の仙腸関節との距離．

◆**下肢帯**
　寛骨の外面：腸骨稜，上前腸骨棘，下前腸骨棘，恥骨結節，閉鎖孔，坐骨結節，小坐骨切痕，坐骨棘，大坐骨切痕，下後腸骨棘，上後腸骨棘，腸骨翼の殿筋面，寛骨臼（月状面，寛骨臼窩，Y字軟骨＝この部で腸骨，恥骨，坐骨の3骨がY字形に癒合する），寛骨臼切痕，閉鎖溝（閉鎖神経）．
　　★**股関節**：大腿骨頭と寛骨臼の関節→臼状関節（大腿骨頭靱帯），関節唇（線維軟骨）．
　寛骨の骨盤面：腸骨粗面，耳状面（仙骨の耳状面と関節＝仙腸関節），腸骨窩，大坐骨切痕，坐骨棘，小坐骨切痕，坐骨結節，恥骨結合面，恥骨結節，恥骨櫛，下前腸骨棘，上前腸骨棘，弓状線，腸恥隆起．
　　★**恥骨結合**：線維軟骨結合，結合面の横走する線は個体年齢の判定に利用される．

仙腸関節・股関節

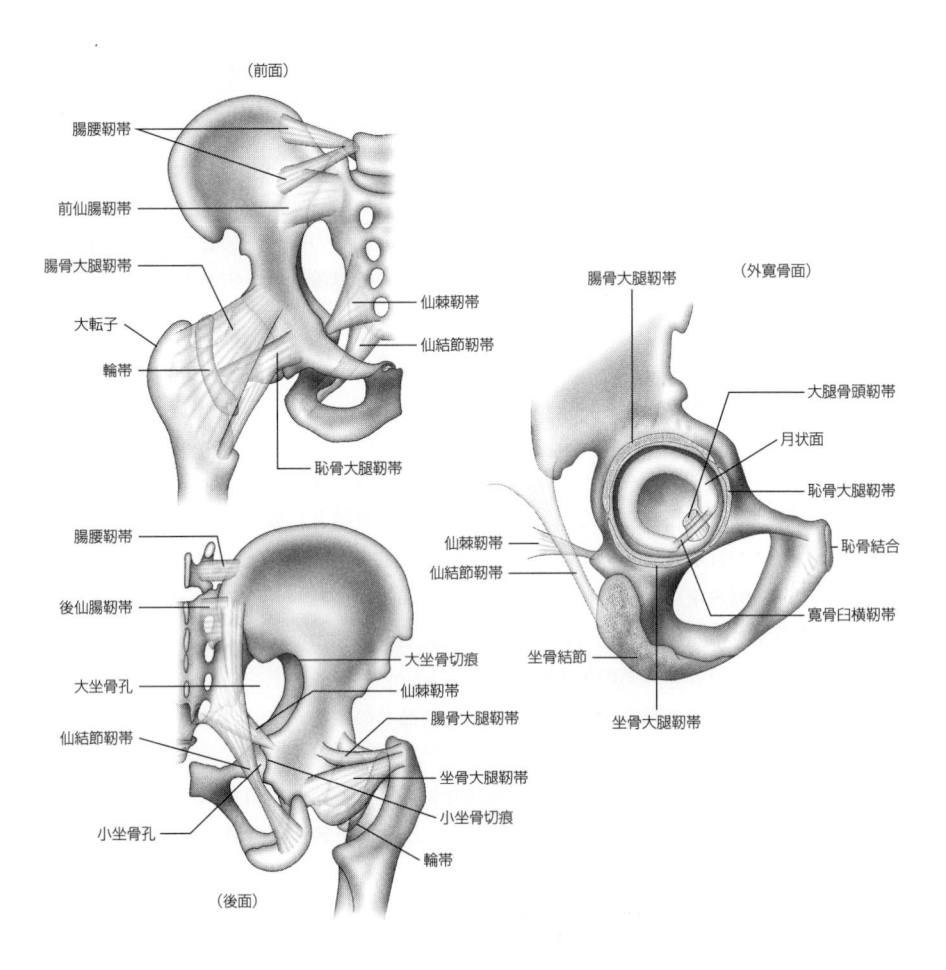

CHAPTER 2　骨

✏️ ここが要点
This is the main point.

仙腸関節は，体幹と下肢帯との関節（平面関節）で，ほとんど動きがない関節．この関節は身体に加わった加重を受け止める．股関節は，臼状関節（球関節）で関節内靱帯をもち体重の支持と歩行とに適した構造になっている．

◆仙腸関節
①骨格：仙骨（耳状面）と寛骨（腸骨の耳状面）との関節．平面関節．
②靱帯：前仙腸靱帯，後仙腸靱帯，骨間仙腸靱帯．
③運動：平面関節であるが両骨の耳状面間の大半は線維軟骨で充填され関節腔が狭く，半関節ともいわれる．動きはほとんどない．

◆股関節
①骨格：寛骨（寛骨臼）と大腿骨（大腿骨頭）との関節．球関節（臼状関節）．
②関節の付属装置：関節唇（線維軟骨），大腿骨頭靱帯→大腿骨頭窩と寛骨臼切痕に付着．寛骨臼窩に脂肪（クッションの働き）．
③靱帯：腸骨大腿靱帯（下前腸骨棘→転子間線）．
　　　　恥骨大腿靱帯（恥骨体と恥骨上枝→小転子の上部）．
　　　　坐骨大腿靱帯（坐骨体→大転子）．
　　　　輪帯（関節包の内面で大腿骨頸を取り囲み，後面で索状の靱帯が内側上方に向かい下前腸骨棘に付着）．
　　　　寛骨臼横靱帯（寛骨臼の下部は関節窩の一部が欠落し，寛骨臼切痕となっている．この寛骨臼切痕の上に張っている）．
④運動：球関節（多軸性関節）．前屈，伸展（背屈），外転，内転，回旋，描円運動．

◆骨盤の靱帯と局所構造
①仙腸関節に補助的に働く靱帯．
　　　腸腰靱帯：第5腰椎肋骨突起→腸骨内側．
　　　仙結節靱帯：仙骨と腸骨→坐骨結節内側縁．
　　　仙棘靱帯：仙骨と尾骨→坐骨棘．
②靱帯と局所構造．
　　　大坐骨孔：大坐骨切痕，仙結節靱帯，仙棘靱帯で囲まれる部位．
　　　小坐骨孔：小坐骨切痕，仙結節靱帯，仙棘靱帯で囲まれる部位．

自由下肢骨

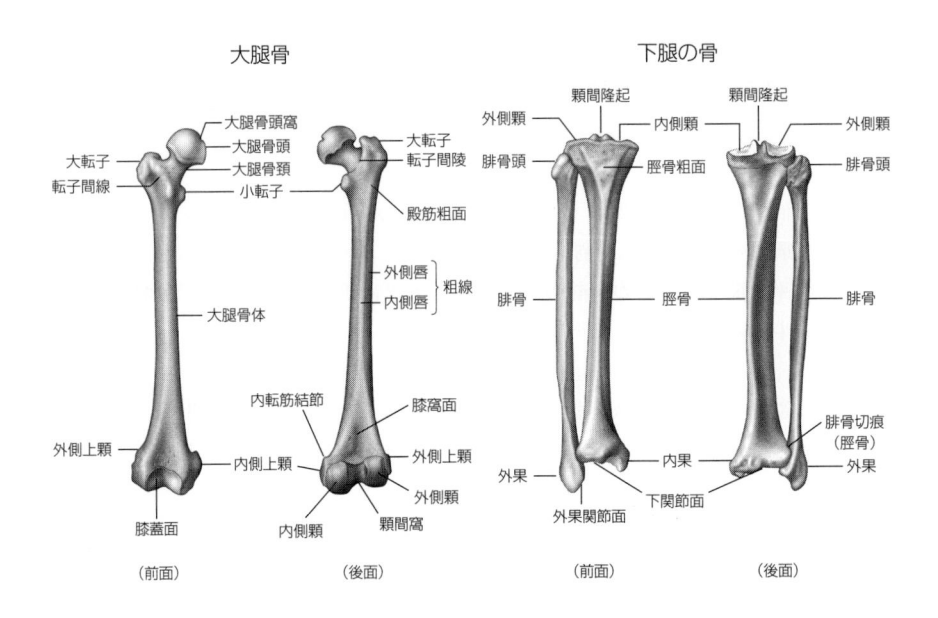

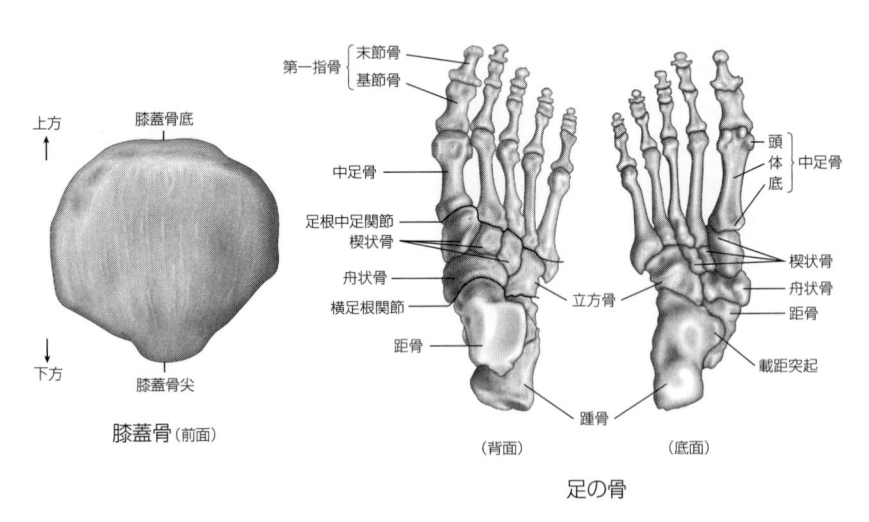

大腿骨

（前面）／（後面）

ラベル: 大転子, 大腿骨頭窩, 大腿骨頭, 大腿骨頸, 転子間線, 小転子, 大転子, 転子間稜, 殿筋粗面, 外側唇, 内側唇, 粗線, 大腿骨体, 内転筋結節, 膝窩面, 外側上顆, 外側上顆, 内側上顆, 内側顆, 顆間窩, 膝蓋面, 内側顆

下腿の骨

（前面）／（後面）

ラベル: 顆間隆起, 外側顆, 内側顆, 外側顆, 腓骨頭, 脛骨粗面, 腓骨頭, 腓骨, 脛骨, 腓骨, 腓骨切痕（脛骨）, 外果, 内果, 下関節面, 外果, 外果関節面

膝蓋骨（前面）

上方 ↑ ／ ↓ 下方

ラベル: 膝蓋骨底, 膝蓋骨尖

足の骨

（背面）／（底面）

ラベル: 第一指骨（末節骨・基節骨）, 中足骨, 足根中足関節, 楔状骨, 舟状骨, 横足根関節, 距骨, 頭・体・底（中足骨）, 楔状骨, 舟状骨, 距骨, 載距突起, 立方骨, 踵骨

48

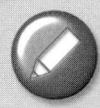

ここが要点
This is the main point.

　自由下肢骨は，大腿骨1個，下腿の脛骨1個，腓骨1個，足の骨（足根骨7個，中足骨5個，指骨14個）の総計29個（片側）からなる．下肢骨は上肢骨に比べて頑丈であるのは，上肢と異なり下肢が体重の支持と位置移動を行う機能をもっているからである．なお，体重の支持機構に足のアーチも関わる．

◆**大腿骨と膝蓋骨**　大腿骨はほぼ身長の1/4の長さである．膝蓋骨は種子骨である．
　①近位端：大腿骨頭（寛骨臼と関節），大腿骨頭窩（大腿骨頭靱帯が付着），大腿骨頸（大腿骨体との頸体角120〜130°），大転子，小転子，転子間線（前面），転子間稜（後面），転子窩，恥骨筋線（後面），殿筋粗面（後面）．
　②大腿骨体：粗線（内側唇と外側唇）．
　③遠位端：膝蓋面（膝蓋骨と関節），内側上顆，内側顆（脛骨の内側顆に対応，後十字靱帯），外側上顆，外側顆（脛骨の同名部分に対応，前十字靱帯），顆間窩（膝十字靱帯が収まる），膝窩面，内転筋結節．
　　★膝関節：大腿骨と脛骨との関節→膝十字靱帯と関節半月．
　④膝蓋骨：膝蓋底（上方にある底辺），膝蓋骨尖（下方にある尖端部）．
　　膝蓋靱帯：大腿四頭筋の腱で膝蓋骨尖から脛骨粗面に張る靱帯．
◆**脛骨**　大腿骨と関節して膝関節を形成，体重を支える．
　①近位端：内側顆，外側顆，顆間隆起（膝十字靱帯が付着），脛骨粗面，腓骨頭関節面（脛腓関節＝平面関節）．
　②遠位端：内果（内側の突出部），腓骨切痕（腓骨と脛腓靱帯結合），下関節面（距骨滑車と関節→距腿関節）．
◆**腓骨**
　①近位端：腓骨頭（脛骨の腓骨頭関節面と関節）．
　②遠位端：外果，外果関節面（距骨滑車の外果面と関節→距腿関節＝蝶番関節）．
◆**足の骨**
　①足根骨〔距骨（距骨滑車），踵骨（アキレス腱付着），立方骨，舟状骨，楔状骨〕，中足骨，指骨で構成．
　②足のアーチ：縦足弓（内側縦足弓→踵骨，距骨，舟状骨，楔状骨，第1〜3中足骨はスプリングの機能，外側縦足弓→踵骨，立方骨，第4と5中足骨は体重の支持），横足弓：遠位列の足根骨が上方につくる凸のアーチ．

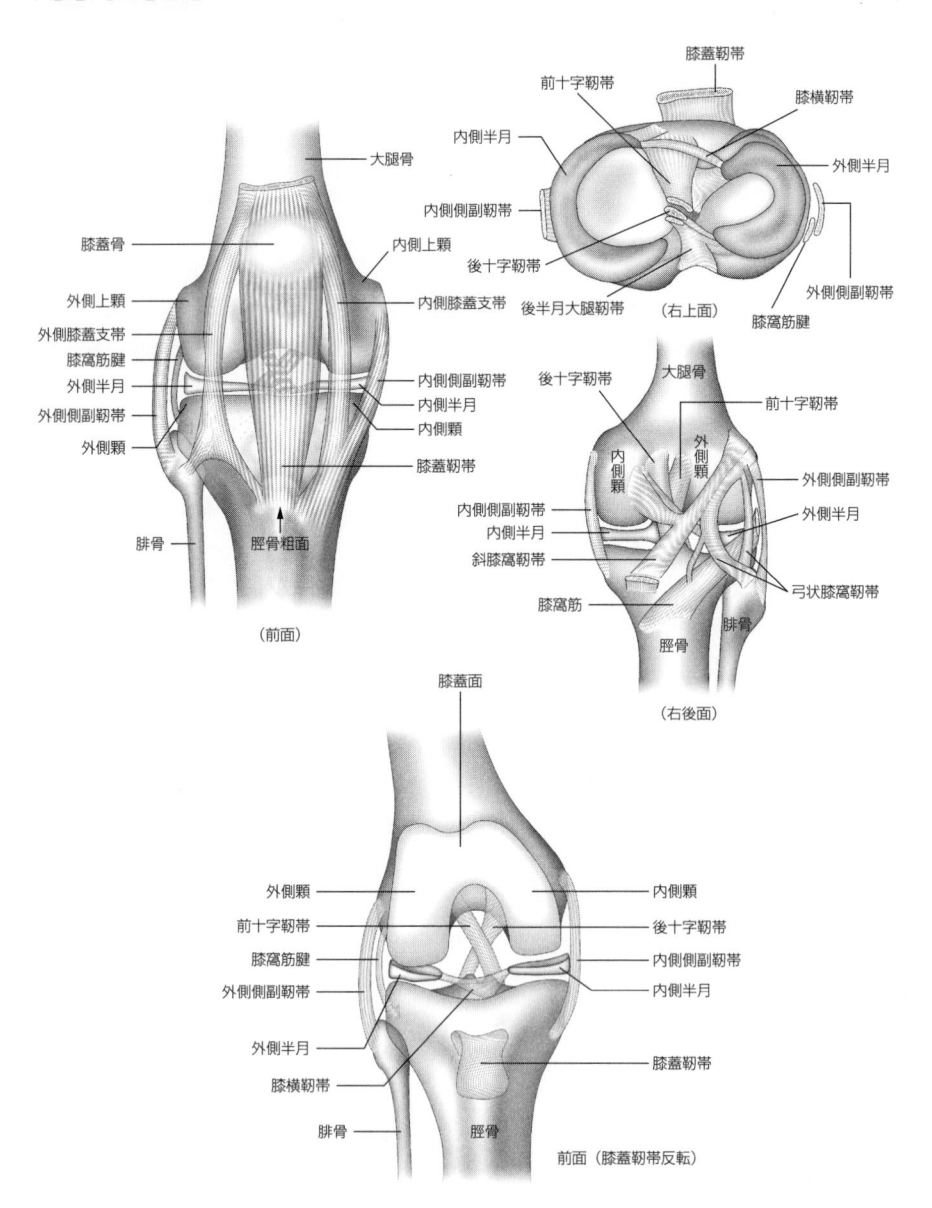

>>>TITLE
膝関節

大腿骨
膝蓋骨
外側上顆
外側膝蓋支帯
膝窩筋腱
外側半月
外側側副靱帯
外側顆
腓骨
脛骨粗面
内側膝蓋支帯
内側側副靱帯
内側半月
内側顆
膝蓋靱帯
（前面）

膝蓋靱帯
前十字靱帯
膝横靱帯
内側半月
外側半月
内側側副靱帯
後十字靱帯
後半月大腿骨靱帯
外側側副靱帯
膝窩筋腱
（右上面）

後十字靱帯
大腿骨
内側顆
外側顆
前十字靱帯
内側側副靱帯
内側半月
斜膝窩靱帯
膝窩筋
外側側副靱帯
外側半月
弓状膝窩靱帯
腓骨
脛骨
（右後面）

膝蓋面
外側顆
内側顆
前十字靱帯
後十字靱帯
膝窩筋腱
内側側副靱帯
外側側副靱帯
内側半月
外側半月
膝横靱帯
膝蓋靱帯
腓骨
脛骨
前面（膝蓋靱帯反転）

CHAPTER 2　骨

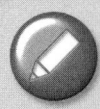

> ### ここが要点
> This is the main point.
>
> 膝関節は，大腿骨，脛骨，膝蓋骨でつくられる複関節で蝶番関節である．しかし，この関節は大腿骨の膝蓋面と膝蓋骨との関節（平面関節）と大腿骨の内・外側顆と脛骨の内・外側顆に対応した関節で，間に関節半月が介在して多少の回旋運動も可能にしている．

◆膝関節
　骨格：大腿骨（膝蓋面，内側顆，外側顆）と脛骨（内側顆，外側顆）と膝蓋骨（関節面）で関節，蝶番関節，複関節．
　関節の付属装置
　　関節半月：内側半月（C字形）は外側半月（まれにドーナツ型）より大きい．
　　　働き：①大腿骨の内・外側顆と脛骨の同名の関節面の調整，②骨に加わる衝撃を吸収する緩衝作用，③関節窩を深くして関節を安定させる，④関節腔内に関節包が引き込まれるのを防ぐ．
　　　固定：前面→膝横靭帯（両半月の前縁間に張る．日本人では発達が弱い）．
　　　　　　側部→内側半月は内側側副靭帯に癒合．
　　　　　　　　　外側半月は外側側副靭帯との間に膝窩筋が介在で可動する．
　　　　　　後部→後半月大腿靭帯（外側半月の後部と後十字靭帯を結ぶ）．
　　前十字靭帯：脛骨の前顆間区→大腿骨の外側顆内側　｜
　　後十字靭帯：脛骨の後顆間区→大腿骨の内側顆外側　｜　膝十字靭帯
　　関節内脂肪体：関節運動に伴う関節腔の種々の変化に対応する．
　　　　　　　　　滑膜ヒダ面積を拡張し滑液の分泌を増大する（突出部→翼状ヒダ）．
　靭帯：①内側側副靭帯（大腿骨内側上顆→脛骨体内側上部）②外側側副靭帯（大腿骨外側顆→腓骨頭）③膝蓋靭帯（大腿四頭筋の停止腱のうち膝蓋骨尖から脛骨粗面迄の部）④斜膝窩靭帯（半膜様筋停止腱が斜め外上方→大腿骨外側上顆後面，膝関節の捻れの動きを補強）⑤弓状膝窩靭帯（腓骨頭後面で膝窩筋の背側→関節包後面）⑥内側膝蓋支帯（内側広筋の膜様腱→脛骨粗面内側）⑦外側膝蓋支帯（外側広筋の膜様腱→脛骨粗面外側）．
　鵞足と腸脛靭帯：骨盤と膝関節の安定に関与する．

脛骨と腓骨の結合・足の関節

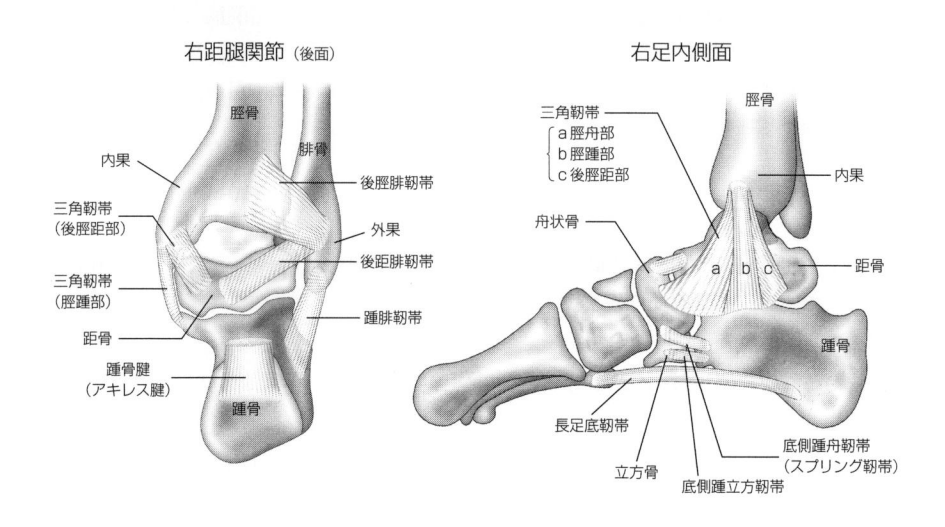

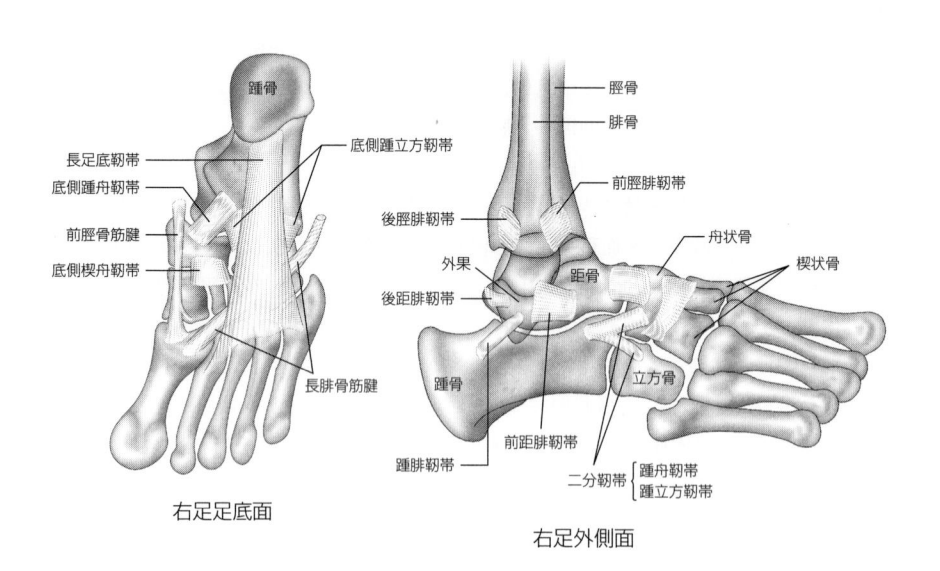

CHAPTER 2　骨

ここが要点
This is the main point.

脛骨と腓骨との連結は，近位端の脛腓関節と遠位端の脛腓靱帯結合でなされ，ほとんど可動しない．脛骨は体重を支持し，脛骨，腓骨の遠位端は足と関節する関節窩を形成する．足は体重を支持し，歩行に適するように縦足弓と横足弓を形成している．

◆ 脛骨と腓骨との連結
　脛腓関節：腓骨の腓骨頭関節面と脛骨の腓骨関節面との関節．平面関節．
　　　前腓骨頭靱帯と後腓骨頭靱帯．
　脛腓靱帯結合：脛骨の腓骨切痕と腓骨の外果関節面の上部の粗面と結合．
　　　靱帯結合（線維性連結←不動結合）．前脛腓靱帯と後脛腓靱帯．

◆ 足の関節
　距腿関節（足関節あるいは上跳躍関節，蝶番関節，足の背屈と底屈）．
　　①骨格：腓骨（外果関節面），脛骨（下関節面，内果関節面），距骨滑車の関節→蝶番関節（複関節）．
　　②靱帯：踵腓靱帯，後距腓靱帯，前距腓靱帯，三角靱帯（後脛距部，前脛距部，脛舟部，脛踵部）．
　距骨下関節（下跳躍関節）と距踵舟関節（内反と外反）．
　　①距骨下関節（距骨の後踵骨関節面と踵骨の後距骨関節面）．
　　　距踵舟関節〔(a) + (b) + (c)〕
　　　（a）踵骨の前距骨関節面と距骨頭下面の前踵骨関節面との関節→前距踵関節．
　　　（b）踵骨の中距骨関節面と距骨の中踵骨関節面との関節→中距踵関節．
　　　（c）距骨頭と舟状骨との関節．
　　②靱帯：底側踵舟靱帯（踵骨の載距突起前縁→舟状骨），長足底靱帯，短足底靱帯，二分靱帯（踵骨→立方骨，踵骨→舟状骨）．
　横足根関節（ショパール関節）．
　　距踵舟関節と踵立方関節との両関節で一線に並ぶ．足の内反・外反運動．

◆ その他の足の関節
　足根中足関節（リスフラン関節：足根骨遠位列と中足骨底との関節）．
　中足指節関節（顆状関節，深横中足靱帯），近・遠位指節間関節．

>>>TITLE

頭蓋骨

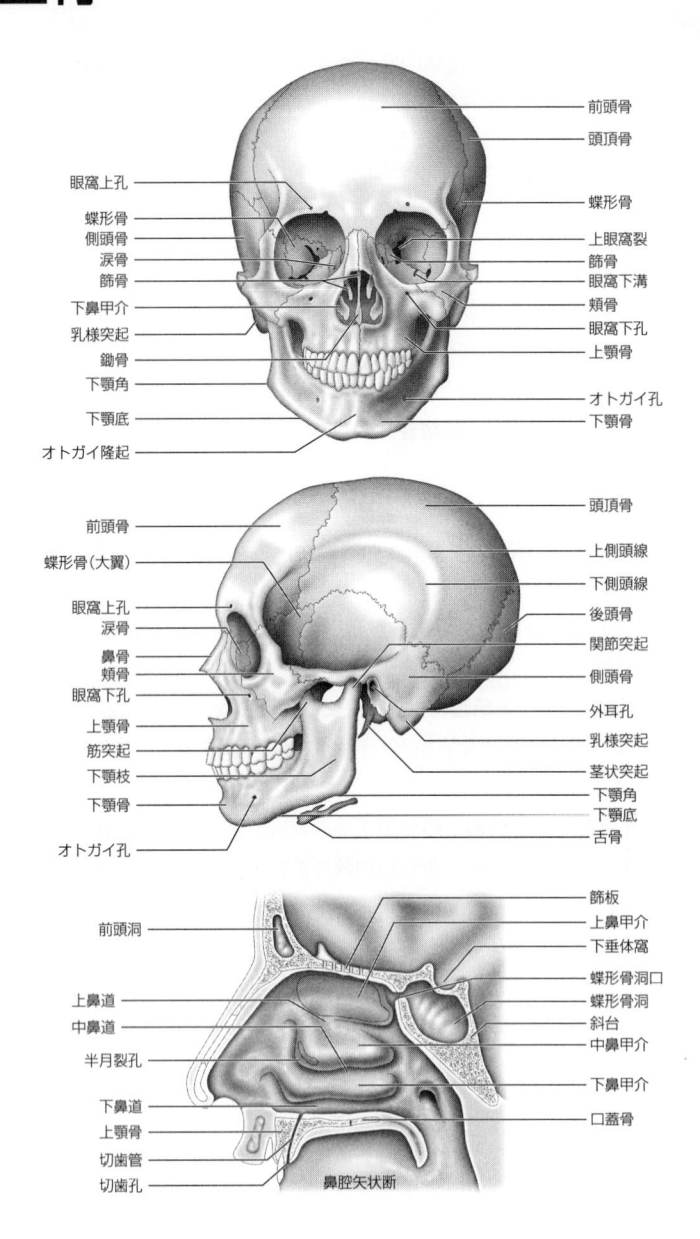

正面図ラベル:
- 前頭骨
- 頭頂骨
- 蝶形骨
- 眼窩上孔
- 蝶形骨
- 側頭骨
- 涙骨
- 篩骨
- 下鼻甲介
- 乳様突起
- 鋤骨
- 下顎角
- 下顎底
- オトガイ隆起
- 上眼窩裂
- 篩骨
- 眼窩下溝
- 頬骨
- 眼窩下孔
- 上顎骨
- オトガイ孔
- 下顎骨

側面図ラベル:
- 前頭骨
- 蝶形骨（大翼）
- 眼窩上孔
- 涙骨
- 鼻骨
- 頬骨
- 眼窩下孔
- 上顎骨
- 筋突起
- 下顎枝
- 下顎骨
- オトガイ孔
- 頭頂骨
- 上側頭線
- 下側頭線
- 後頭骨
- 関節突起
- 側頭骨
- 外耳孔
- 乳様突起
- 茎状突起
- 下顎角
- 下顎底
- 舌骨

鼻腔矢状断ラベル:
- 前頭洞
- 上鼻道
- 中鼻道
- 半月裂孔
- 下鼻道
- 上顎骨
- 切歯管
- 切歯孔
- 篩板
- 上鼻甲介
- 下垂体窩
- 蝶形骨洞口
- 蝶形骨洞
- 斜台
- 中鼻甲介
- 下鼻甲介
- 口蓋骨

鼻腔矢状断

54

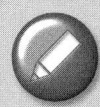

ここが要点
This is the main point.

　頭蓋骨は15種23個の骨で構成される．これらの骨の連結形態は，舌骨は靭帯，下顎骨は関節，他の骨は不動結合（縫合，骨結合）である．頭蓋は脳頭蓋と顔面頭蓋に区分される．脳頭蓋は脳を保護し，顔面頭蓋は呼吸器，消化器の入り口となる．また，嗅覚，視覚，味覚，平衡覚，聴覚などを司る部位も備え，さらに表情を作る顔面筋の付着部となっている．

◆頭蓋骨（前面）
　前面から観察できる頭蓋骨（数字は個数を示す）：前頭骨1，鼻骨2，上顎骨2，涙骨2，蝶形骨1，篩骨1，口蓋骨2，頬骨2，側頭骨2，頭頂骨2，下鼻甲介2，鋤骨1，下顎骨1．
　眼窩：眼球とその付属器（外眼筋，涙腺）および眼窩脂肪体などを容れる．
　　構成骨：前頭骨，蝶形骨，頬骨，上顎骨，口蓋骨，涙骨，篩骨．
　　形態：ほぼ四角形の錐体状，顔面側は眼窩口，錐体の尖端部分に視神経管．
　　交通路：①眼窩上孔→眼窩上神経，②眼窩下孔→眼窩下神経，③視神経管→視神経，④涙嚢窩→鼻涙管→下鼻道，⑤上眼窩裂→脳神経Ⅲ・Ⅳ・V_1・Ⅵ，上眼静脈，⑥下眼窩裂→翼口蓋窩との交通路．
　鼻腔：呼吸器の入り口．副鼻腔（4つの含気骨）と交通する．
　　構成骨：上顎骨，口蓋骨，涙骨，下鼻甲介，篩骨，蝶形骨，鼻骨，前頭骨，鋤骨．
　　形態：梨状口→上顎骨と鼻骨で形成，鼻中隔→篩骨の垂直板と鋤骨．
　　　　　上鼻甲介と中鼻甲介→篩骨が作る，下鼻甲介→独立骨．
　　交通路：①篩板→嗅神経，②切歯孔→鼻口蓋神経，③半月裂孔→前頭洞・上顎洞・篩骨洞の前方部，④蝶篩陥凹→篩骨洞の後方部，蝶形骨洞（→蝶形骨洞口）．
　下顎骨：下顎体（オトガイ隆起，オトガイ孔），下顎底，下顎角，下顎枝．
　　交通路：下顎孔，下顎管，オトガイ孔→V3オトガイ神経（下顎神経の枝）．

◆頭蓋骨（側面）
　顎関節：下顎骨の下顎頭と側頭骨の下顎窩との関節（楕円関節，関節円板がある）．咀嚼筋4対の働きで可動する．
　外耳道：聴覚の音の振動路となる，側頭骨：鼓室部，乳様突起（乳突蜂巣→中耳）．
　上側頭線：側頭筋膜の付着部，**下側頭線**：側頭筋の付着部．

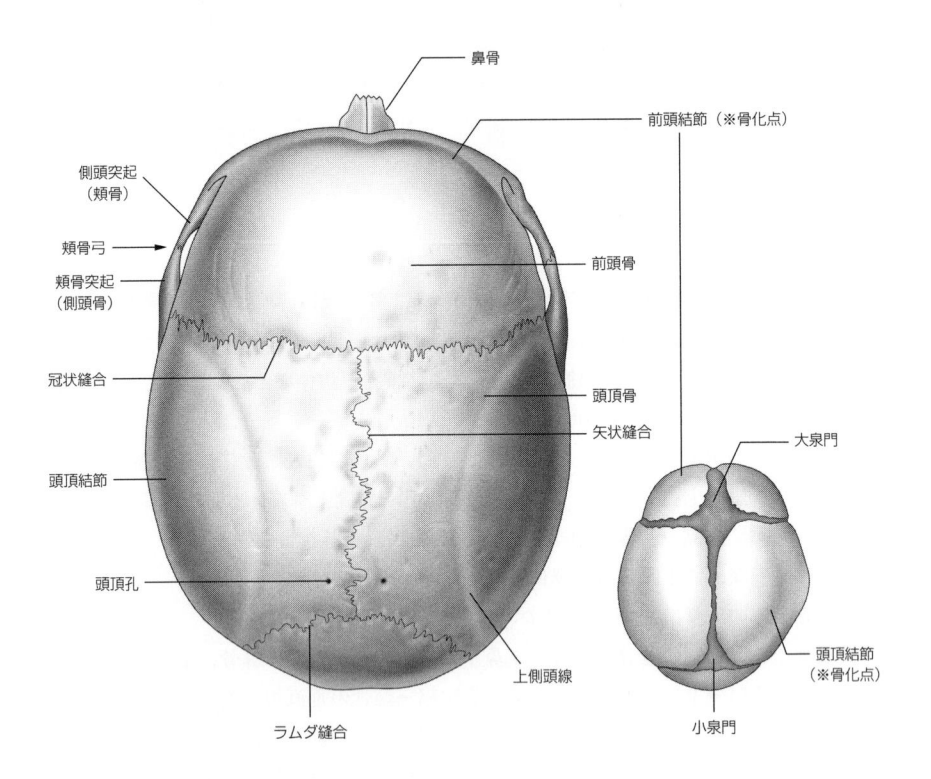

>>>TITLE
頭蓋冠・泉門

- 鼻骨
- 前頭結節（※骨化点）
- 側頭突起（頬骨）
- 頬骨弓
- 頬骨突起（側頭骨）
- 前頭骨
- 冠状縫合
- 頭頂骨
- 頭頂結節
- 矢状縫合
- 大泉門
- 頭頂孔
- 頭頂結節（※骨化点）
- 上側頭線
- 小泉門
- ラムダ縫合

CHAPTER 2　骨

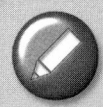

ここが要点
This is the main point.

頭蓋冠は，頭蓋腔の天井部で外後頭隆起と眼窩上縁を結んだ線より上方をさす．この部には代表的な縫合がある．胎児期から生後1年半位までは，頭蓋骨の骨化が完了していないので頭蓋冠の構成骨間に膜性の結合組織がある．この結合組織性の膜は泉門と呼ばれ，3年以内にすべて骨化が完了する．

◆頭蓋冠と縫合

頭蓋冠の構成骨は前頭骨（前頭鱗）1個，頭頂骨2個，後頭骨（後頭鱗）1個，側頭骨（鱗部）2個である．これらは，膜性骨化をして縫合（線維性の連結）で連結する．

頭蓋冠の縫合と頭蓋の計測点：
①前頭縫合：左右の前頭骨間の連結（成人では消失）．
前頭骨は生後1～2年頃まで左右1対存在するが，その後癒合して一個の前頭骨になるのでこの縫合は成人では存在しない．まれに残存することあり（約10％）．
②矢状縫合：左右の頭頂骨間の連結．
③冠状縫合：前頭骨と左右の頭頂骨との連結．
ブレグマ：矢状縫合と冠状縫合の交点で頭蓋計測の計測点として重要．
④ラムダ縫合：後頭骨と左右の頭頂骨との連結．

前頭結節と頭頂結節： 前頭骨と頭頂骨の骨化点．
前頭結節：前頭部に一対認められる小さな突出部．
頭頂結節：頭頂骨外側壁で最も突出する部，ほぼエウリオンに一致．
エウリオン（頭蓋の最大幅で頭蓋計測に使用）．
上側頭線：側頭筋筋膜付着部，側頭筋の発達が良ければこの線は高位になる．
頭頂孔：導出静脈孔．この静脈は板間静脈，上矢状静脈洞との交通路になる．

◆泉門

頭蓋冠に認められる代表的な泉門は大泉門，小泉門，前側頭泉門，後側頭泉門である．分娩時に産道通過を容易にする構造として重要視される．
①大泉門：左右の前頭骨と左右の頭頂骨間にあり，生後1～2年で閉鎖．
②小泉門：左右の頭頂骨と後頭骨間にあり，生後3～6ヶ月で閉鎖．
③前側頭泉門：前頭骨，頭頂骨，側頭骨，蝶形骨間で生後6～12ヶ月で閉鎖．
④後側頭泉門：後頭骨，側頭骨，頭頂骨間にあり生後1～1.5年で閉鎖．

>>>TITLE

頭蓋底

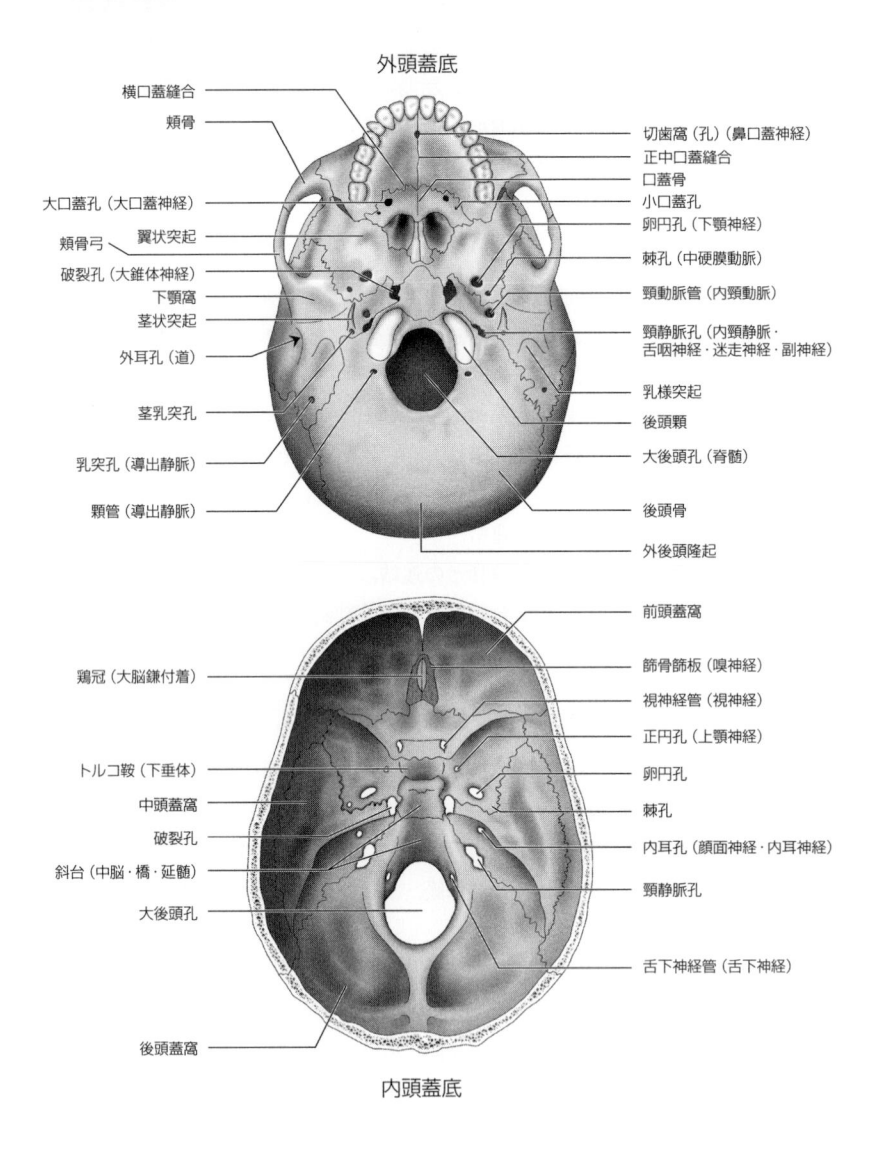

外頭蓋底

- 横口蓋縫合
- 頬骨
- 大口蓋孔（大口蓋神経）
- 頬骨弓
- 翼状突起
- 破裂孔（大錐体神経）
- 下顎窩
- 茎状突起
- 外耳孔（道）
- 茎乳突孔
- 乳突孔（導出静脈）
- 顆管（導出静脈）
- 切歯窩（孔）（鼻口蓋神経）
- 正中口蓋縫合
- 口蓋骨
- 小口蓋孔
- 卵円孔（下顎神経）
- 棘孔（中硬膜動脈）
- 頸動脈管（内頸動脈）
- 頸静脈孔（内頸静脈・舌咽神経・迷走神経・副神経）
- 乳様突起
- 後頭顆
- 大後頭孔（脊髄）
- 後頭骨
- 外後頭隆起

内頭蓋底

- 鶏冠（大脳鎌付着）
- トルコ鞍（下垂体）
- 中頭蓋窩
- 破裂孔
- 斜台（中脳・橋・延髄）
- 大後頭孔
- 後頭蓋窩
- 前頭蓋窩
- 篩骨篩板（嗅神経）
- 視神経管（視神経）
- 正円孔（上顎神経）
- 卵円孔
- 棘孔
- 内耳孔（顔面神経・内耳神経）
- 頸静脈孔
- 舌下神経管（舌下神経）

CHAPTER **2** 骨

ここが要点
This is the **main point**.

頭蓋底は，頭蓋腔の床の部分で，構成骨は軟骨性骨化をする．外側が外頭蓋底で頭蓋腔内側が内頭蓋底である．頭蓋底は脳を容れる容器の床であり，頭蓋腔内に出入りする神経・血管の通路，筋の付着部，2つの関節窩とがある．

◆**外頭蓋底**

前部，中部，後部の三部を区別する．

前部：後鼻孔より前方．骨口蓋［上顎骨（口蓋突起）と口蓋骨（水平板）］と歯槽突起．
後鼻孔は口蓋骨（水平板，鋤骨，翼状突起内側板）で囲まれる．縫合：正中口蓋縫合，横口蓋縫合．

交通路：①切歯孔（切歯管の出口），②大・小口蓋孔．

中部：第3大臼歯の後縁と後鼻孔後縁を結ぶ線から大孔の前縁まで．

中央部：蝶形骨［蝶形骨体，翼状突起（内側板，翼突窩，外側板）］．

内側板：鼻腔の外側壁，翼突窩：内側翼突筋付着．外側板：外側翼突筋の付着部．

外側：側頭骨鱗部，頬骨弓［頬骨（側頭突起），側頭骨（頬骨突起）］，下顎窩（下顎頭と関節＝顎関節），その後方に外耳孔などがある．

交通路：①破裂孔（蝶形骨，錐体尖の裂隙）②卵円孔（蝶形骨）③棘孔（蝶形骨）④頸動脈管（側頭骨）⑤頸静脈孔（側頭骨と後頭骨の間隙）⑥茎乳突孔（側頭骨）

後部：大孔の前縁より後部．後頭骨底部，後頭顆（環椎の上関節窩と関節＝環椎後頭関節），外側→側頭骨で乳様突起，茎状突起，乳突切痕．

交通路：①大後頭孔（後頭骨）②顆管（後頭骨）③乳突孔（側頭骨）

◆**内頭蓋底**

前頭蓋窩：前頭葉と嗅球とがのる．篩骨，前頭骨，蝶形骨小翼，鶏冠，篩板（篩骨），視神経管（蝶形骨小翼）．

中頭蓋窩：側頭葉と視床下部（下垂体）をのせる．

蝶形骨体（下垂体窩），大翼（正円孔，卵円孔，棘孔），上眼窩裂（蝶形骨小翼と大翼の間隙），側頭骨（錐体部＝平衡聴覚器を容れる），破裂孔．

後頭蓋窩：橋，延髄，小脳を容れる．斜台，内耳孔，大孔，頸静脈孔，横洞溝，S状洞溝，舌下神経管．

>>>TITLE

蝶形骨・側頭骨

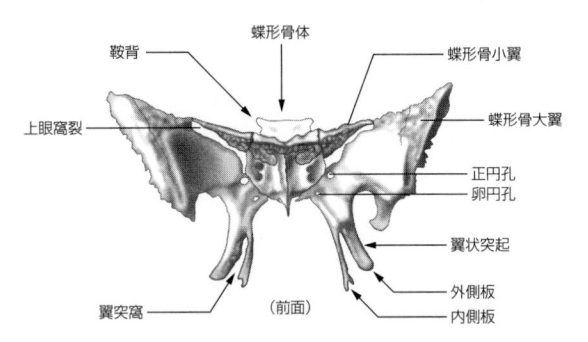

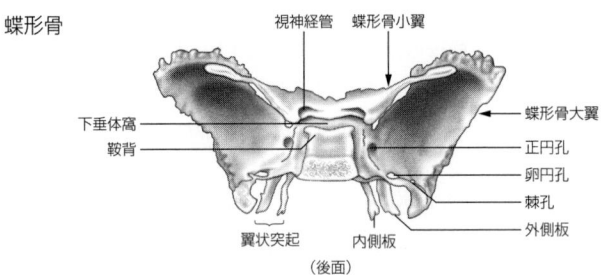

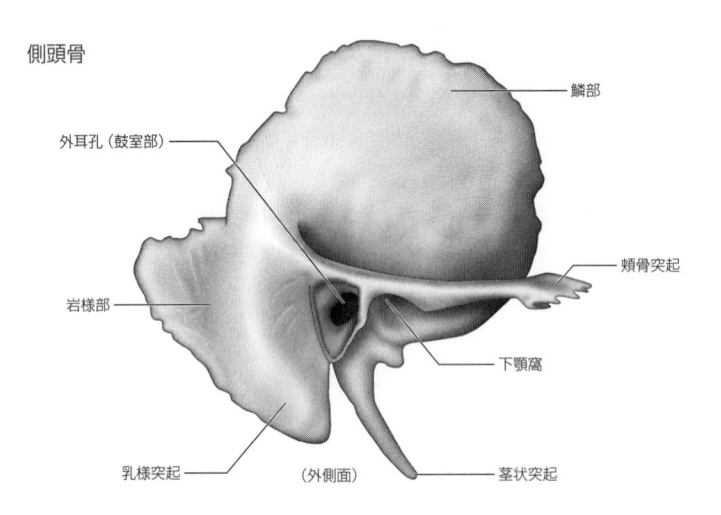

蝶形骨

鞍背 — 蝶形骨体 — 蝶形骨小翼
上眼窩裂 — 蝶形骨大翼
正円孔
卵円孔
翼状突起
外側板
翼突窩 — 内側板
(前面)

視神経管 — 蝶形骨小翼
下垂体窩 — 蝶形骨大翼
鞍背 — 正円孔
卵円孔
棘孔
翼状突起 — 内側板 — 外側板
(後面)

側頭骨

鱗部
外耳孔（鼓室部）
頬骨突起
岩様部
下顎窩
乳様突起 — 茎状突起
(外側面)

60

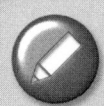

ここが要点
This is the main point.

蝶形骨と側頭骨は，中頭蓋窩を構成する骨である．蝶形骨は頭蓋底の中央部に位置する．側頭骨は側頭部と頭蓋底の一部を構成して平衡聴覚器を内蔵する．また顔面神経の本幹が長い距離この骨内を走行している．

◆**蝶形骨：1個** 蝶形骨は，体，小翼，大翼，翼状突起の4部からなる．
　蝶形骨体：トルコ鞍と蝶形骨洞（蝶形骨洞口→蝶篩陥凹）．
　　①トルコ鞍：下垂体窩（下垂体），鞍背，鞍結節．
　　②頸動脈溝：頸動脈管に続く．内頸動脈が通過．
　蝶形骨小翼：前頭蓋窩の後の狭い領域．視神経管（視神経と眼動脈）．
　　①上眼窩裂：小翼と大翼間（脳神経Ⅲ・Ⅳ・Ⅴ₁・Ⅵと上眼静脈が通過）．
　蝶形骨大翼：大脳面に血管・神経の通過孔がある．
　　①正円孔：三叉神経Ⅴ2（上顎神経）．
　　②卵円孔：三叉神経Ⅴ3（下顎神経）．
　　③棘　孔：中硬膜動脈（←顎動脈の枝）．
　　④破裂孔：大錐体神経（←顔面神経の枝），側頭骨の錐体尖と蝶形骨体との裂隙．
◆**側頭骨：一対（2個）** 側頭骨は，岩様部（錐体乳突部），鼓室部，鱗部の3部からなる．
　岩様部：中頭蓋窩の外側（錐体）と後部（乳突部）を占める．平衡聴覚器を容れる（錐体）．軟骨性骨化．
　　①乳様突起：胸鎖乳突筋，頭板状筋，頭最長筋が付着する．内部は乳突蜂巣．
　　②茎状突起：茎突舌骨筋，茎突咽頭筋，茎突舌筋が付着する．第2鰓弓の遺残．
　　③茎乳突孔：顔面神経が外頭蓋底に現れる孔．
　鼓室部：外耳道を中軸にしてその周辺部．膜性骨化．
　　①外耳道と外耳孔：外耳道の入り口が外耳孔．
　鱗部：側頭骨の外側部．膜性骨化．
　　①頬骨弓：頬骨の側頭突起と共に頬骨弓を形成．
　　②下顎窩：下顎骨の下顎頭と関節し顎関節を作る．
　　　　　　　関節の形状は楕円関節（関節円板があるので可動域を大きくしている）．
　　③鱗部：蝶形骨（蝶鱗縫合），頭頂骨（鱗状縫合），後頭骨（後頭乳突縫合）と線維性連結．

COLUMN ➔ 脊椎分離症

　分離が起こる部分は，上・下の関節突起の間にある，関節突起間部または椎弓根部といわれる椎弓の細い部分であり，第5腰椎に多く発生する．

　スポーツの種類によっては30〜40％の発生率を示すことから，現在では発育期のスポーツ障害として，背屈や捻転が腰椎に繰り返し加わる事による疲労骨折であるといわれている．骨折なので分離初期の亀裂型では，適切な運動禁止やコルセット固定によって，骨癒合が可能である．ただし，骨癒合の確認はX線写真だけでは判断しづらいためにCTを利用したり，また分離部の骨が骨癒合可能かどうかを知るためにはMRIや骨シンチグラフィーが必要である．

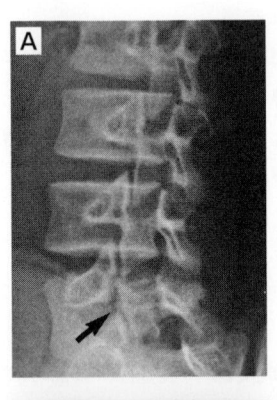

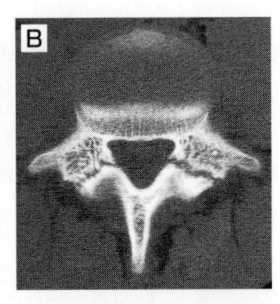

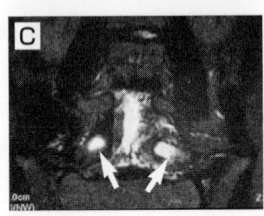

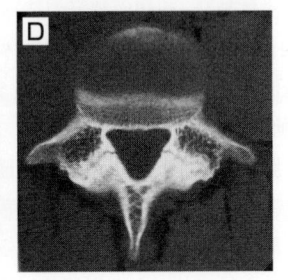

図．脊椎分離症の画像診断
A：単純X線写真斜方向では，いわゆる犬の首輪にあたる部分が疲労骨折している．
B：CTは分離部を鮮明に描出し，亀裂型か偽関節型かがわかる（本例は亀裂型）．
C：MRIでは，分離部が新しいと高輝度（白くみえる）に写る．骨癒合可能な状態と判定する．
D：約4ヶ月間のコルセット着用，運動禁止によって骨癒合がみられる．

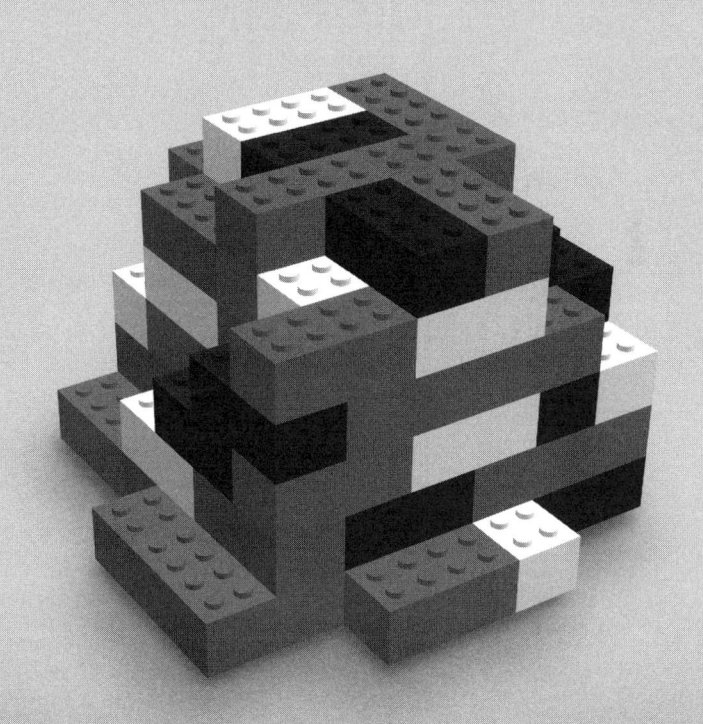

CHAPTER 3

筋

>>>TITLE

筋

中胚葉の分化（4週齢頃）
- （断面図）
- 神経管
- 脊索
- 皮板
- 筋板
- 椎板
- 沿軸中胚葉
- 背側大動脈

6週齢（41～43体節）

筋の形成と脊髄神経の分布
- 脊髄神経後枝
- 脊髄神経節
- 筋板（軸上筋）
- 筋板（軸下筋）
- 脊髄神経前枝
- 椎骨
- 背側大動脈
- 脊索

鰓弓と鰓弓由来の構造物（4週齢）
- 三叉神経 ―― 咀嚼筋
- 三叉神経 ―― 顎二腹筋前腹／顎舌骨筋
- 顔面神経 ―― 顎二腹筋後腹／茎突舌骨筋
- 顔面神経 ―― 表情筋
- 副神経 ―― 胸鎖乳突筋／僧帽筋
- 胸骨舌骨筋／肩甲舌骨筋下腹 ―― 頸神経ワナ（C1～3）
- 後頭下筋 ―― 頸神経（C1～2）

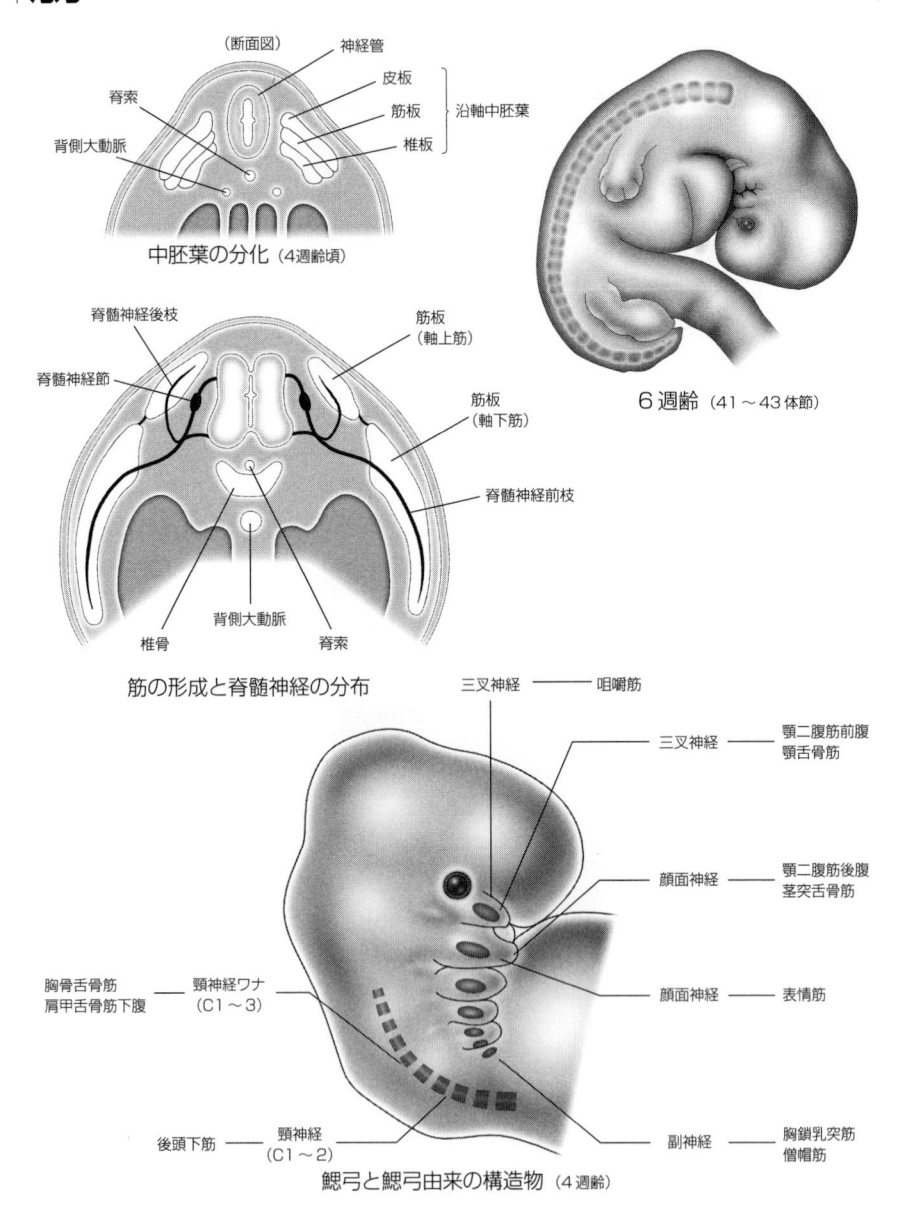

64

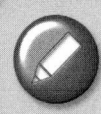

ここが要点
This is the main point.

筋の発生
- 体節由来の筋：体節とは、脊柱を作る椎板、体幹筋と四肢の筋を作る筋板、皮膚になる皮板．
- 鰓弓由来の筋：胸鎖乳突筋、僧帽筋、頭部の表情筋と咀嚼筋、咽喉頭の筋．

◆筋学

　運動器であつかう筋は，**骨格筋**である．一般に骨格筋は骨から起こり，関節を1つ以上越えて別の骨に付着し，関節を可動させる．骨から起こり，結合組織に付着する関節筋や皮筋などもある．

　筋は中胚葉から発生する体節（発生の初期2～7週齢頃に，神経管の両側にある沿軸中胚葉から生じる）に由来する．頭側と尾側で一部の体節は消失する．4週齢頃に体節は腹内側の**椎板**と背外側の**皮板**に分かれ，皮板は真皮と皮下組織になる背外側の部と，筋組織になる腹内側の筋板の部とに分化する．脊髄神経節は体節に誘導され，1つの体節には1つの脊髄神経が分布する．筋板は運動神経と感覚神経の支配を受ける．筋板から筋芽細胞が分化し，分裂増殖する．筋芽細胞は集まり融合して多核の骨格筋細胞となる．

　四肢の筋は，胎生6週齢頃に上肢芽が第4頸～第2胸分節に，下肢芽が第2腰～第2仙分節の領域に現れる．上・下肢帯は上・下肢芽の筋芽細胞と間葉細胞から形成され自由上・下肢は体肢内の間葉細胞のみによってつくられる．

　体幹筋は発生の5週齢頃の筋板に由来し，背側の軸上筋（固有背筋）と腹側の軸下筋（体壁の側壁・前壁の筋と椎前筋）とになる．

　第1～6鰓弓の間葉からは頭頸部の筋が発生する．

第1鰓弓：咀嚼筋群，顎二腹筋の前腹，顎舌骨筋，口蓋帆張筋，鼓膜張筋．

第2鰓弓：アブミ骨筋，茎突舌骨筋，顎二腹筋後腹，表情筋，広頸筋．

第3鰓弓：茎突咽頭筋，上咽頭収縮筋．

第4～6鰓弓：咽喉頭の筋，胸鎖乳突筋，僧帽筋．

>>>TITLE

頭部の筋

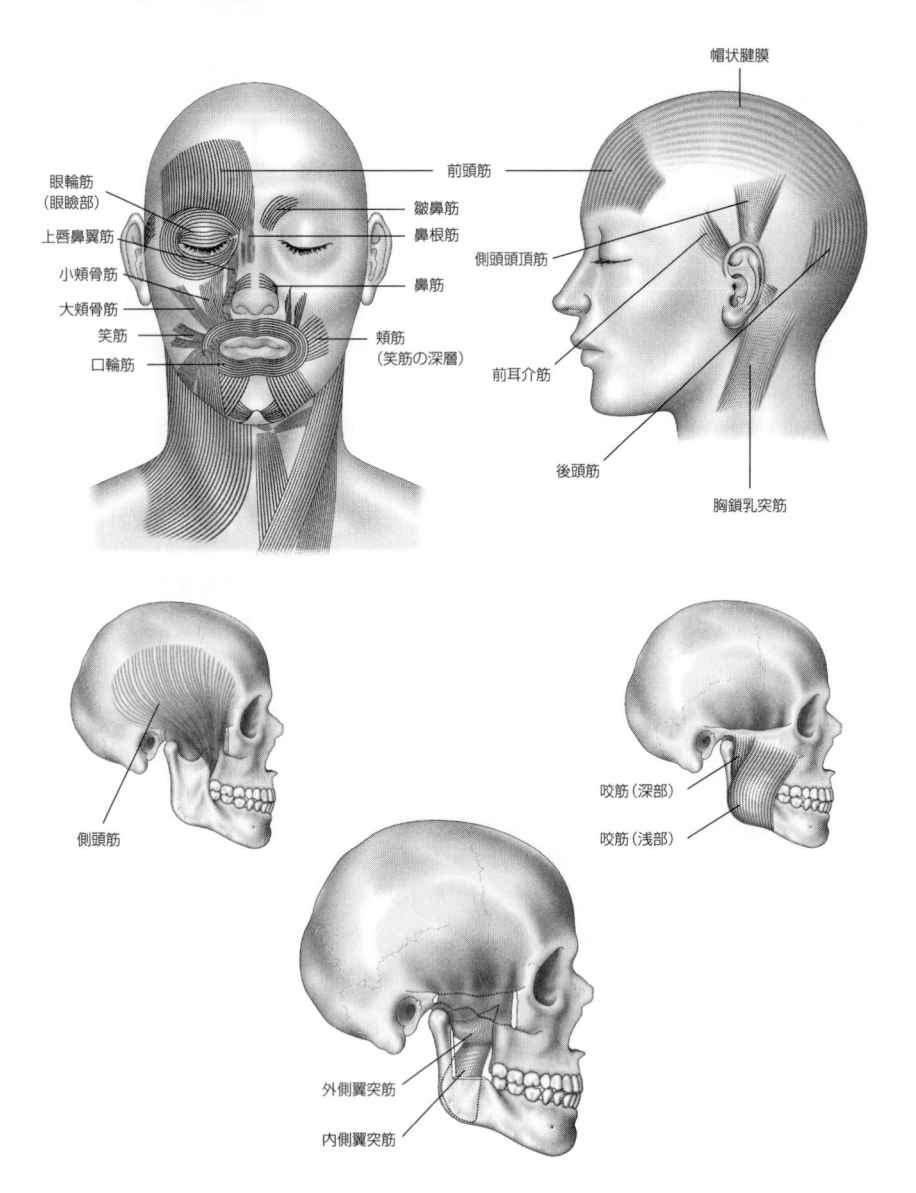

- 眼輪筋（眼瞼部）
- 上唇鼻翼筋
- 小頬骨筋
- 大頬骨筋
- 笑筋
- 口輪筋
- 前頭筋
- 皺鼻筋
- 鼻根筋
- 鼻筋
- 頬筋（笑筋の深層）
- 帽状腱膜
- 側頭頭頂筋
- 前耳介筋
- 後頭筋
- 胸鎖乳突筋
- 側頭筋
- 咬筋（深部）
- 咬筋（浅部）
- 外側翼突筋
- 内側翼突筋

CHAPTER 3 筋

ここが要点
This is the main point.

- 表情筋：第2鰓弓に由来．顔にある開口部（目，口，鼻，外耳孔）の開閉と運動とに関わる筋，顔面神経支配．
- 咀嚼筋：第1鰓弓に由来．三叉神経の第3枝（下顎神経）支配．

◆表情筋
◇前頭筋
　起 帽状腱膜
　停 前頭骨
　神 顔面神経
　作 まゆをあげ，額にしわをつくる

◇鼻　筋
　起 上顎骨前面鼻翼部，上顎犬歯歯槽突起
　停 鼻背，鼻翼外縁，下縁
　神 顔面神経
　作 鼻翼を下方に引く，鼻孔を狭める

◇大・小頬骨筋
　起 頬骨
　停 口角の皮膚
　神 顔面神経
　作 口角の引き上げ

◇笑　筋
　起 広頸筋の顔面部の上，一部は耳下腺筋膜
　停 口角の皮膚
　神 顔面神経
　作 口角を外側方に引く，えくぼをつくる

◇口輪筋
　起 上顎・下顎外側切歯の歯槽隆起，鼻中隔
　停 口のまわりを環状にとりまく
　神 顔面神経
　作 口裂を閉じる．口をとがらせる

◇頬　筋
　起 上顎骨と下顎骨
　停 口輪筋
　神 顔面神経
　作 笛を吹くときなどに働く．咀嚼の補助（頬壁を緊張させ，頬粘膜を咬まないように働く．また，口腔前庭に入った食物を固有口腔に追い出す）．

◇眼輪筋
　起 内側眼瞼靱帯付近から起こり輪状に走る
　停 内側眼瞼靱帯，外側眼瞼靱帯，眼瞼部，眉の皮膚
　神 顔面神経
　作 眼瞼を閉じる（開眼は上眼瞼挙筋）．涙嚢を開ける

◆咀嚼筋
◇側頭筋
　起 側頭骨の側頭鱗，側頭筋膜
　停 下顎骨の筋突起
　神 下顎神経（V_3）
　作 下顎の挙上，後方移動

◇咬　筋
　起 深部：頬骨弓後方部
　　　浅部：頬骨弓前方部
　停 下顎骨下顎角の咬筋粗面
　神 下顎神経（V_3）
　作 下顎の後退と挙上

◇内側翼突筋
　起 蝶形骨の翼突窩
　停 下顎角内面
　神 下顎神経（V_3）
　作 下顎の挙上と下顎を左右に動かす

◇外側翼突筋
　起 側頭下稜，翼状突起外側板
　停 下顎頭，顎関節包
　神 下顎神経（V_3）
　作 下顎頭の前方移動と左右に動かす

記号は次の内容を示す．
起 起始　停 停止　神 神経支配　作 作用

頸部の筋

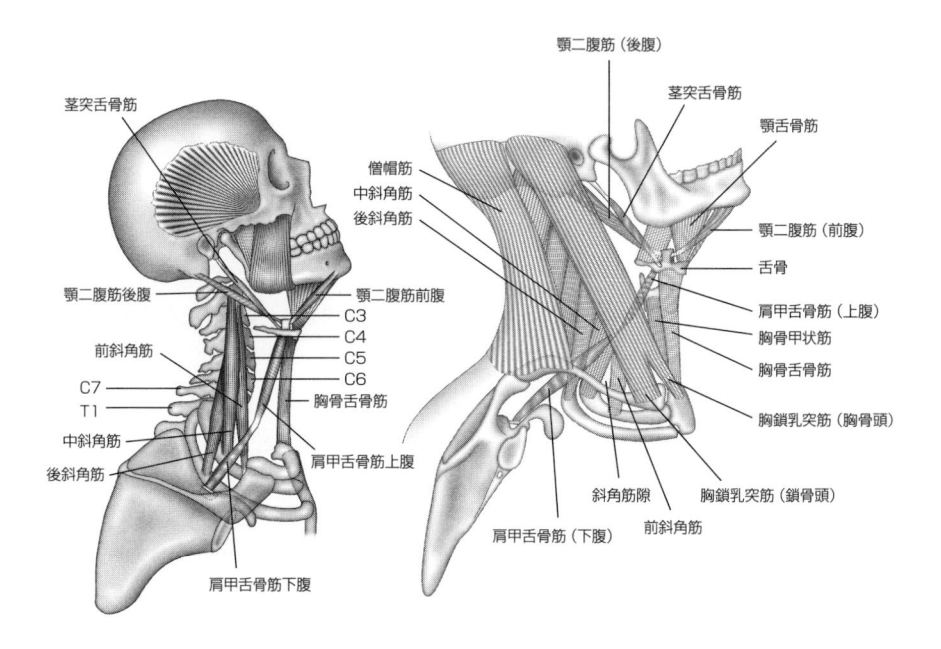

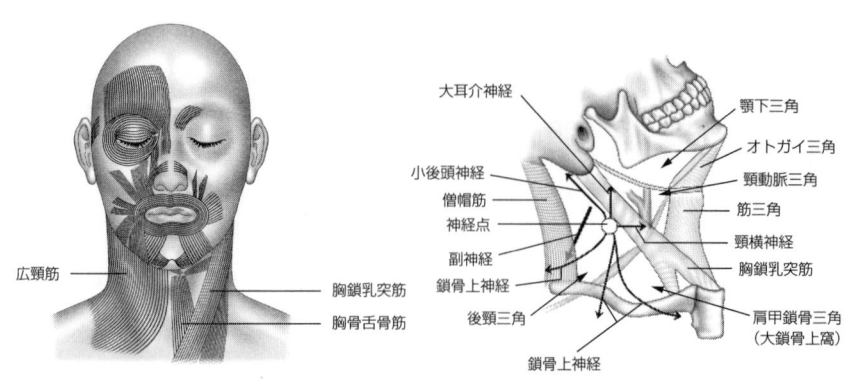

頸部の主要な三角

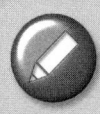

ここが要点
This is the main point.

胸鎖乳突筋：頭を動かす重要な筋である．
舌骨上筋群：咀嚼の補助と嚥下とに関わる．
舌骨下筋群：嚥下に関わる．頸部の三角：体表解剖的に重要な指標になる．

◆**浅頸筋**
◇広頸筋
　起 下顎骨下縁
　停 顔面皮膚，鎖骨部皮膚
　神 顔面神経 Ⅶ
　作 前頸部皮膚の緊張

◆**外側頸筋**
◇胸鎖乳突筋
　起 胸骨上端，鎖骨内側端
　停 側頭骨乳様突起
　神 副神経（運動）と頸神経叢（感覚）
　作 片側が働くと頭部を反対側やや上方へ回転．両側の後方が働くと頭の後屈，両側の前部が働くと頭の前屈

◆**前頸筋**
舌骨上筋群
◇顎二腹筋
　起停 後腹：側頭骨乳様突起→中間腱
　　　前腹：中間腱→下顎骨内面
　神 後腹：顔面神経 Ⅶ
　　 前腹：下顎神経（V₃）
　作 舌骨（挙上）と下顎骨を近づける

◇茎突舌骨筋
　起 側頭骨茎状突起
　停 舌骨大角
　神 顔面神経 Ⅶ
　作 舌骨を後上方に引く

◇顎舌骨筋
　起 下顎骨内面（顎舌骨筋線）
　停 舌骨体の前面と正中の縫線
　神 下顎神経（V₃）
　作 舌骨の挙上，舌骨が固定されると下顎骨の引き下げ

◇オトガイ舌骨筋
　起 下顎骨内面から顎舌骨筋の後方を走行
　停 舌骨体前面
　神 舌下神経 Ⅻ
　作 舌骨を前上方に挙上し舌を持ち上げる

◆**舌骨下筋群**
◇胸骨舌骨筋
　起 胸骨柄，鎖骨（内側端）
　停 舌骨体
　神 頸神経ワナ（C1～4）
　作 舌骨を下方に引く

◇肩甲舌骨筋
　起停 上腹：中間腱→舌骨体
　　　下腹：肩甲切痕→中間腱
　神 頸神経ワナ（C1～4）
　作 舌骨を後下方に引く，内頸静脈を圧迫する（血流の調節）

◇胸骨甲状筋
　起 胸骨柄の後面，第1肋軟骨
　停 甲状軟骨斜線
　神 頸神経ワナ（C1～4）
　作 甲状軟骨を下方に引く

◇甲状舌骨筋
　起 甲状軟骨斜線
　停 舌骨体
　神 頸神経ワナ（C1～4）
　作 舌骨の引き下げ，甲状軟骨の引き上げ

頸部の主要な三角にあるもの
1. 顎下三角：顎下腺，顔面動脈
2. 頸動脈三角：総頸動脈，内・外頸動脈，迷走神経，舌下神経
3. 肩甲鎖骨三角（大鎖骨上窩）：鎖骨下動脈，腕神経叢
4. 後頸三角：腕神経叢，副神経，神経点

>>>TITLE
斜角筋群・椎前筋群

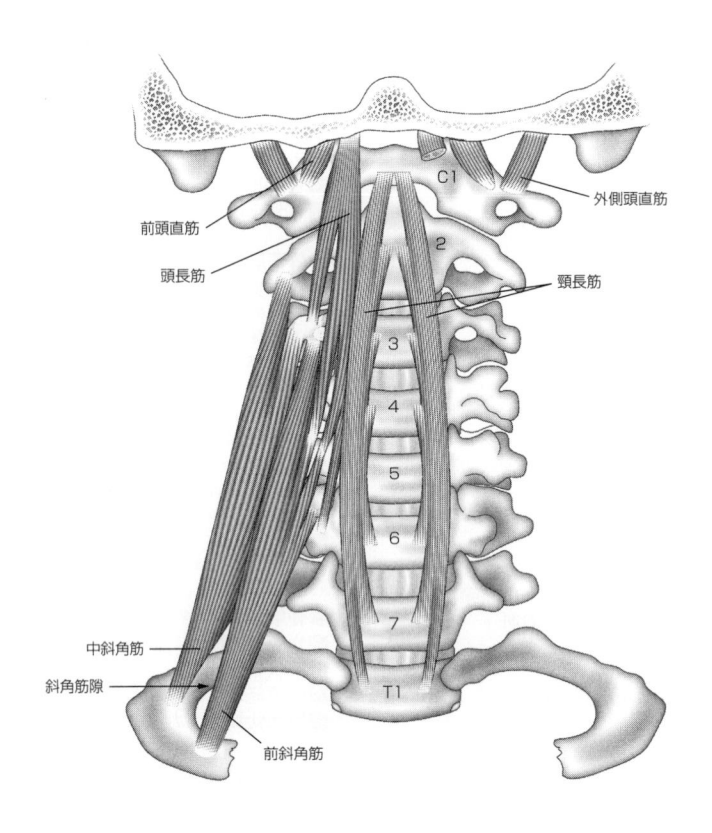

- 前頭直筋
- 頭長筋
- 外側頭直筋
- 頸長筋
- 中斜角筋
- 斜角筋隙
- 前斜角筋

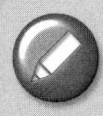

ここが要点
This is the main point.

椎前筋群：頸神経前枝の支配で，頭と頸椎とを前方と側方に曲げる．
斜角筋群：頸椎の運動と呼吸筋としても作用する．
斜角筋隙：前斜角筋と中斜角筋との間隙で，ここを鎖骨下動脈と腕神経叢の根部とが通過する．

◆斜角筋群
◇前斜角筋
　起 C3～6横突起前結節
　停 第1肋骨上面（斜角筋結節）
　神 頸神経（C4～7）
　作 第1肋骨の挙上（吸息），頸の側屈

◇中斜角筋
　起 C2～7横突起後結節
　停 第1肋骨上面
　神 頸神経（C2～8）
　作 第1肋骨の挙上（吸息），頸の側屈

◇後斜角筋
　起 C4～7横突起後結節
　停 第2肋骨外側面
　神 腕神経叢（C5～8）
　作 第2肋骨の挙上（吸息），頸の側屈

◆椎前筋群
◇頸長筋
　起 垂直部：C5～T3椎体
　　上斜部：C3～5横突起
　　下斜部：T1～3椎体
　停 垂直部：C2～4椎体
　　上斜部：環椎（C1）の前結節
　　下斜部：C6,7横突起
　神 頸神経叢，腕神経叢（C3～8）
　作 頸の前屈，側屈

◇頭長筋
　起 C3～6横突起
　停 後頭骨底部下面
　神 頸神経叢（C1～4）
　作 頭の前屈

◇前頭直筋
　起 環椎（C1）の外側塊と横突起
　停 頭長筋のすぐ後ろで後頭骨の底部（大後頭孔の前）
　神 頸神経叢（C1）
　作 頭の前屈，側屈

◇外側頭直筋
　起 環椎（C1）の横突起前結節
　停 後頭骨の頸静脈孔の外後側部，後頭顆の外側部
　神 頸神経（C1,2）
　作 頭の側屈，頭の起立

>>>TITLE

胸部の筋

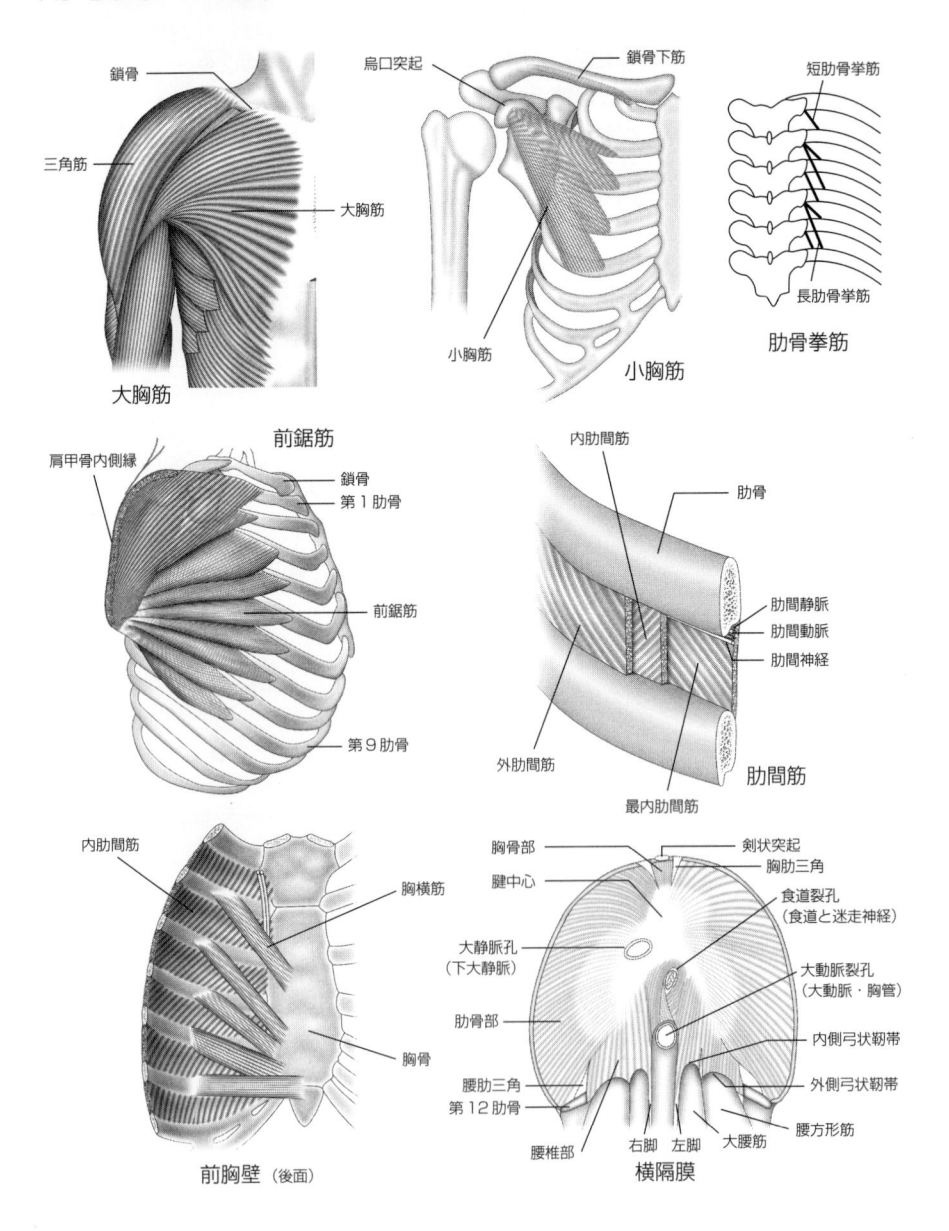

ここが要点
This is the main point.

胸部の筋は体幹の腹側にあるので胸神経前枝（肋間神経）支配である．
- 浅胸筋：腕神経叢支配．
- 深胸筋：肋骨挙筋のみ胸神経後枝でそれ以外は肋間神経支配．
- 横隔膜：頸神経叢支配．

◆ 浅胸筋
◇ 大胸筋
起 鎖骨部：鎖骨内側1/2～1/3
　　胸肋部：胸骨，上位肋骨
　　腹　部：腹直筋鞘
停 大結節稜
神 内・外側胸筋神経（C5～T1）
作 上腕の内転，内旋，呼吸の補助

◇ 小胸筋
起 第2～5肋骨
停 肩甲骨の烏口突起
神 内側胸筋神経（C7, 8）
作 肩の位置を下げる，第2～5肋骨を引き上げる．呼吸の補助

◇ 鎖骨下筋
起 第1肋軟骨
停 鎖骨下面
神 鎖骨下筋神経（C5）
作 鎖骨を前下方へ引く，胸鎖関節の保護

◇ 前鋸筋
起 第1～9肋骨
停 肩甲骨内側縁と上・下角
神 長胸神経（C5～7）
作 肩甲骨を前外側方へ引く，肩甲骨の固定と回転，呼吸の補助

◆ 深胸筋
◇ 外肋間筋
起 上位肋骨下縁→前下方へ斜走
停 下位肋骨の上縁
神 肋間神経
作 肋骨の挙上（吸気）

◇ 内肋間筋
起 上位肋骨の下縁（肋骨溝の上縁）→後下方に斜走
停 下位肋骨の上縁
神 肋間神経
作 肋骨の引き下げ（呼気）

◇ 肋骨挙筋
起 C7とT1～12横突起→外側下方へ斜走
停 1, 2位下方の肋骨上縁の肋骨結節と肋骨角との間
神 胸神経後枝外側枝
作 肋骨の挙上（吸気）

◇ 肋下筋
起停 内肋間筋の後方にあり，内肋間筋に連続し，1, 2肋骨を越えて停止，一部ないし上部が欠如することがある
神 肋間神経
作 肋骨の引き下げ（呼気）

◇ 胸横筋
起 前胸壁内面の胸骨下方，剣状突起
停 肋軟骨（第6肋軟骨より上位）
神 肋間神経
作 肋骨の引き下げ（呼気）

◆ 横隔膜
起 腰椎部：L1～4椎体前面
　　肋骨部：第7～12肋軟骨，第12肋骨尖端
　　胸骨部：剣状突起後面
停 腱中心
神 横隔神経（C3～5）
作 収縮すると胸腔が広がり吸気の働き

>>>TITLE

腹部の筋

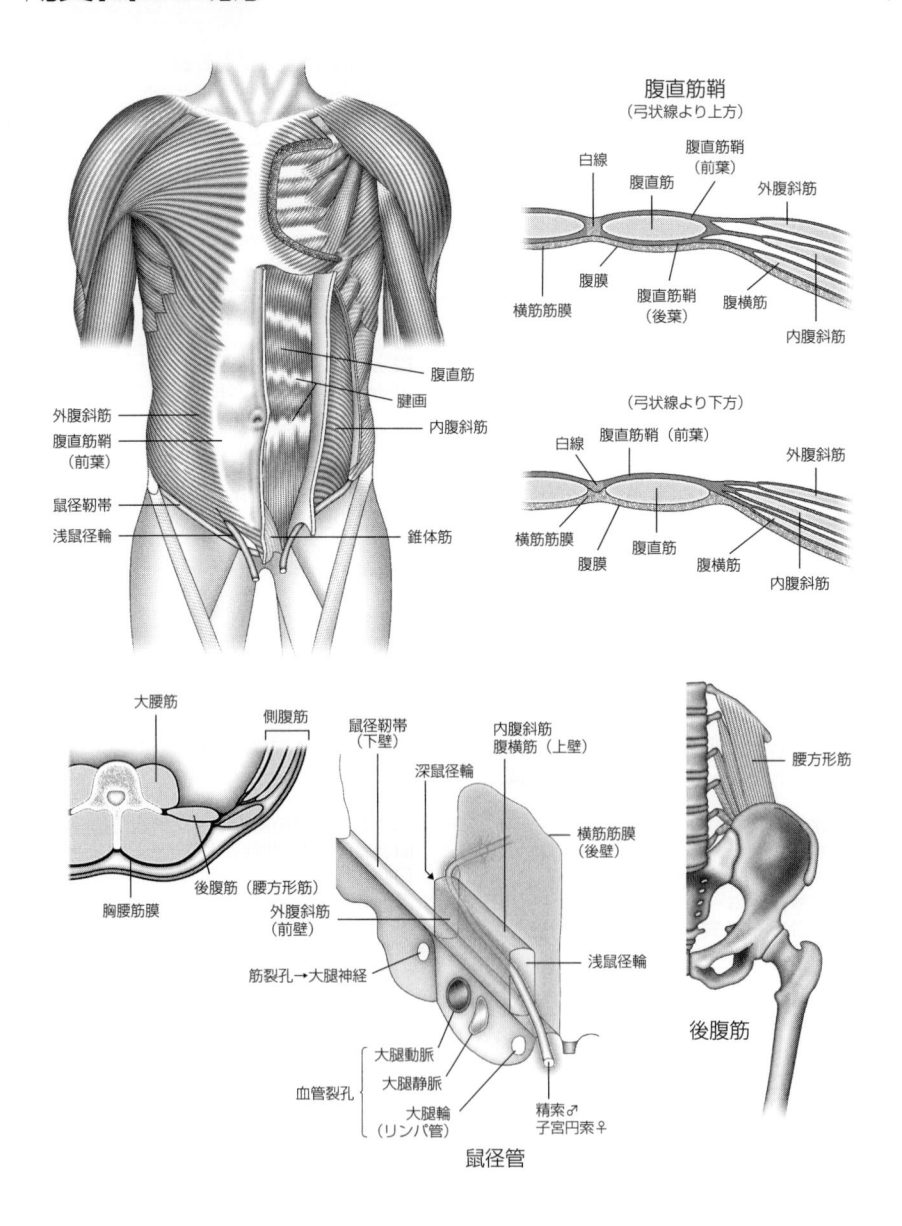

CHAPTER 3　筋

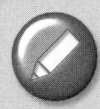

ここが要点
This is the main point.

- 前腹筋，側腹筋，後腹筋で構成され，胸神経前枝（肋間神経T5以下の高さ）と上位の腰神経前枝とに支配される．
- 鼠径管と鼠径靭帯は，上前腸骨棘と恥骨結節とを結ぶ線上に形成される．
- 腹直筋鞘は側腹筋の腱で形成され，鞘内に前腹筋がある．

◆前腹筋
◇腹直筋
　起 第5〜7肋軟骨，胸骨下端
　停 恥骨結合から恥骨結節にかけて
　神 肋間（下）神経（T5〜12），腸骨下腹神経
　作 体幹の前屈，呼吸の補助，腹圧の上昇

◇錐体筋
　起 恥骨
　停 白線
　神 肋下神経，腸骨下腹神経（L1）
　作 腹直筋の補助

◆側腹筋
◇外腹斜筋
　起 第5〜12肋骨，前下方に斜走
　停 腸骨稜，鼠径靭帯，腹直筋鞘前葉
　神 肋間（下）神経（T5〜12），腸骨下腹神経（L1）
　作 胸郭の引き下げ，脊柱の前側屈，腹圧の上昇

◇内腹斜筋
　起 腸骨稜，胸腰筋膜（浅葉），鼠径靭帯外側部
　停 下位肋骨，腹直筋鞘前・後葉
　神 肋間（下）神経（T5〜12），腸骨下腹神経，腸骨鼠径神経（T12〜L2）
　作 胸郭の引き下げ，脊柱の前側屈，腹圧の上昇

　　（精巣挙筋は内腹斜筋の分束）

◇腹横筋
　起 下位軟骨，腸骨稜，胸腰筋膜（深葉），鼠径靭帯外側部
　停 腹直筋鞘後葉，下部で前葉

　神 肋間（下）神経（T7〜12），腸骨下腹神経，腸骨鼠径神経，陰部大腿神経（L1, 2）
　作 下位6肋骨を下に引く，腹圧の上昇

◆後腹筋
◇腰方形筋
　起 腸骨稜
　停 第12肋骨，腰椎の肋骨突起
　神 腰神経叢（T12〜L3）
　作 腰椎の側屈

腹直筋鞘
3つの側腹筋の腱膜が前腹部で腹直筋を包み，鞘状（前葉と後葉）になったもの．この鞘は正中で合して白線となっている．
後葉は臍より下約4〜5cmで弓状線で終わり，これ以下はすべて前葉となる．

鼠径靭帯
鼠径靭帯は上前腸骨棘と恥骨結節との間に張る外腹斜筋の停止腱が肥厚したものである．腹と下肢との境となり鼠径管をのせる．

鼠径管
鼠径靭帯上の中央部から内側にかけて側腹筋がつくる4〜6cmの間隙
　深鼠径輪：腹腔側の入口
　浅鼠径輪：外腹斜筋側の出口
通過するもの
　♂：精索（精管，精巣挙筋，精巣動・静脈，神経リンパ管）
　♀：子宮円索
　♂と♀に共通に通過するもの
　　：腸骨鼠径神経，陰部大腿神経陰部枝

背部の筋（浅背筋・深背筋・後頭下筋群）

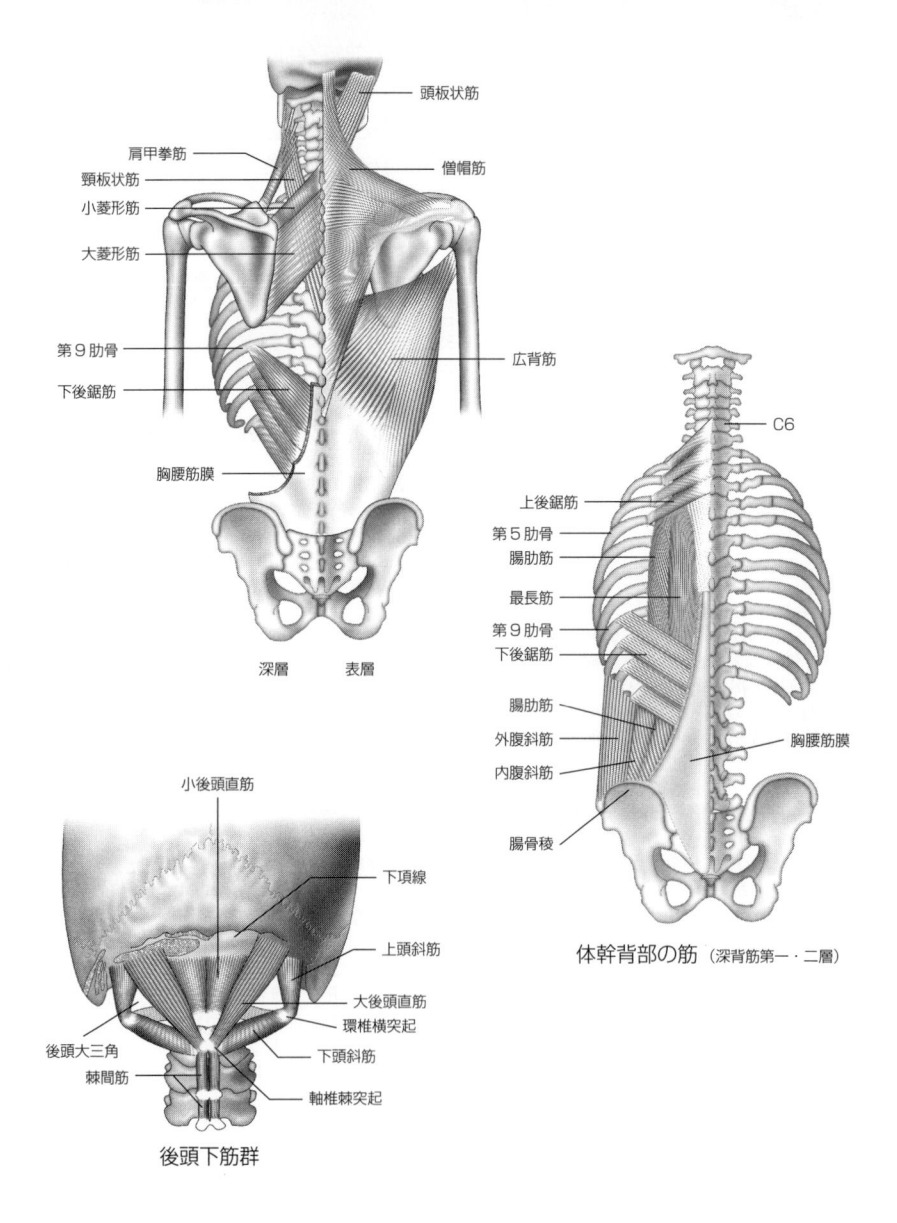

- 頭板状筋
- 肩甲挙筋
- 頸板状筋
- 小菱形筋
- 大菱形筋
- 僧帽筋
- 第9肋骨
- 下後鋸筋
- 広背筋
- 胸腰筋膜

深層　表層

- 上後鋸筋
- 第5肋骨
- 腸肋筋
- 最長筋
- 第9肋骨
- 下後鋸筋
- 腸肋筋
- 外腹斜筋
- 内腹斜筋
- 腸骨稜
- C6
- 胸腰筋膜

体幹背部の筋（深層筋第一・二層）

- 小後頭直筋
- 下項線
- 上頭斜筋
- 大後頭直筋
- 環椎横突起
- 下頭斜筋
- 後頭大三角
- 棘間筋
- 軸椎棘突起

後頭下筋群

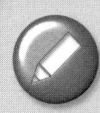

ここが要点
This is the main point.

- 浅背筋：僧帽筋（副神経支配），広背筋，大・小菱形筋，肩甲挙筋（腕神経叢支配）．上肢の運動に関わる．
- 深背筋（第一層）：上・下後鋸筋（肋間神経支配），呼吸に関わる．
- 深背筋（第二層）：固有背筋（脊髄神経後枝），脊柱の運動に関わる．

◆浅背筋
◇僧帽筋
  起 後頭骨，項靭帯，全胸椎棘突起
  停 肩甲棘，肩峰，鎖骨外側半
  神 副神経，頸神経（C2～4）
  作 全体では肩を後方へ引き，上部は肩甲骨の挙上，下部は肩甲骨を下へ引く

◇広背筋
  起 胸椎棘突起（第7胸椎より下位），腰椎の棘突起，寛骨の腸骨稜，仙骨，胸腰筋膜
  停 上腕骨の小結節稜
  神 胸背神経（C6～8）
  作 上腕を後内方へ引く．上腕の内転と内旋

◇肩甲挙筋
  起 頸椎（C1～4）横突起
  停 肩甲骨の上角
  神 肩甲背神経（C5～6），頸神経叢の枝
  作 肩甲骨を内上方へ引き上げる

◇大菱形筋
  起 胸椎（T1～4）棘突起
  停 肩甲骨内側縁下方（大部分）
  神 肩甲背神経（C5，6）
  作 肩甲骨を内側上方へ引く

◇小菱形筋
  起 頸椎（C6，7）棘突起
  停 肩甲骨内側縁上方（一部）
  神 肩甲背神経（C5，6）
  作 肩甲骨を内側上方へ引く

◆深背筋（第一層）
◇上後鋸筋
  起 頸椎と胸椎（C6～T2）棘突起
  停 第2～5肋骨の肋骨角
  神 肋間神経（T1～4）
  作 肋骨の引き上げ（吸息）

◇下後鋸筋
  起 胸椎と腰椎（T10～L2）棘突起，胸腰筋膜
  停 第9～12肋骨，外側部
  神 9～11肋間神経，肋下神経
  作 肋骨の引き下げ（呼息）

◆深背筋（第二層）
◇頭板状筋，頸板状筋
  起 頭板状筋→項靭帯と棘突起（C3～T3），頸板状筋→棘突起（T3～6）
  停 頭板状筋→後頭骨の上項線，側頭骨の乳様突起
    頸板状筋→上位（C1～3）の横突起後結節
  神 頸神経（C1～7）
  作 頭板状筋→片側が作用すると頭を同側にまわす．同側が作用すると頭を背屈．
    頸板状筋→片側が作用すると頸椎を同側にまわす．同側が作用すると頭を背屈．

◆後頭下筋群
◇小後頭直筋：環椎後結節→後頭骨
◇大後頭直筋：軸椎棘突起→後頭骨
◇上頭斜筋：環椎横突起→後頭骨
  神 C1後枝支配
◇下頭斜筋：軸椎棘突起→環椎横突起
  神 C1，2後枝支配
  作 片側のみが働くと頭を側屈，回旋，両側が働くと頭の運動に関与する

◆後頭下三角
  大後頭直筋，上頭斜筋，下頭斜筋で囲まれる三角．三角内を椎骨動脈が通る．

>>>TITLE

背部の筋（脊柱起立筋）

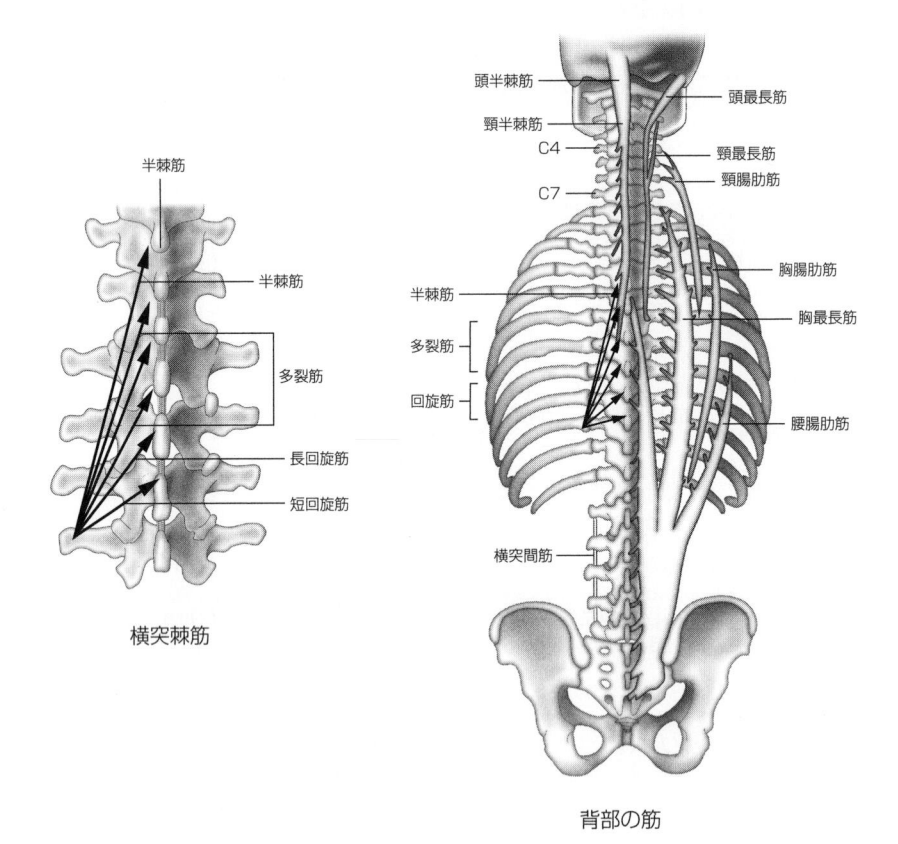

横突棘筋

背部の筋

ここが要点
This is the main point.

深背筋第二層（固有背筋）
- 脊柱起立筋：仙棘筋（腸肋筋，最長筋），棘筋．
- 横突棘筋：（長・短）回旋筋，多裂筋，半棘筋．
- 棘間筋：頸棘間筋，腰棘間筋．
- 横突間筋：頸横突間筋，腰横突間筋．

◆**脊柱起立筋**
◇**腸肋筋〈仙棘筋〉**
起 腰腸肋筋：腸骨稜，仙骨と下位腰椎の棘突起，胸腰筋膜の内面
　　胸腸肋筋：第12〜7肋骨角上縁
　　頸腸肋筋：第7〜3肋骨上縁
停 腰腸肋筋：第12肋骨下縁，第11〜4肋骨角
　　胸腸肋筋：第7〜1肋骨肋骨角
　　頸腸肋筋：第7〜3頸椎横突起
神 脊髄神経（C8〜L1）後枝
作 脊柱の後屈，側屈

◇**最長筋〈仙棘筋〉**
起 頭最長筋：C3〜T3の横突起と関節突起
　　頸最長筋：胸椎（T1〜4）横突起
　　胸最長筋：T1〜6横突起．腸骨稜，仙骨と下位腰椎の棘突起，胸腰筋膜の内面，第12〜7腰椎上縁．副起始は上位腰椎棘突起，下位腰椎の棘突起と横突起
停 頭最長筋：乳様突起
　　頸最長筋：C2〜5（6）横突起
　　胸最長筋：内側は上位腰椎の肋骨突起，副突起と全胸椎の横突起，第2〜12肋骨の肋骨角
神 脊髄神経（C1〜L5）後枝
作 頭最長筋：頭の後屈，側屈
　　頸最長筋：頸の後屈，側屈
　　胸最長筋：脊柱の背屈，側屈

◇**棘筋**
起 頭棘筋：C4〜T6棘突起（頭半棘筋の筋線維）
　　頸棘筋：C6〜T2棘突起
　　胸棘筋：T11〜L2棘突起

停 頭棘筋：頸半棘筋の内側縁に合わす
　　頸棘筋：C2〜4棘突起
　　胸棘筋：T2〜9，少なくとも1椎骨を飛び越える
神 脊髄神経（C2〜T12）後枝
作 仙棘筋の補助，脊柱の伸展（背屈）

◆**横突棘筋**
起 横突起
　　頭半棘筋：第4〜7頸椎と上部胸椎横突起
　　頸半棘筋：第1〜6胸椎横突起
　　胸半棘筋：第8〜12胸椎横突起
停 棘突起
　　半棘筋は6個上位の椎骨
　　頭半棘筋：上・下項線の間
　　頸半棘筋：第2〜6頸椎棘突起
　　胸半棘筋：第6，7頸椎〜上部胸椎棘突起
　　多裂筋は3〜5個上位の椎骨
　　回旋筋は1〜2個上位の椎骨
神 脊髄神経（任意の棘突起に停止する筋は，その棘突起の高さの脊髄神経に支配される）後枝
作 頭，脊柱の背屈，側屈

◆**棘間筋**
連続する棘突起間を結ぶ．頸部と腰部の上下の棘突起間．
神 脊髄神経後枝
作 脊柱の背屈

◆**横突間筋**
連続する横突起間を結ぶ．主として頸部と腰部．
神 脊髄神経後枝，ときに前枝も加わる
作 脊柱の側屈

上肢の筋

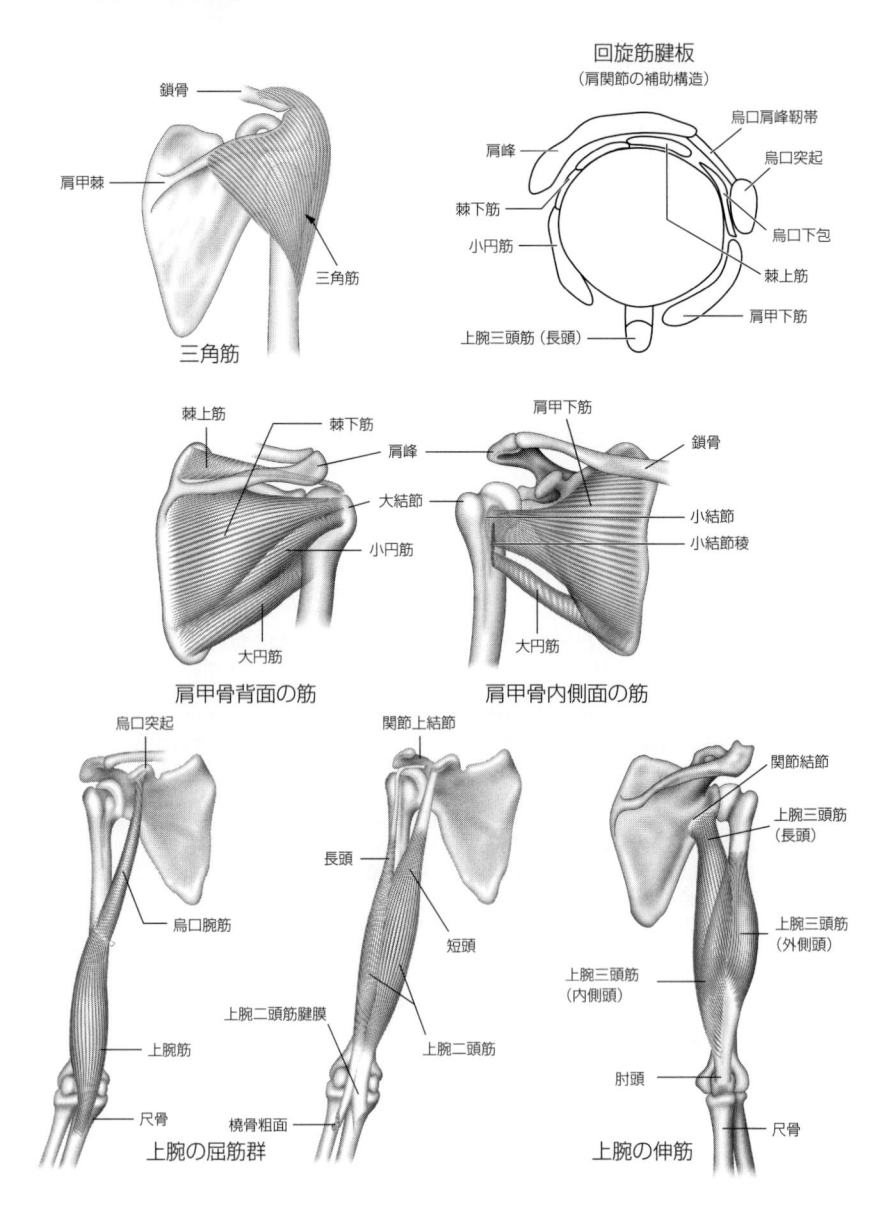

三角筋
- 鎖骨
- 肩甲棘
- 三角筋

回旋筋腱板（肩関節の補助構造）
- 烏口肩峰靭帯
- 烏口突起
- 棘下筋
- 烏口下包
- 小円筋
- 棘上筋
- 肩甲下筋
- 上腕三頭筋（長頭）

肩甲骨背面の筋
- 棘上筋
- 棘下筋
- 肩峰
- 大結節
- 小円筋
- 大円筋

肩甲骨内側面の筋
- 肩甲下筋
- 鎖骨
- 小結節
- 小結節稜
- 大円筋

上腕の屈筋群
- 烏口突起
- 烏口腕筋
- 上腕筋
- 尺骨
- 関節上結節
- 長頭
- 短頭
- 上腕二頭筋腱膜
- 上腕二頭筋
- 橈骨粗面

上腕の伸筋
- 関節結節
- 上腕三頭筋（長頭）
- 上腕三頭筋（外側頭）
- 上腕三頭筋（内側頭）
- 肘頭
- 尺骨

CHAPTER 3 　筋

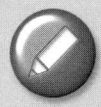

ここが要点
This is the main point.

上肢の筋：体幹の腹側上部の第4頸分節から第2胸分節の高さの間葉に由来し，C5～T1の脊髄神経前枝（腕神経叢）に支配される．
筋の位置で上肢帯（肩）の筋，上腕の筋，前腕の筋，手の筋に分類．

◆上肢帯（肩）の筋
◇三角筋
　起 鎖骨，肩甲棘，肩峰
　停 上腕骨（三角筋粗面）
　神 腋窩神経（C5, 6）
　作 上腕の外転，前方挙上（屈曲），後方挙上（伸展）

◇肩甲下筋
　起 肩甲下窩（肩甲骨肋骨面）
　停 上腕骨小結節
　神 肩甲下神経（C5, 6）
　作 上腕を内方へ引く，内旋

◇棘上筋
　起 棘上窩
　停 上腕骨大結節
　神 肩甲上神経（C5）
　作 三角筋を補助し上腕の外転

◇棘下筋
　起 棘下窩
　停 上腕骨大結節
　神 肩甲上神経（C5, 6）
　作 上腕の外旋

◇小円筋
　起 肩甲骨外側
　停 上腕骨大結節
　神 腋窩神経（C5）
　作 上腕の外旋と内転

◇大円筋
　起 肩甲骨下角後面
　停 小結節稜
　神 肩甲下神経（C5～7）
　作 上腕を内側後方に引く（内旋，内転）

◆上腕の筋
◇烏口腕筋
　起 烏口突起
　停 小結節稜の下部で上腕骨体内側
　神 筋皮神経（C6, 7）
　作 上腕の屈曲

◇上腕二頭筋
　起 長頭：関節上結節（肩甲骨の）
　　短頭：烏口突起（肩甲骨の）
　停 橈骨粗面，前腕筋膜
　神 筋皮神経（C6, 7）
　作 前腕の屈曲，回外

◇上腕筋
　起 上腕骨体の前面
　停 尺骨粗面
　神 筋皮神経（C5, 6）
　作 前腕の屈曲

◇上腕三頭筋
　起 長　頭：関節下結節（肩甲骨の）
　　内側頭：上腕骨体後面
　　外側頭：上腕骨体外側面
　停 肘頭
　神 橈骨神経（C6～8）
　作 前腕の伸展

◇肘　筋
　起 上腕骨の外側上顆
　停 肘頭の外側と尺骨上後面
　神 橈骨神経（C7, 8）
　作 肘関節の伸展

回旋筋腱板 rotator cuff
肩関節の可動域を保ち，また支持する筋性構造である．肩関節周囲の棘上筋，棘下筋，小円筋，肩甲下筋で構成される．

>>>TITLE

前腕の筋(伸筋)

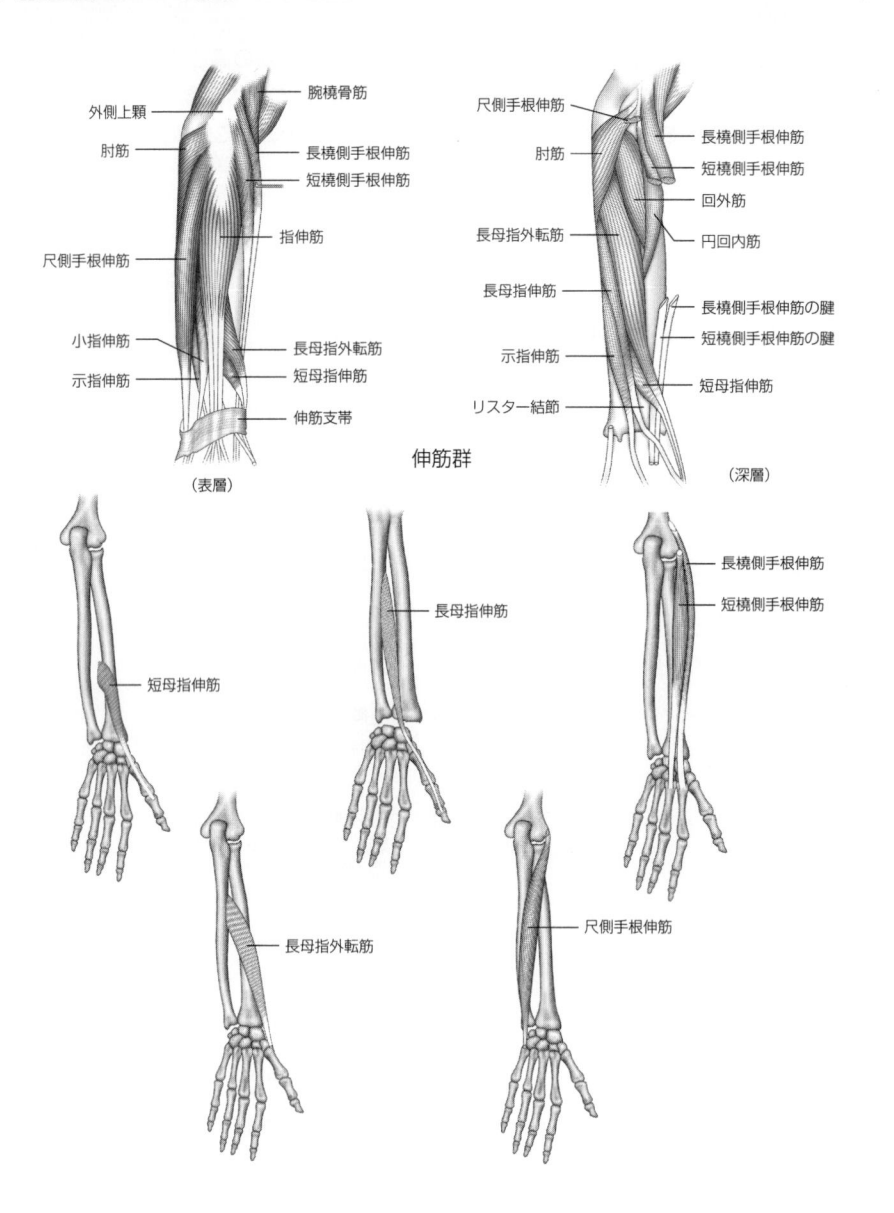

外側上顆
腕橈骨筋
肘筋
長橈側手根伸筋
短橈側手根伸筋
指伸筋
尺側手根伸筋
小指伸筋
示指伸筋
長母指外転筋
短母指伸筋
伸筋支帯

(表層)

尺側手根伸筋
長橈側手根伸筋
肘筋
短橈側手根伸筋
回外筋
長母指外転筋
円回内筋
長母指伸筋
長橈側手根伸筋の腱
短橈側手根伸筋の腱
示指伸筋
短母指伸筋
リスター結節

(深層)

伸筋群

短母指伸筋

長母指伸筋

長橈側手根伸筋
短橈側手根伸筋

長母指外転筋

尺側手根伸筋

CHAPTER 3 筋

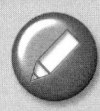

✏️ ここが要点
This is the main point.

前腕の伸筋群：全部で11個．すべて橈骨神経支配である．
外側上顆から起こる伸筋は6個（※）．肘窩の外側縁隆起（縁）をつくる．腕橈骨筋は伸筋に属するが，作用は肘関節の屈曲である．したがって，筋皮神経が麻痺しても肘関節は屈曲できる．

◆伸筋群

◇腕橈骨筋（屈筋群の図参照）
 起 上腕骨外側縁（下方部）
 停 橈骨下端の茎状突起
 神 橈骨神経（C5, 6）
 作 前腕の屈曲

◇長橈側手根伸筋（※）
 起 上腕骨外側縁（下方部），外側上顆
 停 第2中手骨底（背側面）
 神 橈骨神経（C6, 7）
 作 手関節の伸展（背屈），外転（橈屈）

◇短橈側手根伸筋（※）
 起 上腕骨外側上顆
 停 第3中手骨底（背側面）
 神 橈骨神経（C6, 7）
 作 手関節の伸展（背屈），外転（橈屈）

◇指伸筋（※）
 起 外側上顆，肘関節包
 停 第2～5指の指背腱膜，末節骨底
 神 橈骨神経（C6～8）
 作 第2～5指の伸展，手関節の伸展（背屈）

◇小指伸筋（※）
 起 [総] 指伸筋の分束として起こる
 停 第5指の指背腱膜
 神 橈骨神経（C6～8）
 作 第5指の伸展

◇尺側手根伸筋（※）
 起 上腕骨外側上顆，尺骨後縁
 停 第5中手骨底
 神 橈骨神経（C7, 8）
 作 手根の伸展，尺側背屈

◇回外筋（※）
 起 外側上顆，回外筋稜（尺骨の）
 停 橈骨（上方外側面）
 神 橈骨神経（C5～7）
 作 前腕の回外

◇長母指外転筋
 起 尺骨と橈骨の後面，前腕骨間膜
 停 第1中手骨底の橈骨側
 神 橈骨神経（C6～8）
 作 母指の外転，手の外転（橈屈）

◇短母指伸筋
 起 橈骨後面，前腕骨間膜
 停 母指基節骨底の背側面
 神 橈骨神経（C6～8）
 作 母指基節の伸展，母指の外転

◇長母指伸筋
 起 尺骨後面，前腕骨間膜
 停 母指末節骨底の背側面
 神 橈骨神経（C6～8）
 作 母指の伸展と内転

◇示指伸筋
 起 尺骨体下部背面，前腕骨間膜
 停 第2指の背側腱膜
 神 橈骨神経（C6～8）
 作 示指の伸展

83

前腕の筋（屈筋）

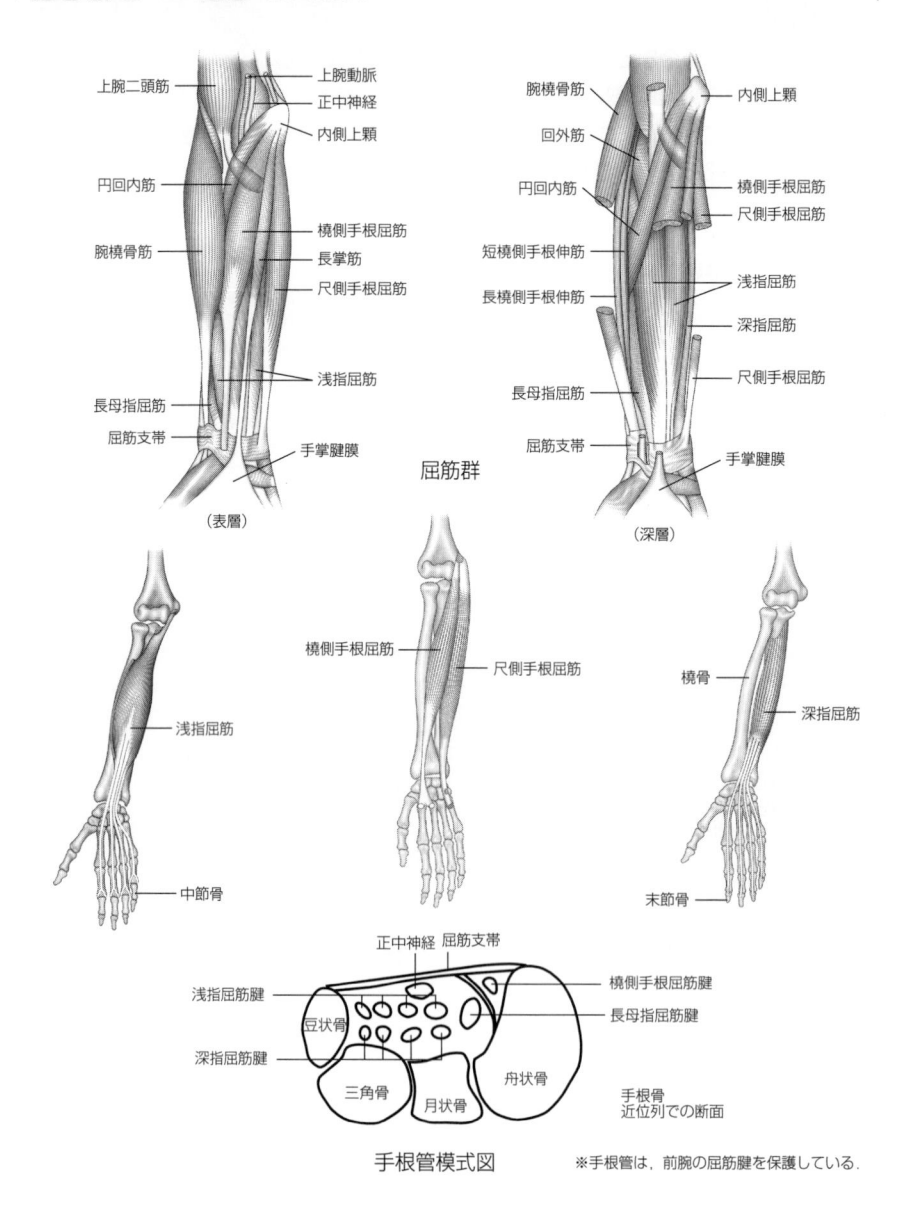

屈筋群

（表層）

（深層）

手根管模式図

※手根管は，前腕の屈筋腱を保護している．

ここが要点
This is the main point.

前腕の筋：全部で19個．
　屈筋群（全部で8個）：内側上顆から起こる筋（※）．肘窩の内側隆起をつくる．
　尺側手根屈筋のみ尺骨神経支配．
　深指屈筋：正中神経と尺骨神経の二重支配．それ以外は正中神経支配．

◆屈筋群
◇円回内筋（※）
　起 上腕頭：内側上顆
　　　尺骨頭：尺骨鉤状突起
　停 橈骨外側面中部
　神 正中神経（C6, 7）
　作 前腕の回内，肘関節の屈曲

◇橈側手根屈筋（※）
　起 内側上顆
　停 掌側の第2, 3中手骨底
　神 正中神経（C6, 7）
　作 手関節の屈曲と外転（橈屈）

◇長掌筋（※）
　起 内側上顆
　停 手掌腱膜
　神 正中神経（C7～T1）
　作 手関節の屈曲，手掌皮膚の緊張

◇浅指屈筋（※）
　起 上腕尺骨頭：内側上顆，尺骨（上方）
　　　橈骨頭：橈骨（上方）
　停 第2～5指中節骨底（掌面）
　神 正中神経（C7～T1）
　作 第2～5指中節の屈曲

◇尺側手根屈筋（※）
　起 内側上顆，一部肘頭
　停 手根骨（豆状骨，有鉤骨）
　神 尺骨神経（C8, T1）
　作 手関節の屈曲，内転（尺屈）

◇深指屈筋
　起 尺骨体前上面，前腕骨間膜
　停 第2～5指末節骨底
　神 橈側半：正中神経（C5, 8, T1）
　　　尺側半：尺骨神経（C7～T1）
　作 第2～5指末節の屈曲

◇長母指屈筋
　起 橈骨前面，前腕骨間膜
　停 母指末節骨底（掌側面）
　神 正中神経（C6, 7）
　作 母指基節，末節の屈曲

◇方形回内筋
　起 尺骨下部前縁
　停 橈骨下部前面
　神 正中神経（C7～T1）
　作 前腕回内

肘　窩
肘部の前側（屈側）に認められる三角形の陥凹部．遠位を三角形の頂点とし，三角形の尺側（内側）縁は，上腕骨内側上顆から起こる前腕の屈筋群．橈側（外側）縁は外側上顆から起こる前腕の伸筋群．近位（上部）は上腕二頭筋の筋質部で囲まれる三角．
肘窩に認められるもの
　内側：正中神経（円回内筋貫通）
　中間：上腕動脈が尺骨動脈と橈骨動脈に
　　　　分岐
　外側：橈骨神経の浅枝

手根管
体表から認められる母指球と小指球との間に手根溝があり，これを屈筋支帯が塞ぎ手根管を形成している．手根管を通過するのは，前腕の屈筋腱（浅指屈筋，深指屈筋，橈側手根屈筋，長母指屈筋）と正中神経である．

手の筋

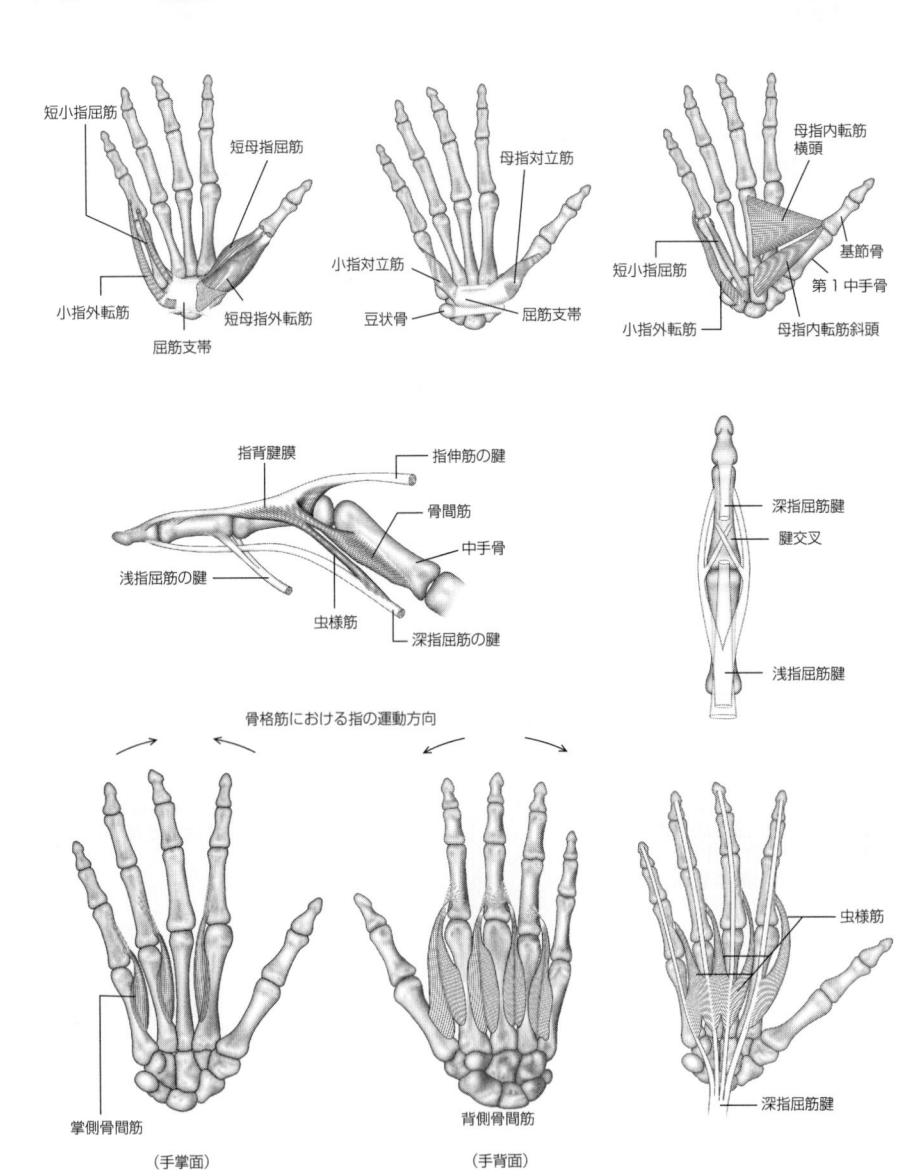

CHAPTER 3 筋

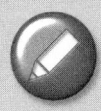

ここが要点
This is the main point.

- 手の筋：手内筋群（起始と停止が手の骨にある）と手外筋群（上腕骨または前腕の骨が起始で，停止が手の骨にある）とで構成．
- 手内筋：母指球筋群，小指球筋群，中手筋群．
母指球筋のほとんどは正中神経支配，それ以外の手内筋の大半は尺骨神経支配．

◆母指球筋群
◇短母指外転筋
　起 屈筋支帯，舟状骨
　停 母指基節骨底
　神 正中神経（C6, 7）
　作 母指の外転

◇短母指屈筋
　起 浅頭：屈筋支帯
　　　深頭：大・小菱形骨，有頭骨
　停 母指基節骨底
　神 正中神経（C6, 7）
　作 母指基節の屈曲

◇母指対立筋
　起 大菱形骨，屈筋支帯
　停 第1中手骨橈側縁
　神 正中神経（C6, 7）
　作 第1中手骨を小指に向けて動かす

◇母指内転筋
　起 斜頭：有頭骨，第2, 3中手骨底
　　　横頭：第3中手骨
　停 母指基節骨底
　神 尺骨神経の深枝（C8, T1）
　作 母指の内転

◆小指球筋群
◇短掌筋
　起 手掌腱膜尺側縁
　停 手の尺側縁皮膚
　神 尺骨神経（C8, T1）
　作 手掌腱膜の緊張，小指球にしわをつくる

◇小指外転筋
　起 豆状骨，屈筋支帯
　停 小指基節骨底の尺側

　神 尺骨神経（C8, T1）
　作 第5指の外転

◇短小指屈筋
　起 有鉤骨，屈筋支帯
　停 小指基節骨底
　神 尺骨神経（C8）
　作 小指基節の屈曲

◇小指対立筋
　起 有鉤骨，屈筋支帯
　停 第5中手骨尺側縁
　神 尺骨神経（C8）
　作 小指の対立運動（母指に向けて引く）

◆中手筋群
◇虫様筋
　起 深指屈筋腱
　停 第2～5指基節骨の橈側で指背腱膜に終わる
　神 第1, 2：正中神経
　　　第3, 4：尺骨神経（C8, T1）
　作 中手指節関節の屈曲と中節．末節骨を伸展

◇掌側骨間筋
　起 第2, 4, 5指の中手骨の骨幹
　停 第2, 4, 5指の指背腱膜
　神 尺骨神経（C8, T1）
　作 指の内転

◇背側骨間筋
　起 第1～5指の中手骨対向面
　停 第2～4指の指背腱膜
　神 尺骨神経（C8, T1）
　作 指の外転，基節を曲げ，中節と末節とを伸ばす

87

下肢の筋（内寛骨筋・外寛骨筋）

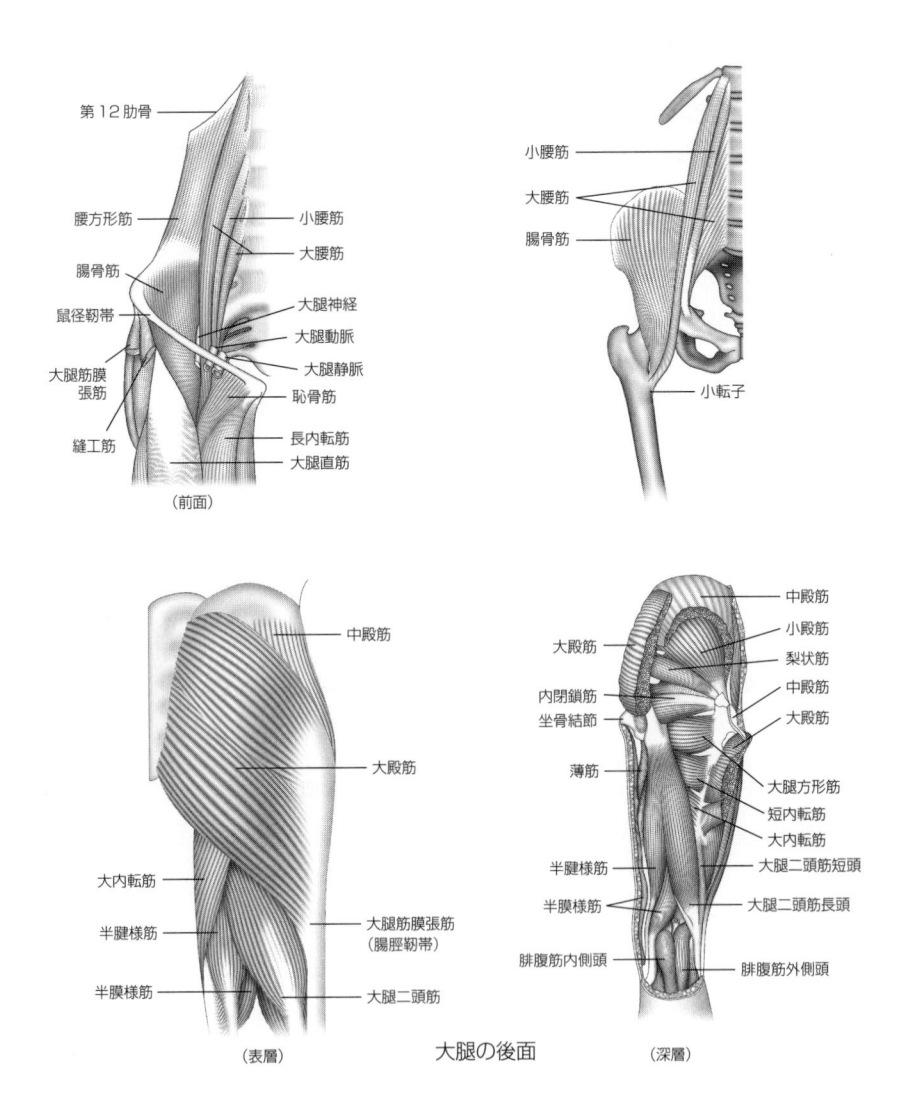

（前面）

- 第12肋骨
- 腰方形筋
- 腸骨筋
- 鼠径靭帯
- 大腿筋膜張筋
- 縫工筋
- 小腰筋
- 大腰筋
- 大腿神経
- 大腿動脈
- 大腿静脈
- 恥骨筋
- 長内転筋
- 大腿直筋

- 小腰筋
- 大腰筋
- 腸骨筋
- 小転子

大腿の後面

（表層）
- 中殿筋
- 大殿筋
- 大内転筋
- 半腱様筋
- 半膜様筋
- 大腿筋膜張筋（腸脛靭帯）
- 大腿二頭筋

（深層）
- 中殿筋
- 大殿筋
- 内閉鎖筋
- 坐骨結節
- 薄筋
- 半腱様筋
- 半膜様筋
- 腓腹筋内側頭
- 小殿筋
- 梨状筋
- 中殿筋
- 大殿筋
- 大腿方形筋
- 短内転筋
- 大内転筋
- 大腿二頭筋短頭
- 大腿二頭筋長頭
- 腓腹筋外側頭

ここが要点
This is the main point.

下肢の筋：体幹の腹側下部の第2腰分節から第3仙分節の高さの間葉に由来し，腰仙骨神経叢（脊髄神経の前枝）に支配される．

筋の位置で4つに分類される．
- 下肢帯の筋（内寛骨筋，外寛骨筋）・大腿の筋
- 下腿の筋・足の筋

◆内寛骨筋
◇腸骨筋
　起 腸骨窩（腸骨内面）
　停 小転子
　神 腰神経叢，大腿神経の枝（L2〜4）
　作 股関節の屈曲

◇大腰筋
　起 第12胸椎，第1〜4腰椎体とその高さの肋骨突起
　停 小転子
　神 腰神経叢，大腿神経の枝（L2, 3）
　作 股関節の屈曲

◇小腰筋
　起 第12胸椎と第1腰椎の椎体外側面
　停 腸骨筋膜，腸恥隆起
　神 腰神経叢，大腿神経の枝（L2, 3）
　作 腸骨筋膜を張る．腰椎の側屈

血管裂孔と筋裂孔
鼠径靭帯の下で体幹から下肢へ向う血管と神経が通過する部位である．
血管裂孔
　・内側：大腿輪でリンパ管が通過
　・中間：大腿静脈
　・外側：大腿動脈
筋裂孔：大腿神経と腸腰筋とが通過

◆外寛骨筋（殿筋群）
◇大殿筋
　起 仙・尾骨，腸骨背面（殿筋面）
　停 大腿骨殿筋粗面，腸脛靭帯
　神 下殿神経（L4〜S2）
　作 股関節の伸展と外旋．外転，大腿骨の固定で直立姿勢を保つ

◇中殿筋
　起 腸骨外側背面，殿筋膜
　停 大転子
　神 上殿神経（L4〜S1）
　作 大腿（股関節）の外転

◇小殿筋
　起 腸骨外側背面
　停 大転子
　神 上殿神経（L4〜S1）
　作 大腿（股関節）の外転

◇大腿筋膜張筋
　起 上前腸骨棘，中殿筋膜
　停 腸脛靭帯，大腿の上方1/3位の高さ
　神 上殿神経（L4〜5）
　作 大腿筋膜を張り，下腿を伸ばすと脛骨を外転する

下肢の筋（大腿の伸筋群・内転筋群）

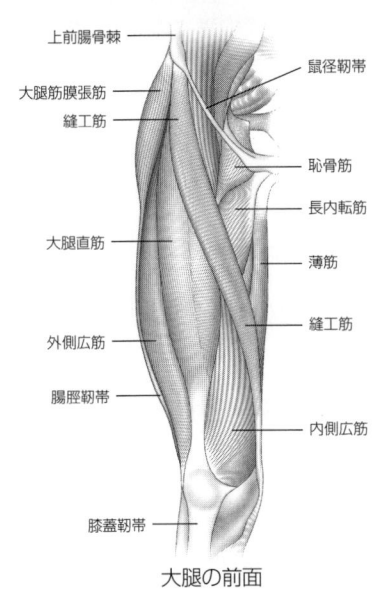

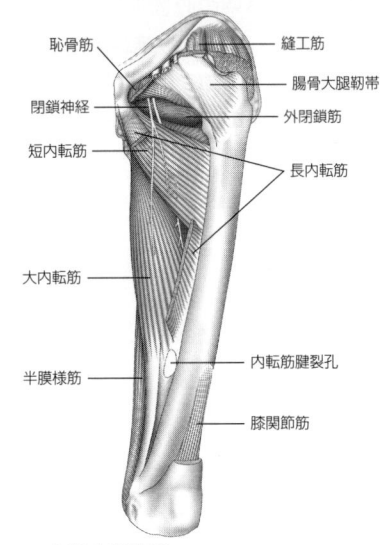

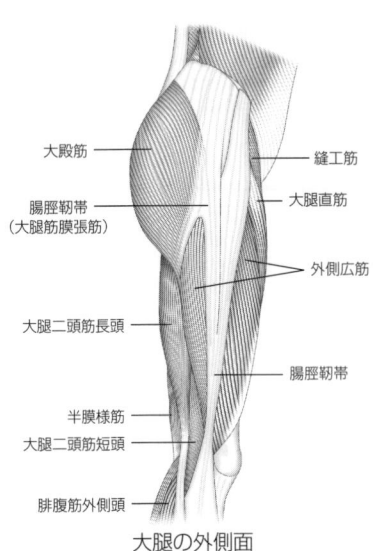

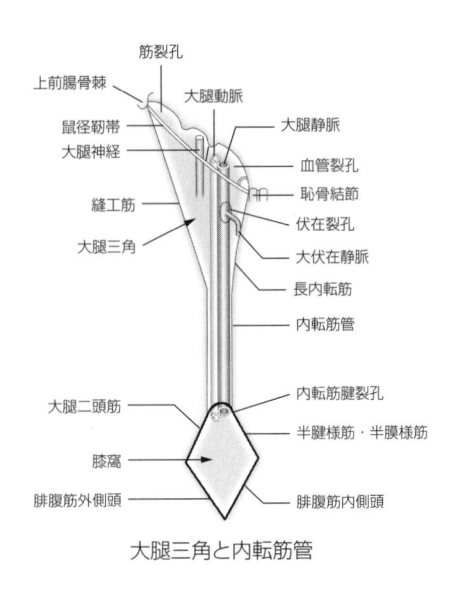

大腿の前面
- 上前腸骨棘
- 大腿筋膜張筋
- 縫工筋
- 大腿直筋
- 外側広筋
- 腸脛靭帯
- 膝蓋靭帯
- 鼠径靭帯
- 恥骨筋
- 長内転筋
- 薄筋
- 縫工筋
- 内側広筋

大腿内転筋群（前内側方から）
- 恥骨筋
- 閉鎖神経
- 短内転筋
- 大内転筋
- 半膜様筋
- 縫工筋
- 腸骨大腿靭帯
- 外閉鎖筋
- 長内転筋
- 内転筋腱裂孔
- 膝関節筋

大腿の外側面
- 大殿筋
- 腸脛靭帯（大腿筋膜張筋）
- 大腿二頭筋長頭
- 半膜様筋
- 大腿二頭筋短頭
- 腓腹筋外側頭
- 縫工筋
- 大腿直筋
- 外側広筋
- 腸脛靭帯

大腿三角と内転筋管
- 筋裂孔
- 上前腸骨棘
- 鼠径靭帯
- 大腿神経
- 縫工筋
- 大腿三角
- 大腿二頭筋
- 膝窩
- 腓腹筋外側頭
- 大腿動脈
- 大腿静脈
- 血管裂孔
- 恥骨結節
- 伏在裂孔
- 大伏在静脈
- 長内転筋
- 内転筋管
- 内転筋腱裂孔
- 半腱様筋・半膜様筋
- 腓腹筋内側頭

CHAPTER 3 　筋

ここが要点
This is the main point.

大腿の筋
- 伸筋群：大腿の前面にあり，大腿神経支配．
- 内転筋群：大腿の内側にあり，多くは閉鎖神経支配．
- 屈筋群：大腿の後面にあり，坐骨神経，脛骨神経支配．
- 大腿三角：鼠径靱帯，長内転筋，縫工筋でつくられる三角．内側より，大腿静脈，大腿動脈（血管裂孔），大腿神経（筋裂孔）が位置している．

◆伸　筋
◇縫工筋
　起 上前腸骨棘
　停 脛骨粗面の内側（鵞足に加わる）
　神 大腿神経（L2, 3）
　作 大腿：屈曲，外転，外旋，下腿の屈曲

◇大腿四頭筋
　起 大腿直筋：下前腸骨棘，寛骨臼上方
　　　外側広筋：大転子下部，粗線外側唇
　　　中間広筋：大腿骨前面
　　　内側広筋：転子間線，粗線内側唇
　停 膝蓋靱帯を経て脛骨粗面
　神 大腿神経（L2〜4）
　作 膝関節（下腿）の伸展，直筋は股の関節屈曲

◇膝関節筋
　起 大腿骨体前面下部
　停 膝関節包
　神 大腿神経（L3, 4）
　作 関節包を上方に引く

◆内転筋群
◇恥骨筋
　起 恥骨櫛
　停 小転子下方部（恥骨筋線）
　神 大腿神経（L2, 3），一部閉鎖神経
　作 大腿（股関節）の内転，屈曲

◇薄　筋
　起 恥骨下枝前面
　停 脛骨粗面内側（鵞足に加わる）
　神 閉鎖神経（L2〜4）
　作 股関節の屈曲，膝関節の屈曲と内転

◇長内転筋
　起 恥骨体前面
　停 大腿骨粗線の内側唇
　神 閉鎖神経（L2, 3）
　作 大腿の内転

◇短内転筋
　起 恥骨下枝
　停 粗線の内側唇
　神 閉鎖神経（L2〜4）
　作 大腿の内転

◇大内転筋
　起 坐骨（坐骨結節），坐骨枝から恥骨下枝前面にかけて
　停 粗線内側唇の全部
　神 閉鎖神経（L3, 4），坐骨神経
　作 大腿の内転

◇外閉鎖筋
　起 閉鎖膜外面
　停 転子窩
　神 閉鎖神経（L3, 4）
　作 大腿（股関節）の内転と外旋

内転筋管と膝窩
　内側広筋と大内転筋との間にできる．大腿三角の下方頂点から膝窩に至るまでの管．膝窩への出口は内転筋腱裂孔である．
　通過するものは，大腿動・静脈，伏在神経．大腿動・静脈はここを通過すると膝窩動・静脈になる．伏在神経は，この管の途中で管から離れる．

>>>TITLE

下肢の筋（外旋筋群・大坐骨孔・小坐骨孔・閉鎖孔）

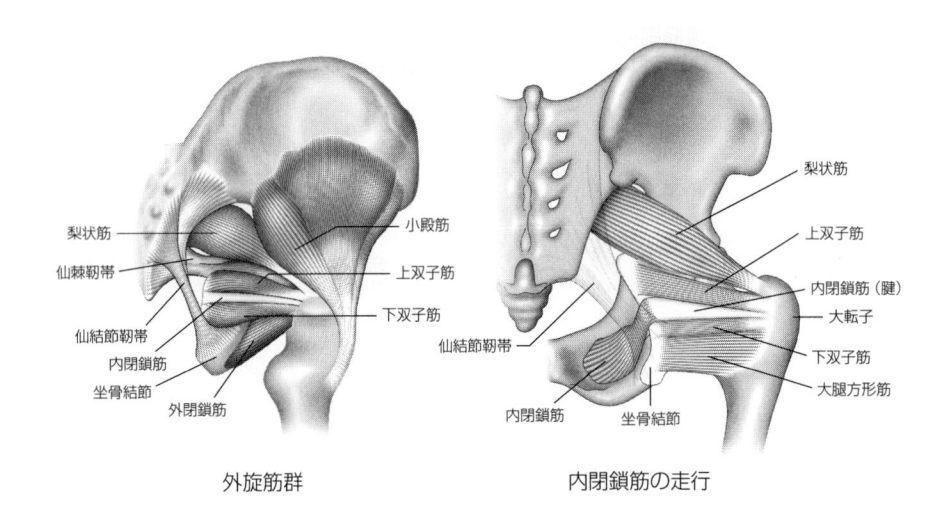

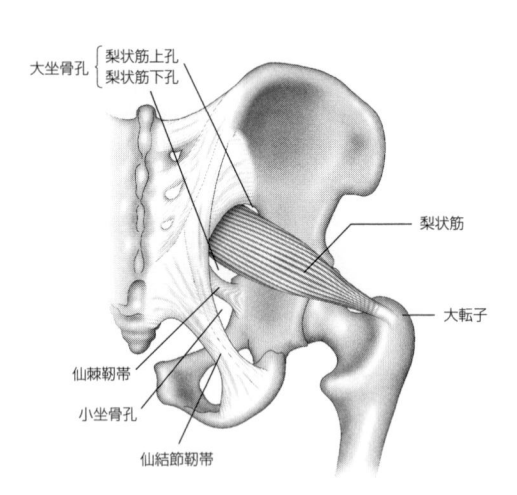

外旋筋群

- 梨状筋
- 仙棘靭帯
- 仙結節靭帯
- 内閉鎖筋
- 坐骨結節
- 外閉鎖筋
- 小殿筋
- 上双子筋
- 下双子筋

内閉鎖筋の走行

- 仙結節靭帯
- 内閉鎖筋
- 坐骨結節
- 梨状筋
- 上双子筋
- 内閉鎖筋（腱）
- 大転子
- 下双子筋
- 大腿方形筋

大・小坐骨孔と梨状筋

- 大坐骨孔
  - 梨状筋上孔
  - 梨状筋下孔
- 仙棘靭帯
- 小坐骨孔
- 仙結節靭帯
- 梨状筋
- 大転子

CHAPTER 3 筋

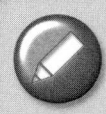

ここが要点
This is the main point.

外寛骨筋:殿筋群と外旋筋群に分類できる.
・外旋筋群:大腿の外旋,仙骨神経叢の枝が直接に分布.
体幹から下肢に向かう神経と血管の通路.
・大坐骨孔
・小坐骨孔
・閉鎖孔(閉鎖溝,閉鎖管)

◆外旋筋群
◇梨状筋
起 仙骨(前面外側部)
停 大転子
神 仙骨神経叢の枝(L5,S1)
作 大腿の外旋

◇内閉鎖筋
起 閉鎖孔内面周縁部,閉鎖膜内面
停 転子窩
神 仙骨神経叢の枝(L4〜S2)
作 大腿の外旋,内転

◇上双子筋
起 坐骨棘
停 転子窩(内閉鎖筋腱に合流)
神 仙骨神経叢の枝(L4〜S1)
作 大腿の外旋

◇下双子筋
起 坐骨結節
停 転子窩(内閉鎖筋腱に合流)
神 仙骨神経叢の枝(L4〜S1)
作 大腿の外旋

◇大腿方形筋
起 坐骨結節
停 転子間稜,大転子
神 仙骨神経叢の枝(L4〜S1)
作 大腿の外旋,内転

◆大坐骨孔
仙結節靱帯,仙棘靱帯,大坐骨切痕で囲まれた部.梨状筋で梨状筋上孔と梨状筋下孔が形成される.
　　梨状筋上孔→上殿神経,上殿動・静脈
　　梨状筋下孔→下殿神経,下殿動・静脈,坐骨神経,陰部神経,内陰部動・静脈

◆小坐骨孔
仙棘靱帯,仙結節靱帯,小坐骨切痕で囲まれた部
通過するもの→内陰部動・静脈,陰部神経

◆閉鎖孔(閉鎖管)
閉鎖孔を靱帯性の閉鎖膜が塞ぐが,閉鎖されない部分が閉鎖管である.閉鎖神経,閉鎖動・静脈が通過.

>>>TITLE

下肢の筋（下腿の伸筋群・腓骨筋群）

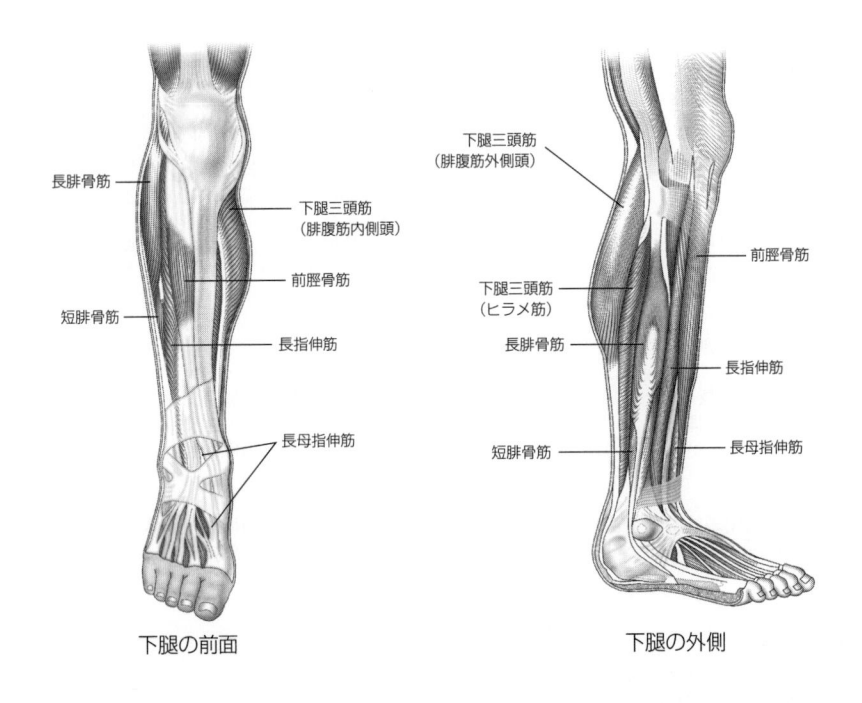

長腓骨筋
短腓骨筋

下腿三頭筋
（腓腹筋内側頭）
前脛骨筋
長指伸筋
長母指伸筋

下腿三頭筋
（腓腹筋外側頭）
下腿三頭筋
（ヒラメ筋）
長腓骨筋
短腓骨筋

前脛骨筋
長指伸筋
長母指伸筋

下腿の前面

下腿の外側

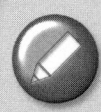

ここが要点
This is the main point.

下腿の筋：距腿関節と足の運動とに関わる．
・伸筋群：下腿の前面にあり，深腓骨神経支配．
・腓骨筋群：下腿の外側にあり，浅腓骨神経支配．
・屈筋群：下腿の後面にあり，脛骨神経支配．

◆伸筋群
◇前脛骨筋
　起 脛骨（外側面上部），下腿骨間膜
　停 第1中足骨底，内側楔状骨
　神 深腓骨神経（L4〜S1）
　作 足の内反，背屈

◇長母指伸筋
　起 腓骨体前面下部，下腿骨間膜
　停 母指末節骨底
　神 深腓骨神経（L4〜S1）
　作 母指の伸展，背屈

◇長指伸筋
　起 腓骨体前面，脛骨上部，下腿骨間膜
　停 第2〜5指の指背腱膜
　神 深腓骨神経（L4〜S1）
　作 足と第2〜5指の背屈と伸展

◇第3腓骨筋
　起 腓骨下部（長指伸筋の分束）
　停 第5中足骨底の背側面
　神 深腓骨神経（L4〜S1）
　作 足の背屈補助，外反

◆腓骨筋群
◇長腓骨筋
　起 腓骨頭，腓骨上半
　停 第1，2中足骨底，内側楔状骨
　神 浅腓骨神経（L5，S1）
　作 足の外反，底屈

◇短腓骨筋
　起 腓骨体下部外側面
　停 第5中足骨底
　神 浅腓骨神経（L5，S1）
　作 足の底屈と外反

>>>TITLE

下肢の筋（大腿の屈筋群）

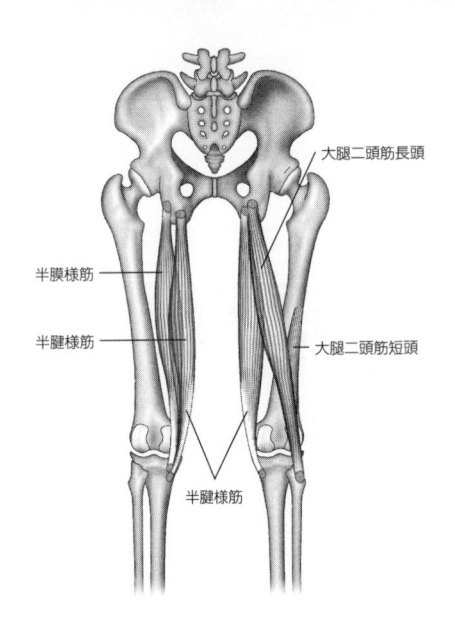

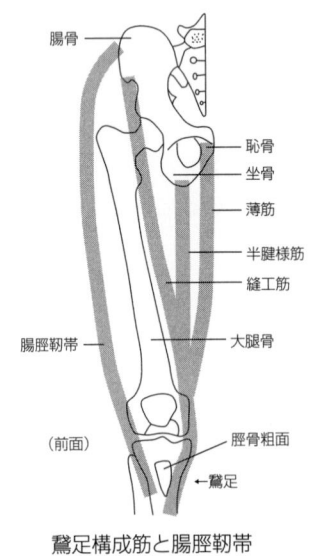

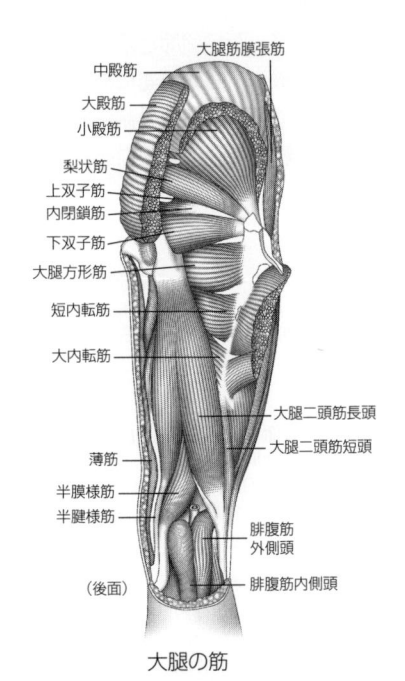

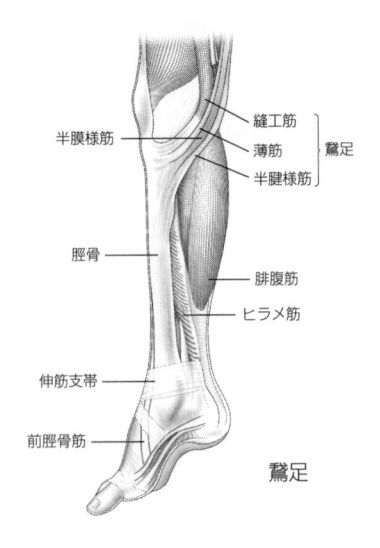

大腿二頭筋長頭
半膜様筋
半腱様筋
大腿二頭筋短頭
半腱様筋

中殿筋
大腿筋膜張筋
大殿筋
小殿筋
梨状筋
上双子筋
内閉鎖筋
下双子筋
大腿方形筋
短内転筋
大内転筋
大腿二頭筋長頭
大腿二頭筋短頭
薄筋
半膜様筋
半腱様筋
腓腹筋外側頭
腓腹筋内側頭
（後面）

大腿の筋

腸骨
恥骨
坐骨
薄筋
半腱様筋
縫工筋
腸脛靭帯
大腿骨
（前面）
脛骨粗面
←鵞足

鵞足構成筋と腸脛靭帯

半膜様筋
縫工筋
薄筋　　｝鵞足
半腱様筋
脛骨
腓腹筋
ヒラメ筋
伸筋支帯
前脛骨筋

鵞足

CHAPTER 3 筋

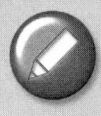

ここが要点
This is the main point.

大腿屈筋群：大腿の後面にある3個の屈筋群で，別名ハムストリング筋群ともよばれる．膝関節の屈曲と同時に股関節の伸展も行う．坐骨神経，脛骨神経，総腓骨神経支配．

◆**大腿屈筋群**
◇**大腿二頭筋**
 起 長頭：坐骨結節
   短頭：粗線外側唇
 停 腓骨頭
 神 長頭：坐骨神経（L4～S2），脛骨神経（L5～S2）
   短頭：総腓骨神経（L4～S1）
 作 股関節の伸展，下腿の屈曲と外旋

◇**半腱様筋**
 起 坐骨結節
 停 脛骨上端（鵞足に加わる）
 神 脛骨神経（L4～S2）
 作 股関節の伸展，下腿の屈曲と内旋および内転，骨盤の起立（大腿固定時）

◇**半膜様筋**
 起 坐骨結節
 停 脛骨上端（内側後面）
 神 脛骨神経（L4～S1）
 作 股関節の伸展，下腿の屈曲と内旋および内転

鵞足と腸脛靭帯

　寛骨は腸骨，恥骨，坐骨からなる．縫工筋，薄筋，半腱様筋の3筋は寛骨構成骨のそれぞれから起こり脛骨粗面の内側部にアヒルの足のような形をして終わるのでこの付着形態を鵞足と呼び，この3筋を鵞足構成筋という．

　鵞足構成筋は三脚で骨盤を支える働きをしている．

　腸脛靭帯は腸骨稜の外側と脛骨粗面の外側部に張る靭帯である．この靭帯は骨盤に荷重された力を下肢に移動させる働きもする．

　腸脛靭帯，鵞足，鵞足構成筋は，協同して骨盤，股関節，膝関節の安定と調整をする重要な構造である．

97

>>>TITLE

下肢の筋（下腿の屈筋群）

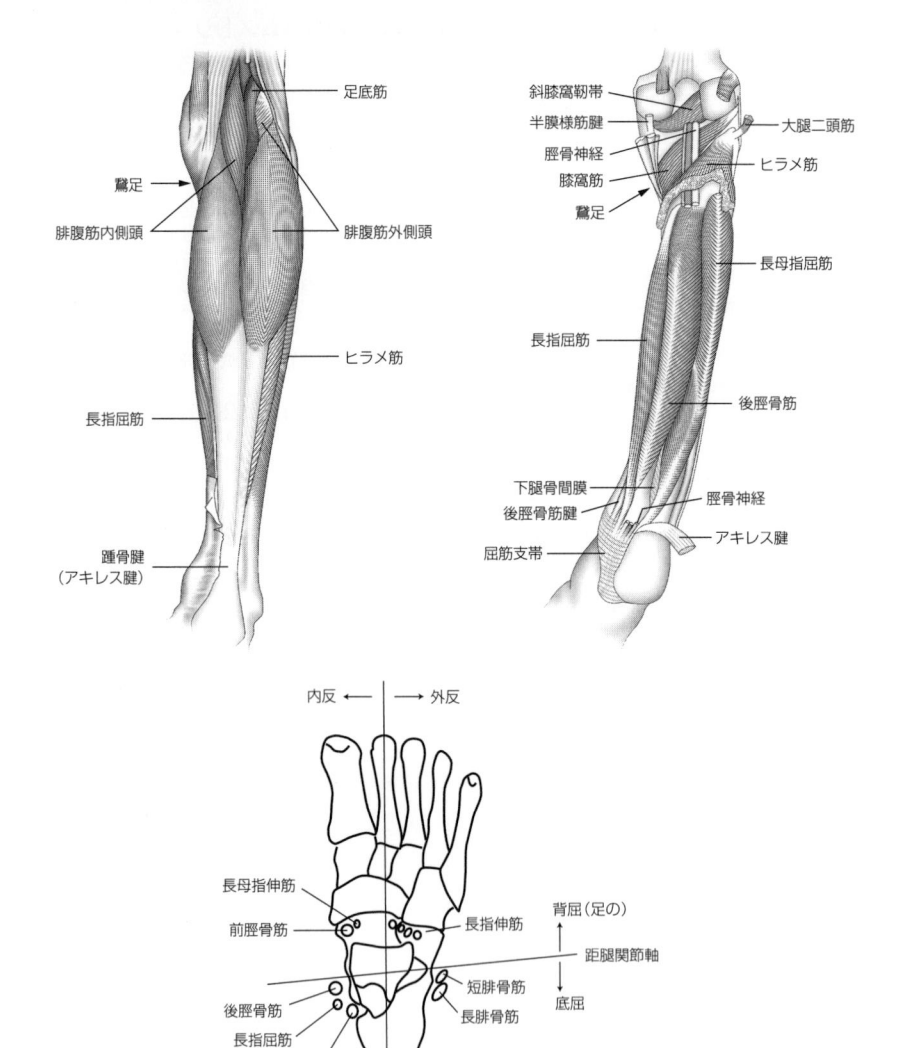

足底筋
鵞足
腓腹筋内側頭
腓腹筋外側頭
ヒラメ筋
長指屈筋
踵骨腱
（アキレス腱）

斜膝窩靭帯
半膜様筋腱
脛骨神経
膝窩筋
鵞足
大腿二頭筋
ヒラメ筋
長母指屈筋
長指屈筋
後脛骨筋
下腿骨間膜
後脛骨筋腱
屈筋支帯
脛骨神経
アキレス腱

内反 ← ｜ → 外反

長母指伸筋
前脛骨筋
後脛骨筋
長指屈筋
長母指屈筋
長指伸筋
短腓骨筋
長腓骨筋
下腿三頭筋

背屈（足の）
距腿関節軸
底屈

足の軸と筋の作用

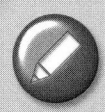

ここが要点
This is the main point.

屈筋群（6個）
- すべて脛骨神経支配．
- 足の底屈．
- 下腿三頭筋の腱はアキレス腱．

足くびの運動：内反，外反，背屈，底屈．

◇下腿三頭筋
- 腓腹筋
 起内側頭：内側上顆（大腿骨）
 　外側頭：外側上顆（大腿骨）
 停踵骨腱（アキレス腱）→踵骨隆起
 神脛骨神経（L4〜S2）
 作足の底屈，下腿の屈曲
- ヒラメ筋
 起腓骨頭，脛骨上方部（ヒラメ筋線）
 停踵骨隆起
 神脛骨神経（L4〜S2）
 作足の底屈

◇足底筋
 起大腿骨外側上顆
 停踵骨腱（アキレス腱）
 神脛骨神経（L4〜S1）
 作下腿三頭筋の補肋

◇膝窩筋
 起大腿骨外側上顆の外側面
 停脛骨後面のヒラメ筋線上方
 神脛骨（膝関節）神経（L4〜S1）
 作下腿の屈曲，内旋

◇後脛骨筋
 起脛骨，腓骨，下腿骨間膜
 停足根骨（舟状骨，楔状骨），第2〜4中足骨底
 神脛骨神経（L5〜S2）
 作足の底屈，内反，足底弓の保持

◇長指屈筋
 起脛骨後面
 停第2〜5指の末節骨底
 神脛骨神経（L5〜S2）
 作第2〜5指末節の屈曲，足の底屈

◇長母指屈筋
 起腓骨，下腿骨間膜
 停母指末節骨底
 神脛骨神経（L5〜S2）
 作母指の底屈，足の内反

◇足くびの運動
　足の軸と筋の働き
　距腿関節軸より前方→背屈
　　　　　　　　後方→底屈
　足の長軸（踵と第2中足骨の各中央を結んだ線）
　　　　　　内側→内反
　　　　　　外側→外反

>>>TITLE

足の筋

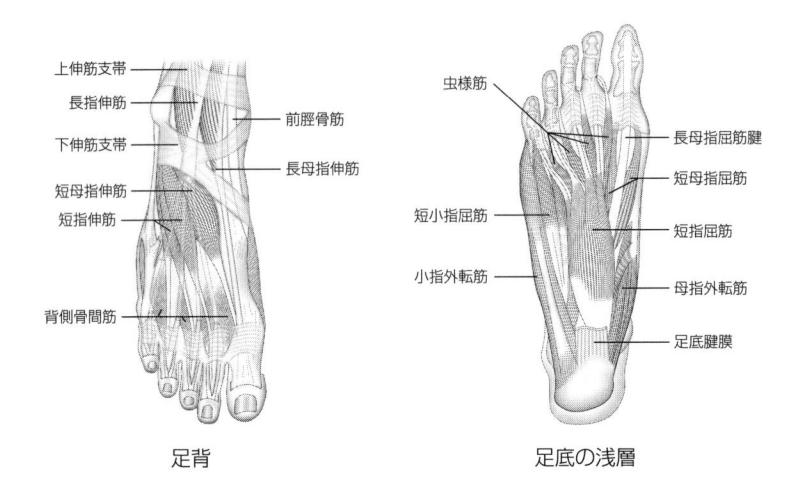

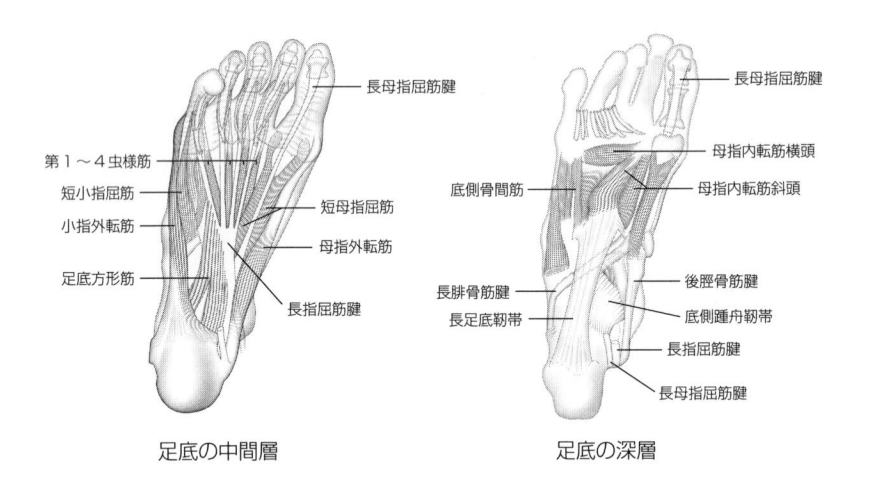

足背
- 上伸筋支帯
- 長指伸筋
- 下伸筋支帯
- 短母指伸筋
- 短指伸筋
- 背側骨間筋
- 前脛骨筋
- 長母指伸筋

足底の浅層
- 虫様筋
- 短小指屈筋
- 小指外転筋
- 長母指屈筋腱
- 短母指屈筋
- 短指屈筋
- 母指外転筋
- 足底腱膜

足底の中間層
- 第1〜4虫様筋
- 短小指屈筋
- 小指外転筋
- 足底方形筋
- 長母指屈筋腱
- 短母指屈筋
- 母指外転筋
- 長指屈筋腱

足底の深層
- 長母指屈筋腱
- 底側骨間筋
- 長腓骨筋腱
- 長足底靭帯
- 母指内転筋横頭
- 母指内転筋斜頭
- 後脛骨筋腱
- 底側踵舟靭帯
- 長指屈筋腱
- 長母指屈筋腱

ここが要点
This is the main point.

足の筋
- 足背の筋：足指の伸展作用，深腓骨神経支配．
- 足底の筋：足指の屈曲，外転・内転作用，脛骨神経の分枝である内側・外側足底神経支配．

◆足背の筋
◇短母指伸筋
　起踵骨背面（前方）
　停母指基節骨底
　神深腓骨神経（L4〜S1）
　作母指の伸展

◇短指伸筋
　起踵骨背面前方
　停長指伸筋腱に合流，第2〜4指末節骨底
　神深腓骨神経（L4〜S1）
　作第2〜4指の伸展

◆足底の筋
◇短母指屈筋
　起長足底靱帯，足根骨（楔状骨）
　停母指基節骨底
　神内側・外側足底神経（L5〜S2）
　作母指の底屈

◇母指外転筋
　起踵骨隆起内側部，足底腱膜
　停母指基節骨底
　神内側足底神経（L5, S1）
　作母指の外転，底屈

◇母指内転筋
　起斜頭：長足底靱帯，足根骨，第2〜3中足骨底
　　横頭：第2〜5中足骨頭と周辺の靱帯
　停母指基節骨底，種子骨（外側）
　神外側足底神経（S1, 2）
　作母指の内転（第2指に近づける）

◇小指外転筋
　起踵骨隆起
　停小指基節骨底，第5中足骨粗面
　神外側足底神経（S1, 2）
　作小指の外転

◇短小指屈筋
　起長足底靱帯，第5中足骨底
　停小指基節骨底
　神外側足底神経（S1, 2）
　作小指基節の屈曲

◇小指対立筋
　起長足底靱帯，第5中足骨外側縁
　停第5中足骨の外側縁前方部
　神外側足底神経（S1, 2）
　作第5中足底を内側と底側方に引く

◆中足筋
◇短指屈筋
　起踵骨隆起（下面）
　停第2〜5指の中節骨底
　神内側足底神経（L5, S1）
　作第2〜5指の中節骨の底屈

◇足底方形筋
　起踵骨隆起（2頭に分かれて）
　停長指屈筋腱の背側に付着
　神外側足底神経（S1, 2）
　作長指屈筋を補肋，足の第2〜5指中節骨の屈曲

COLUMN ▶ 筋肉皮下断裂

ハムストリング（大腿屈筋群：大腿二頭筋長頭，半腱様筋，半膜様筋）は，運動中に自家筋力で断裂することがある．準備体操の不足や，短距離走では最後の1/3のところでラストスパートをかけた時に発生しやすい．断裂部の陥凹（Delle'）や内出血は外見上はわかりづらいことが多い．MRIでは断裂部が鮮明に確認でき，断裂端がまくれ込んでいるのが見られる．機能障害が残るものには，縫合や筋膜を使って補強する手術が試みられる．

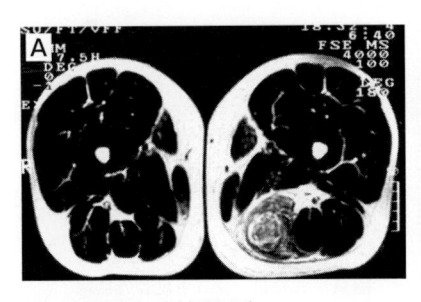

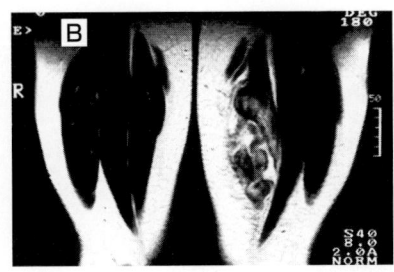

図1．筋断裂のMRI（陳旧例）
A：横断面では，断裂した半膜様筋が瘢痕化している．
B：前額面では，断裂した筋肉が短縮し，断裂端はまくれ込んでいる．

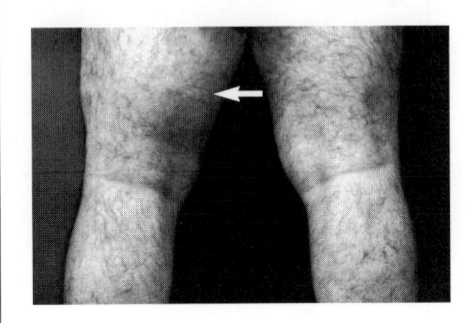

図2．筋断裂部の外観
断裂部に一致して，陥没（Delle'）が見られる．

CHAPTER 4
内臓

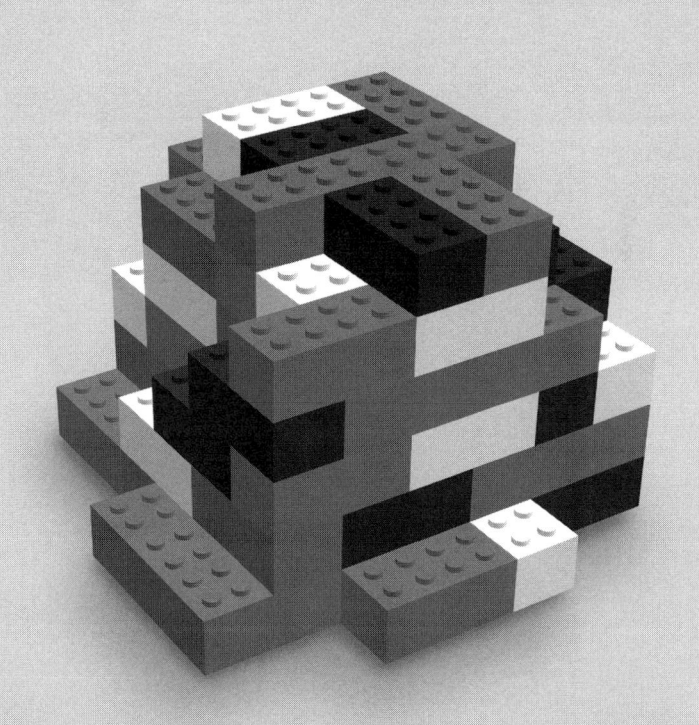

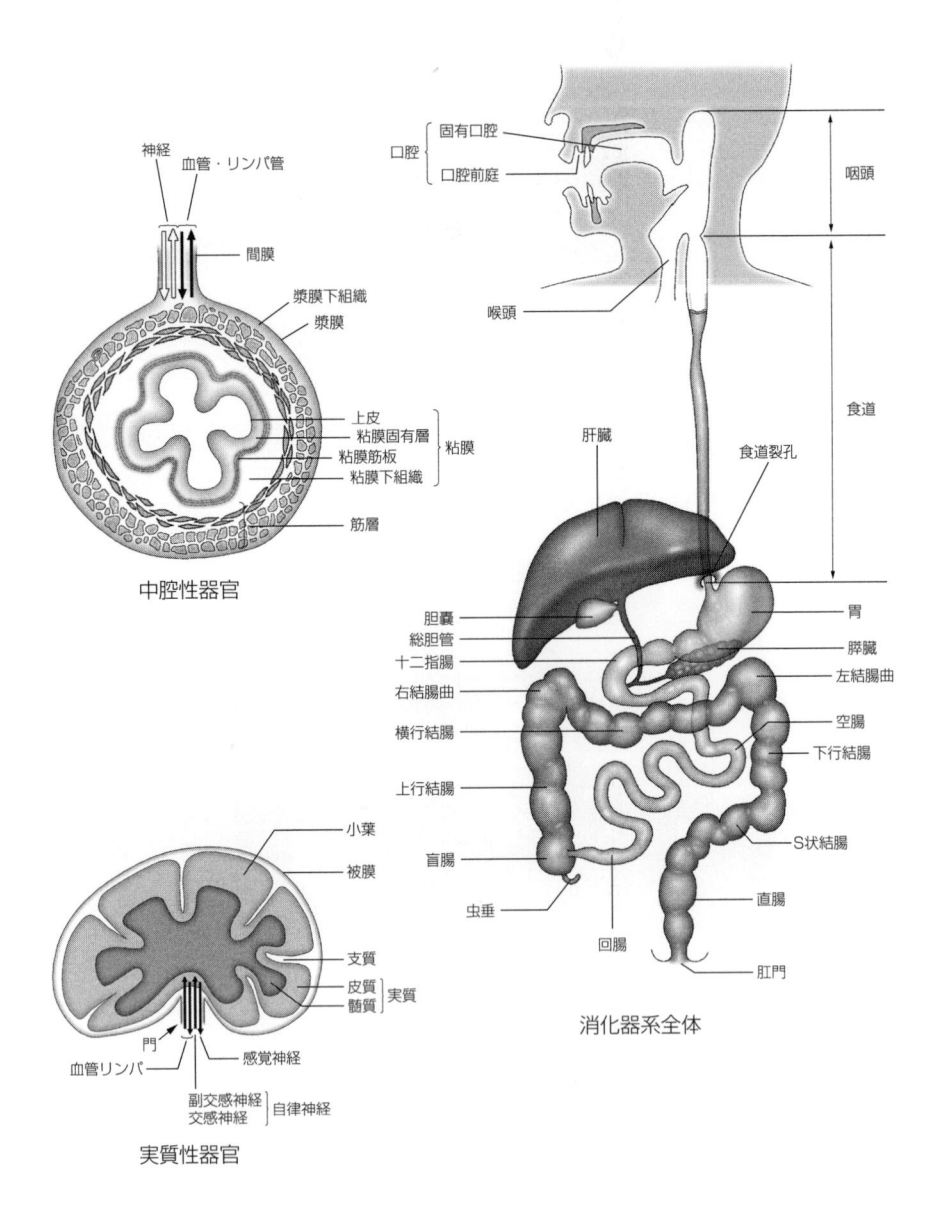

内臓

中腔性器官

- 神経
- 血管・リンパ管
- 間膜
- 漿膜下組織
- 漿膜
- 上皮
- 粘膜固有層 ｝粘膜
- 粘膜筋板
- 粘膜下組織
- 筋層

実質性器官

- 小葉
- 被膜
- 支質
- 皮質 ｝実質
- 髄質
- 門
- 血管リンパ
- 感覚神経
- 副交感神経 ｝自律神経
- 交感神経

消化器系全体

- 口腔 ｛固有口腔／口腔前庭｝
- 咽頭
- 喉頭
- 食道
- 食道裂孔
- 肝臓
- 胆嚢
- 総胆管
- 十二指腸
- 右結腸曲
- 横行結腸
- 上行結腸
- 盲腸
- 虫垂
- 回腸
- 胃
- 膵臓
- 左結腸曲
- 空腸
- 下行結腸
- S状結腸
- 直腸
- 肛門

CHAPTER 4　内臓

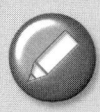

ここが要点
This is the main point.

内臓（臓器）は中腔性器官と実質性器官とに大別．
中腔性器官の一般構造：内部が空洞（嚢状，管状）の器官で，内側から外側に粘膜，筋層，漿膜（外膜）の3層からなる．
実質性器官の一般構造：内腔を欠き，特有な機能を営むための組織が充実した実質と実質表面を包んだ被膜から入り込んだ結合組織性の支質とからなる．

◆**内臓学**

　内臓学は，主として胎生期に神経管の腹側に位置する内臓管に由来する臓器をあつかう．
　内臓は消化器系，呼吸器系，泌尿器系，生殖器系および内分泌器系に分ける．
　発生学的には内胚葉から消化器系，呼吸器系，中胚葉から泌尿器系（膀胱と尿道は内胚葉），生殖器系が発生する．内分泌系は内・中・外胚葉のどれからも発生する．
　内臓の一般的構造は中腔性器官と実質性器官とに大別される．
　中腔性器官：内部が腔状になった臓器（消化管，気道，尿管，卵管）．
　　構造：粘膜，筋層および漿膜（外膜）の3層構造である．
　　　粘膜：粘膜上皮，粘膜固有層，粘膜下組織からなり，消化管には粘膜筋板がある．
　　　筋層：主として平滑筋からなり，内輪・外縦層の2層からなる．
　　　漿膜：単層扁平上皮と下の薄い結合組織の層とからなり，体腔のある部位により胸膜，腹膜，心膜と呼ばれる．外膜は臓器を包む疎性結合組織で，周辺と可動的に結合している．
　実質性器官：器官に特有の実質（組織）とそれを支持する結合組織（被膜と間質）とからなる．臓器に出入りする血管，神経，リンパ管が通過する部位を門と呼ぶ．

◆**消化器系**

　食物を摂取し，それを消化，分解，吸収，排泄に至るまで行う一連の系統．消化器系は消化管とその付属腺とからなる．
　消化管の構成：口（口裂）→口腔→咽頭→食道→胃→小腸（十二指腸→空腸→回腸）→大腸（盲腸→結腸→直腸）→肛門，消化腺〔唾液腺（耳下腺，顎下腺，舌下腺），肝臓，胆嚢，膵臓，胃腺，十二指腸腺，腸腺など〕，消化管の特殊装置（歯，舌，扁桃）とからなる．

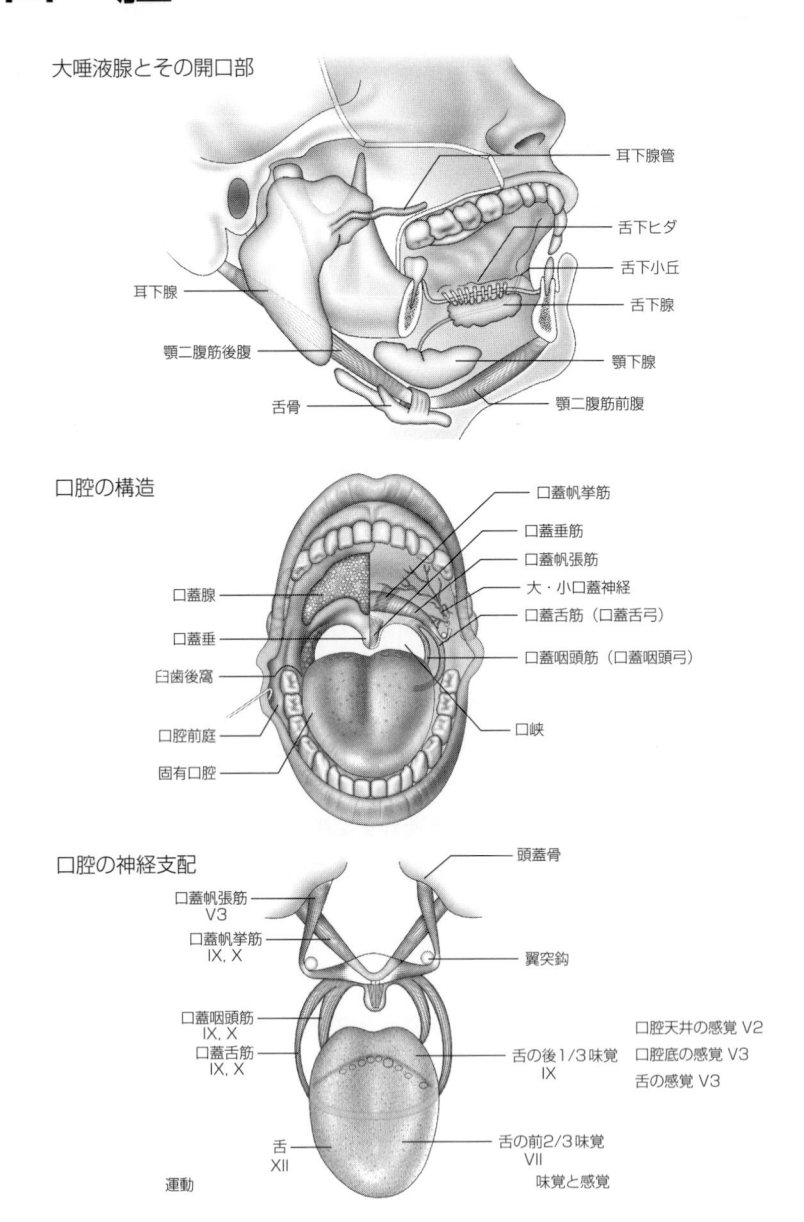

口 腔

大唾液腺とその開口部

- 耳下腺管
- 舌下ヒダ
- 舌下小丘
- 耳下腺
- 舌下腺
- 顎二腹筋後腹
- 顎下腺
- 舌骨
- 顎二腹筋前腹

口腔の構造

- 口蓋帆挙筋
- 口蓋垂筋
- 口蓋帆張筋
- 口蓋腺
- 大・小口蓋神経
- 口蓋垂
- 口蓋舌筋（口蓋舌弓）
- 臼歯後窩
- 口蓋咽頭筋（口蓋咽頭弓）
- 口腔前庭
- 口峡
- 固有口腔

口腔の神経支配

- 頭蓋骨
- 口蓋帆張筋 V3
- 口蓋帆挙筋 IX, X
- 翼突鈎
- 口蓋咽頭筋 IX, X
- 口蓋舌筋 IX, X
- 舌の後1/3味覚 IX
- 口腔天井の感覚 V2
- 口腔底の感覚 V3
- 舌の感覚 V3
- 舌 XII
- 舌の前2/3味覚 VII
- 運動
- 味覚と感覚

ここが要点
This is the main point.

- 口腔：口腔前庭と固有口腔とで構成され，これら両者の交通部位は臼歯後窩．後方は口峡で咽頭に続く．
  口腔の上皮：重層扁平上皮．
  神経支配：口腔粘膜の感覚は三叉神経，舌の味覚は顔面神経と舌咽神経．舌の運動は舌下神経．
- 大唾液腺：耳下腺，顎下腺，舌下腺．
  大唾液腺の開口部：耳下腺は口腔前庭に，顎下腺と舌下腺は固有口腔に開口．

◆口腔
咀嚼器だけでなく感覚器としても働き，呼吸器，発声の働きも補助する．
　上皮：重層扁平上皮である（機械的力刺激に強い）．
　感覚：三叉神経（口腔の天井は上顎神経V_2，口腔底は下顎神経V_3）．
　味覚：舌の前2/3は顔面神経，舌の後1/3は舌咽神経．
　口腔内の血管：舌←舌動脈←外頚動脈，上顎・下顎・頬←顎動脈←外頚動脈．

口腔の構造
　前壁：上唇・下唇，上壁：口蓋，下壁：口腔底（舌，舌下腺，顎下腺），後方：口峡で咽頭に続く．
　歯：上顎と下顎の歯槽に釘植して歯列弓を形成している．歯列弓は口腔前庭と固有口腔との境をしている．食べ物をかみ砕く咀嚼の働きをする．
　口腔前庭：上唇，下唇，頬と歯列弓との間である．口腔前庭と固有口腔との交通は第3大臼歯の後方の臼歯後窩で臨床的に利用される．
　固有口腔：歯列弓の内側の空間．舌がある．
　口蓋：口腔の天井をなす．前2/3は硬口蓋，後1/3は軟口蓋．
　口腔腺（唾液腺）：小唾液腺と大唾液腺とがある．
　　小唾液腺：口唇腺，口蓋腺，頬腺，舌腺．
　　大唾液腺：耳下腺，顎下腺，舌下腺．
　　　耳下腺：上顎の第2大臼歯の対向面に耳下腺管が開口（耳下腺乳頭）．舌咽神経（副交感神経）で分泌促進．
　　　顎下腺：舌下小丘に開口．顔面神経（副交感神経）で分泌促進．
　　　舌下腺：舌下小丘と舌下ヒダとに開口．顔面神経（副交感神経）で分泌促進．

舌・歯

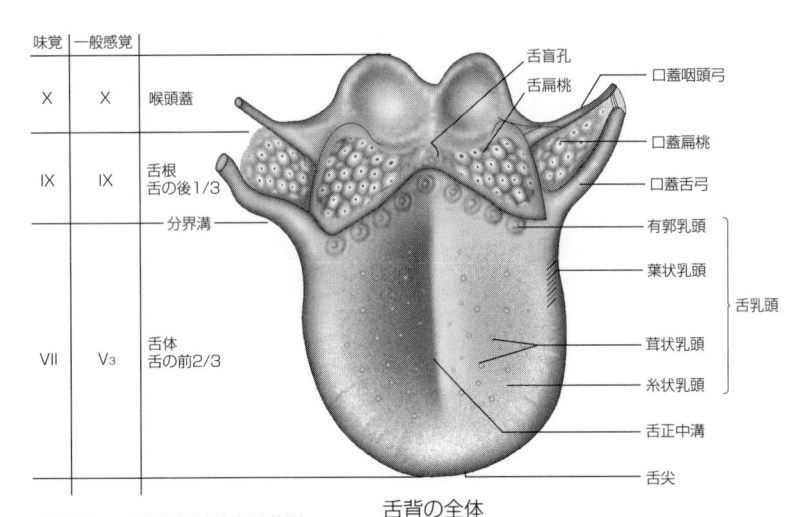

味覚	一般感覚	
X	X	喉頭蓋
IX	IX	舌根 舌の後1/3
		分界溝
VII	V₃	舌体 舌の前2/3

神経 X‥‥上喉頭神経内枝（迷走神経）
　　　IX‥‥舌咽神経（味蕾にも分布）
　　　VII‥‥鼓索神経（顔面神経）

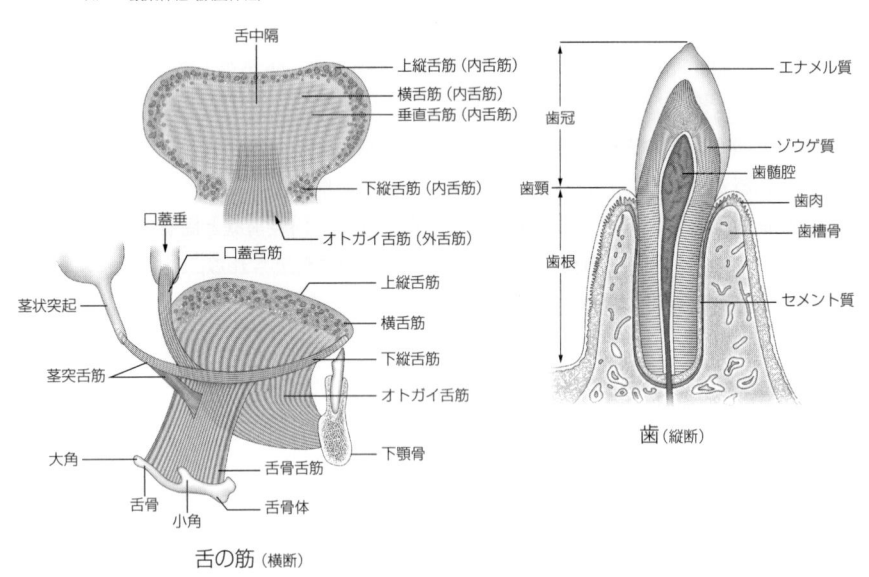

舌盲孔
舌扁桃
口蓋咽頭弓
口蓋扁桃
口蓋舌弓
有郭乳頭
葉状乳頭　　舌乳頭
茸状乳頭
糸状乳頭
舌正中溝
舌尖

舌背の全体

舌中隔
上縦舌筋（内舌筋）
横舌筋（内舌筋）
垂直舌筋（内舌筋）
下縦舌筋（内舌筋）
オトガイ舌筋（外舌筋）

口蓋垂
口蓋舌筋
茎状突起
茎突舌筋
上縦舌筋
横舌筋
下縦舌筋
オトガイ舌筋
下顎骨
大角
舌骨舌筋
舌骨
小角
舌骨体

舌の筋（横断）

エナメル質
ゾウゲ質
歯髄腔
歯肉
歯槽骨
セメント質
歯冠
歯頸
歯根

歯（縦断）

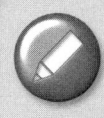

> ## ここが要点
> This is the main point.
>
> 舌：舌は口腔底にある骨格筋塊で，内・外舌筋で構成，舌下神経支配．咀嚼，味覚，嚥下，発声に関わる．
> 　味覚の受容器は，舌粘膜にある味蕾が関わり，その神経支配は顔面神経（前）と舌咽神経（後）．
>
> 歯：上顎と下顎の歯槽に歯列弓を形成．食べ物をかみ砕き，咀嚼の働きをする．永久歯は32本，乳歯は20本．

◆舌

　働き：消化器（食物の攪拌，咀嚼と嚥下の機能），味覚器（味蕾），発声器（音を唇，歯と共同して言語にする構音装置）として働く．
　　　　口腔内の味覚は粘膜にある味蕾が関与する．神経は舌の前2/3が顔面神経（鼓索神経），後1/3と咽頭が舌咽神経が支配する．
　構造：舌背の舌乳頭：糸状乳頭（味蕾がない），茸状乳頭，葉状乳頭，有郭乳頭（最も多く味蕾をもつ）．
　　　　舌下面：舌小帯，舌下小丘，舌下ヒダがある．
　　　　舌筋：口腔底にある骨格筋．内舌筋と外舌筋とで構成される随意筋．舌下神経支配．
　　　　　　内舌筋→舌内に起始・停止のある筋で舌の形を変える（横舌筋，縦舌筋，垂直舌筋）．
　　　　　　外舌筋→舌の外から起こり舌に終わる筋（オトガイ舌筋→舌を前方に引く，茎突舌筋→舌を後上方に引く，舌骨舌筋→舌を後方に引く）．
　　　　リンパ装置：口腔の後部にリンパ装置（舌扁桃，口蓋扁桃）がある．

◆歯

　働き：物理的消化．舌と共同して発声器として働く．
　構造：上顎骨と下顎骨の歯槽突起にはまりこみ，全体として歯列弓を形成．
　　歯冠は歯肉の外に現れた部分，歯根は歯槽内に隠れた部，歯頸は歯冠と歯根との境界の細い部分．歯髄腔は歯の内腔，歯髄は歯髄腔を満たす組織．
　　歯根膜は骨と歯根との間の結合組織，シャーピー線維は歯槽と強力に結合している強靭な膠原線維．

咽頭・食道

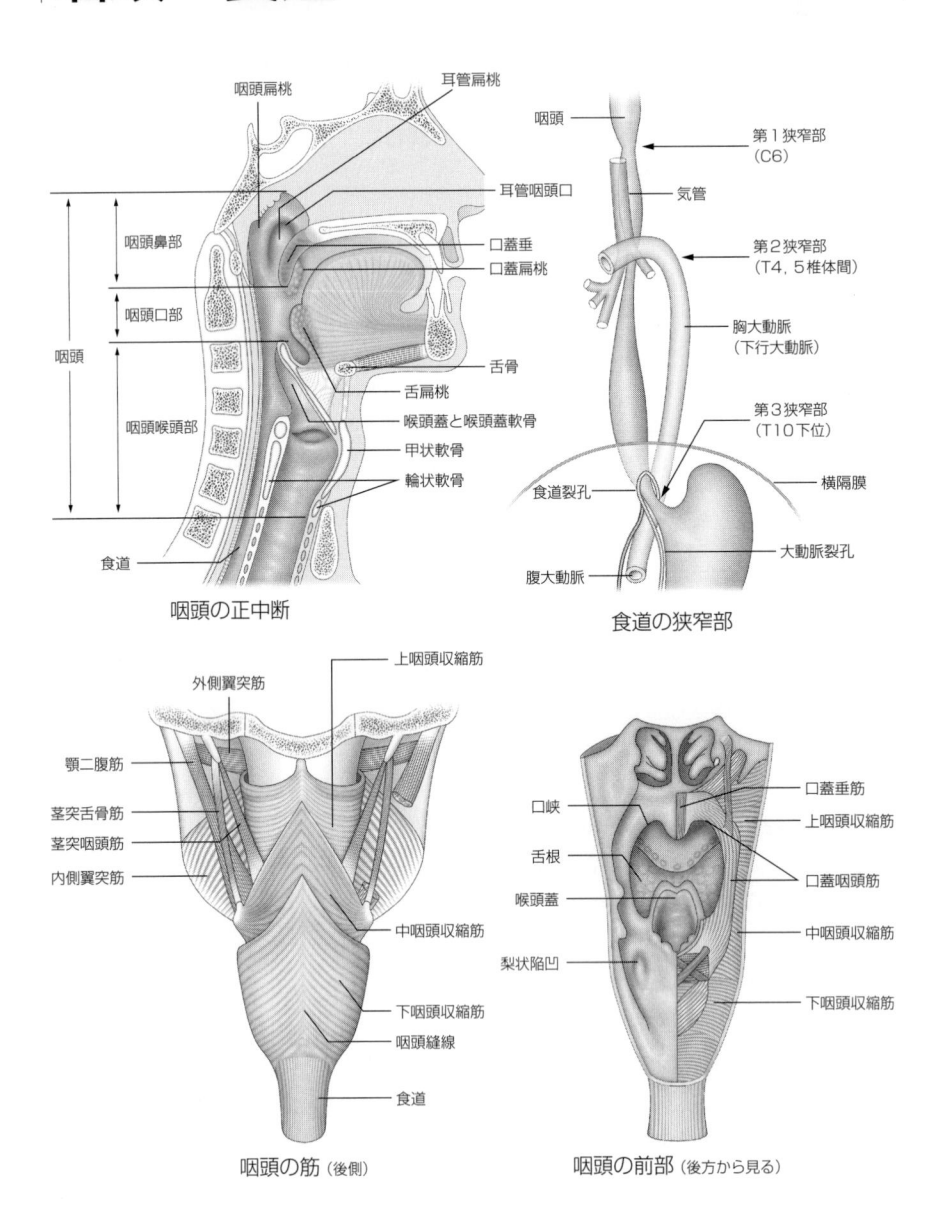

咽頭の正中断

食道の狭窄部

咽頭の筋（後側）

咽頭の前部（後方から見る）

CHAPTER **4** 内臓

> ### ここが要点
> This is the main point.
>
> 咽頭：鼻部，口部，喉頭部の3部に区分される．咽頭筋は咽頭収縮筋で舌咽神経と迷走神経の支配を受けている．
> 食道の区分：その走行部位から頸部，胸部，腹部に分けられる．
> 　筋層←迷走神経支配：上部1/3は横紋筋，下部1/3は平滑筋で構成．
> 　生理的狭窄：3箇所（食道の起始部，気管分岐部，横隔膜貫通部）．

◆**咽頭**

　咽頭は口腔に続く消化路であり，また，呼吸器の気道でもある．

位置：頭蓋骨底部の咽頭円蓋からC6までの高さ．

形態：鼻部，口部，喉頭部に区分．

　鼻部：後鼻孔の後部，耳管咽頭口が開口，耳管扁桃，咽頭扁桃．

　口部：口峡の背部．

　喉頭部：喉頭口（喉頭に通じる），喉頭蓋谷（喉頭蓋と舌根との間），梨状陥凹（喉頭口の下両側）．

筋層：咽頭収縮筋（横紋筋）←神経支配（舌咽神経と迷走神経）．

◆**食道**

　咽頭の下端から胃に至る中腔性器官である．食道は，頸部，胸部，腹部の3部に区別される．

位置：頸部：咽頭下端（C6の高さから始まる）気管の後側を通過．

　　　胸部：胸郭内の部分，横隔膜の食道裂孔まで．

　　　腹部：横隔膜より下方の約1cmの部分，ここは漿膜（腹膜）をもつ．

狭窄部：第1狭窄部（起始部）はC6の高さ．

　　　　第2狭窄部（気管分岐部）はT4の高さ．

　　　　第3狭窄部（横隔膜貫通部）はT10の高さ（横隔膜食道裂孔）．

食道の構造

　粘膜：重層扁平上皮，食道腺．

　筋層：上部1/3は横紋筋，中部1/3は横紋筋と平滑筋との混合，下部1/3は平滑筋よりなる←神経支配（迷走神経と交感神経）．

　外層：外膜（頸部と胸部），漿膜（腹部）．

>>>TITLE

胃

胃の筋層

固有胃腺

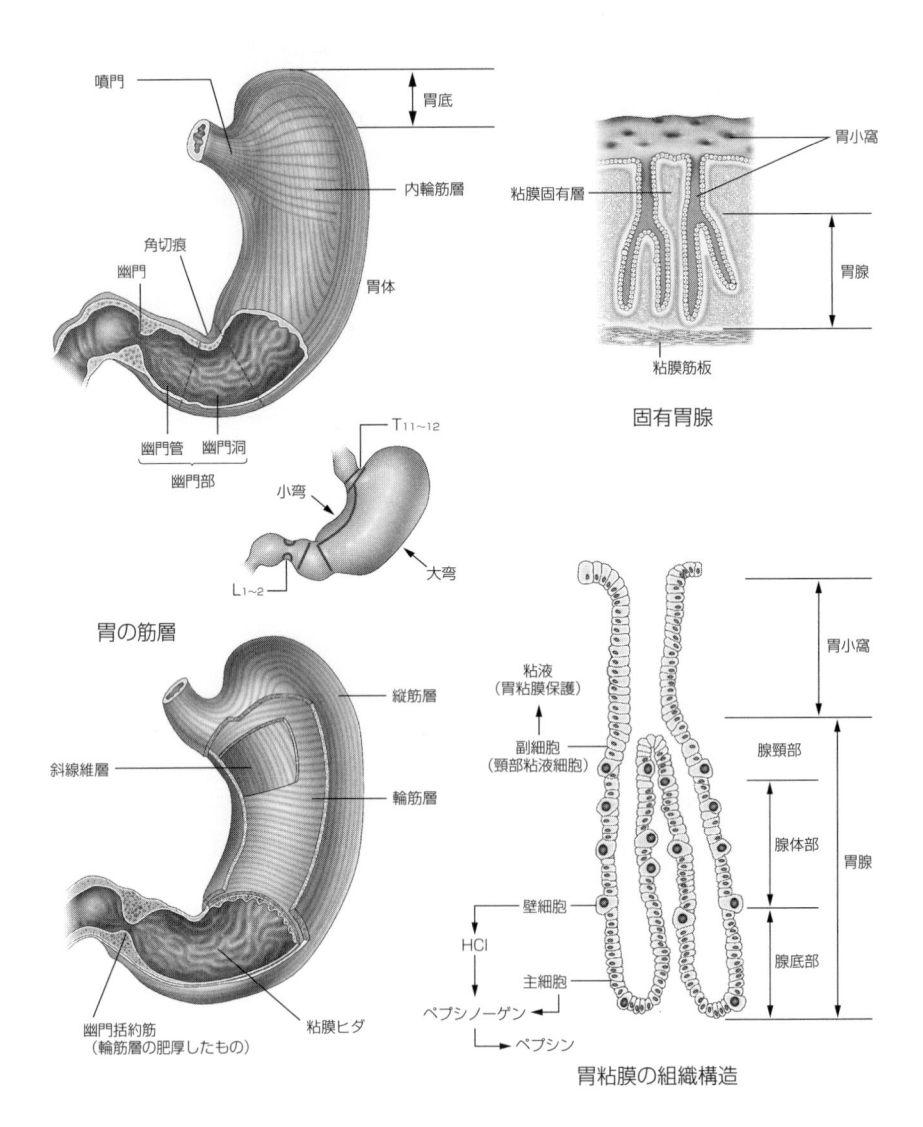

胃粘膜の組織構造

CHAPTER 4 　内　臓

ここが要点
This is the main point.

　胃は横隔膜の直下で食道に続いて噴門から始まり幽門（第1腰椎の右前）に至る中腔性器官．
　空虚な胃の粘膜表面には多数のヒダが縦走し，縦走ヒダの間を連ねるものもある．小弯に沿ったヒダは胃に内容が入っても消えない．

◆胃の形状と位置

　横隔膜直下の左上腹部に位置する袋状の中腔性器官で，すべて腹膜に包まれる．
　左上腹部から右下方に位置する．容量は成人で約1,400cc程度．

　胃の部位と区分
　　噴　門：胃の入り口（食道から続く）（噴門腺）．
　　胃　底：噴門を通る水平線より左上方に膨出した部分（固有胃腺）．
　　胃　体：胃底の続きで胃の主体部（固有胃腺）．
　　角切痕：小弯側の胃体と幽門部の境界で鋭角に陥凹した部分．
　　幽　門：胃の出口で十二指腸に続く部位（幽門腺）で幽門洞，幽門管，幽門弁からなり，幽門括約筋は幽門口で中輪層筋が発達して肥厚した部分．

◆胃の構造

・粘膜，筋層，漿膜からなる．筋層は他の消化管と違って3層（内層：斜線維層，中層：輪筋層，外層：縦筋層）からなる．
・食道の粘膜は重層扁平上皮，胃の粘膜は単層円柱上皮である．
・粘膜固有層には部位により噴門腺（噴門部），幽門腺（幽門部），固有胃腺（胃底，胃体部）がある．
・胃粘膜上皮には多数の胃小窩と呼ぶ窪みがあり，この胃小窩に数個の固有胃腺が開口．

　固有胃腺を構成する細胞
　　主細胞：腺体，底部に存在し，ペプシノーゲンを分泌．
　　壁細胞（傍細胞）：塩酸を分泌．内因子はビタミン B_{12} と結合し，小腸で吸収されるが，赤血球の形成に関わる．
　　副細胞（頸部粘液細胞）：粘液を分泌（胃粘膜を保護する）．

小腸・膵臓

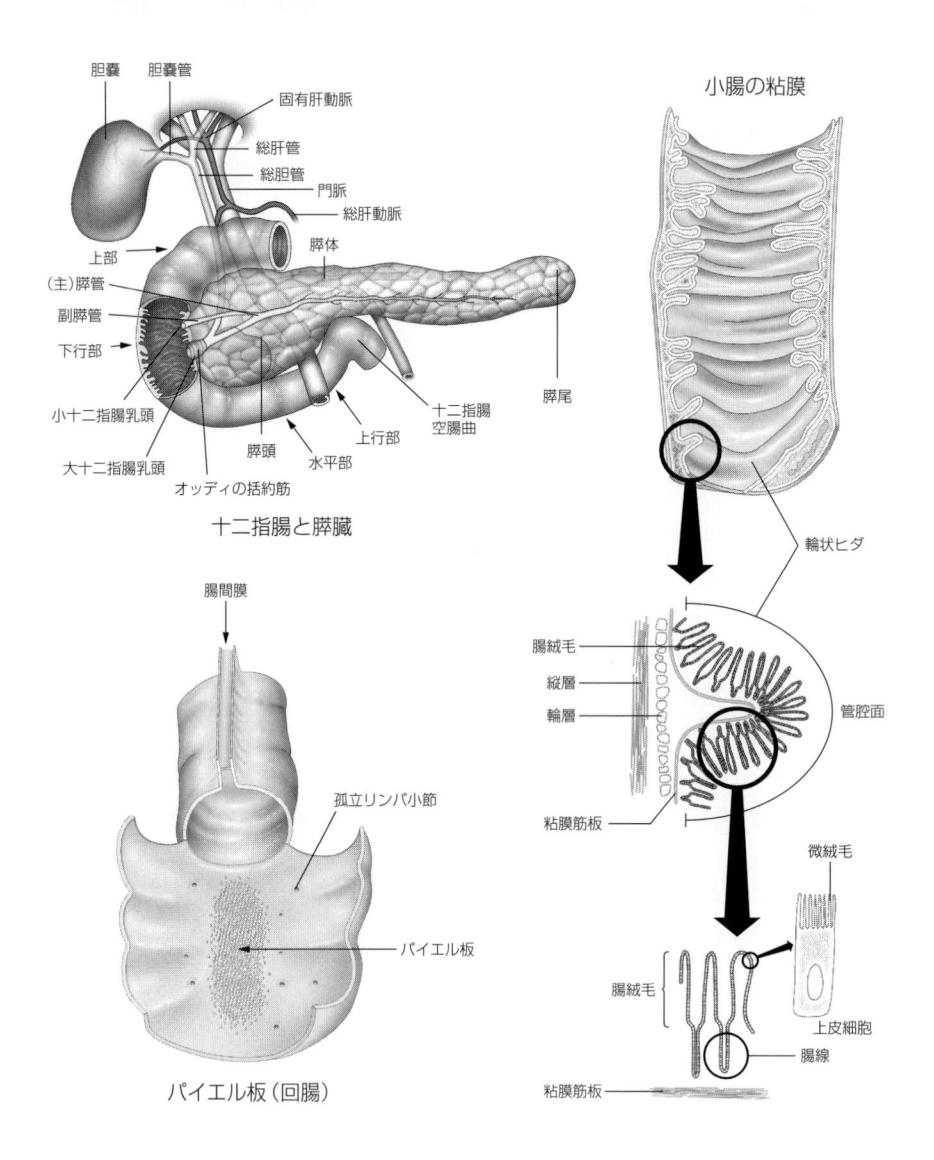

十二指腸と膵臓

パイエル板（回腸）

小腸の粘膜

ここが要点
This is the main point.

小腸の3つの特徴：①輪状ヒダ→腸絨毛→微絨毛　②腸線　③パネート細胞
十二指腸：後腹膜器官，下行部の大十二指腸乳頭に総胆管と膵管とが開口．
空腸：十二指腸空腸曲で始まる．回腸との区分は明確でない．
回腸：右下腹部にあり回盲弁で終わる．終部にパイエル板がある．
膵臓：後腹膜器官で外分泌と内分泌の機能をもつ．

◆小腸
幽門より大腸の回盲弁までの消化管．全長は3～4mから7.5m．

- **十二指腸**：後腹膜器官で上部，下行部，水平部，上行部に区分．下行部に小十二指腸頭（副膵管の開口部），大十二指腸乳頭はファーター乳頭（総胆管と膵管が共通の管で開口する部にオッディの括約筋）．十二指腸空腸曲（十二指腸堤筋＝トライツ靭帯）で空腸に移行．
- **空腸と回腸**：腹膜腔器官．初部2/5が空腸で左腹部，残り3/5が回腸で右下腹部にあり，回盲弁（盲腸に突出）まで．栄養吸収の主役であり，回腸終部にはパイエル板（集合リンパ小節）がある．
- **パイエル板**：回腸の終部にある集合リンパ小節．

◆膵臓
十二指腸の上皮が陥凹して形成された．外分泌腺と内分泌腺を備えた臓器．

- ・位置：L1～2の高さにある後腹膜器官（前面は腹膜に覆われる）．
- ・区分：膵頭，膵体，膵尾．
- ・組織学的構造：線維性被膜で包まれ，実質は小葉間中隔で多数の小葉に分かれる．
- ・外分泌部：複合管状胞状腺．終末部は腺房．腺房には腺房中心細胞がある．
- ・内分泌部：外分泌部に島状に散在し，膵島（ランゲルハンス島）ともいう．
  ランゲルハンス島は膵体と膵尾に多く（約100～200万個）存在する．
  グルカゴン（A細胞から産生），インスリン（B細胞），ソマトスタチン（D細胞）のホルモンを分泌する．

大腸・肛門

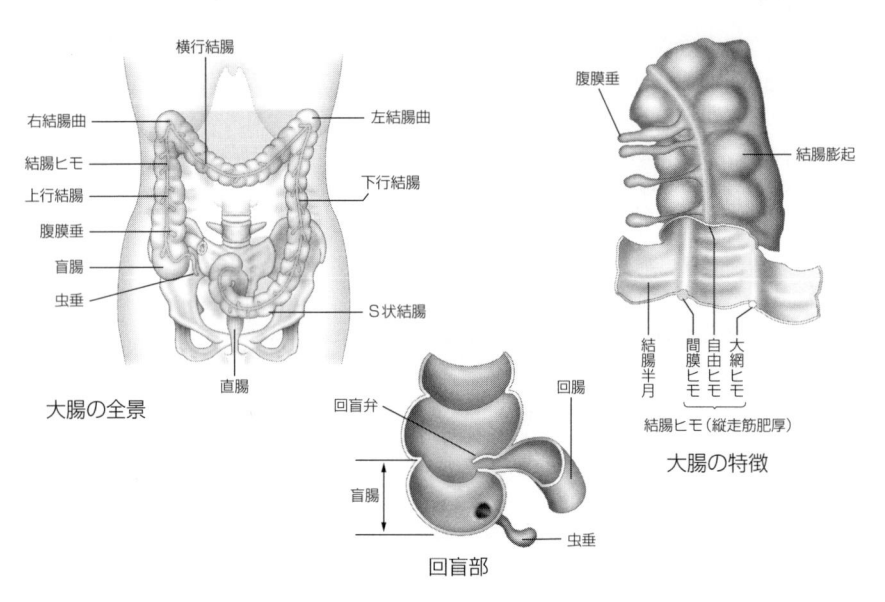

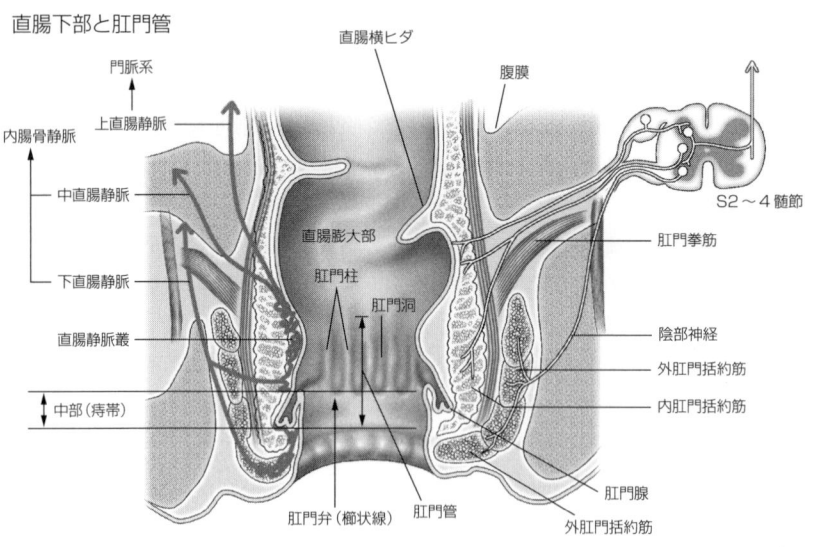

大腸の全景

回盲部

大腸の特徴

直腸下部と肛門管

ここが要点
This is the main point.

大腸：盲腸（虫垂），結腸（上行・横行・下行・S状の各結腸），直腸に区分．

大腸の特徴
- ①結腸ヒモ（縦走筋層が3箇所で肥厚した部位）→虫垂開口部に集束し直腸で壁の周囲全体に広がる．
- ②結腸内面に半月ヒダ，各半月ヒダの間が外側に膨隆して結腸膨起をつくる．
- ③腹膜垂：脂肪を含んだ房状の漿膜のふくろ．
- ④横行結腸とS状結腸は結腸間膜をもつ．
- ⑤上行結腸と下行結腸は前面だけが腹膜に覆われ，後腹壁に接着して動かない．

◆大腸

盲腸より肛門に至る消化管．全長は約1.6m．主に水分の吸収が行われる．

回盲弁（バウヒン弁）：回盲口にある弁（回腸の粘膜が盲腸に突出した部）．

盲腸：大腸の始まりで回盲口より下位の大腸で，長さは6〜8cm．

虫垂：盲腸の後壁下端からの突出した部．集合リンパ節がある．

結腸：上行，横行，下行，S状の各結腸がある．

直腸：S状結腸の続きで消化管の終部で長さは約20cm．上部は前面のみ腹膜に包まれる．

直腸膨大部：直腸の上部で内面に上・中・下の3条の直腸横ヒダがみられる．3条のうち中央のヒダは著明で，直腸の右前側壁にあり，コールラウシュヒダ（弁）といい，肛門より約6cm上方．他のヒダは左後側壁にある．

肛門管：直腸の下端部で，直腸が骨盤隔膜を貫いて肛門に開くまで．長さ約3cm．上部の肛門柱，肛門洞の部，下部の痔帯（痔輪＝内・外肛門括約筋の下端まで）で構成．下部は皮膚の性状をもつ皮膚帯といわれる．

◆肛門

肛門管の下部で消化管の出口．外肛門括約筋がある．

内肛門括約筋は平滑筋，外肛門括約筋は横紋筋．

分布血管：直腸動・静脈（直腸静脈叢が発達）．

肝臓・胆嚢

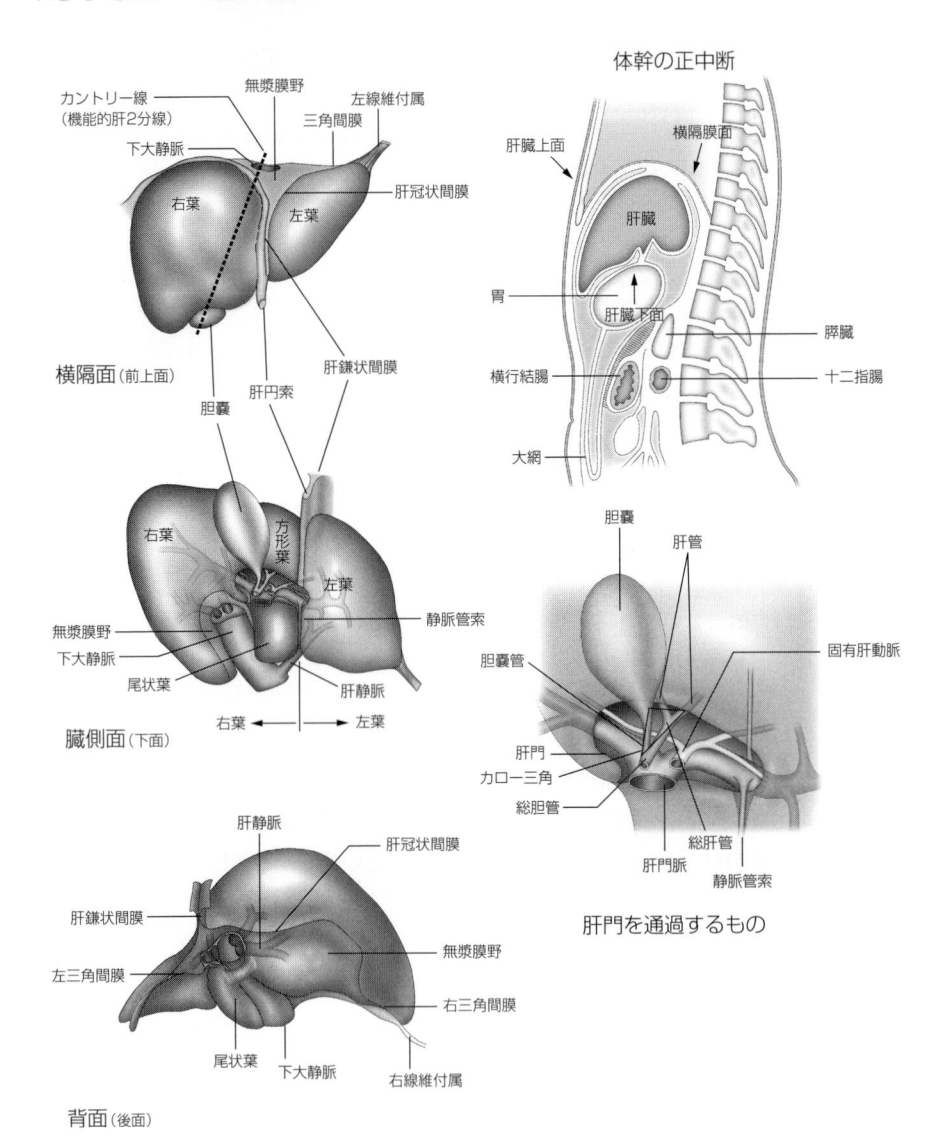

横隔面(前上面)

- カントリー線（機能的肝2分線）
- 無漿膜野
- 左線維付属
- 三角間膜
- 下大静脈
- 右葉
- 左葉
- 肝冠状間膜
- 胆嚢
- 肝円索
- 肝鎌状間膜

臓側面(下面)

- 右葉
- 方形葉
- 左葉
- 無漿膜野
- 下大静脈
- 尾状葉
- 静脈管索
- 肝静脈
- 右葉 ←→ 左葉

背面(後面)

- 肝静脈
- 肝冠状間膜
- 肝鎌状間膜
- 無漿膜野
- 左三角間膜
- 右三角間膜
- 尾状葉
- 下大静脈
- 右線維付属

体幹の正中断

- 肝臓上面
- 横隔膜面
- 肝臓
- 胃
- 肝臓下面
- 膵臓
- 横行結腸
- 十二指腸
- 大網

肝門を通過するもの

- 胆嚢
- 肝管
- 胆嚢管
- 固有肝動脈
- 肝門
- カロー三角
- 総胆管
- 総肝管
- 肝門脈
- 静脈管索

CHAPTER 4 内臓

> ## ここが要点
> This is the main point.
>
> 肝臓
> 　右上腹部を占める，人体で最大の外分泌腺で胆汁を生成，分泌．肝門脈系の一端をなす毛細血管の集合体で，大量の血液を収めている．
> 　肝門を通過するもの：肝管，門脈，固有肝動脈，神経，リンパ管．
> 胆嚢
> 　肝臓の右葉下面の胆嚢窩にあり，胆汁を蓄え濃縮する．

◆肝臓

　肝臓は，十二指腸の上皮が陥凹して形成された最大の外分泌腺で重さは成人でほぼ体重の1/50（新生児では体重の1/25，胎児では体重の1/10），平均1200gである．
　位置：横隔膜の直下で腹腔の大部分が右下肋部にある．
　形態：発達した右葉（尾状葉と方形葉を含む）と左葉よりなる．
　・肝臓の形態学的2分線：右葉と左葉とに分ける肝鎌状間膜を指す．
　・肝臓の機能的2分線：カントリー線で下大静脈と胆嚢窩との中点を結んだ線．
　・肝臓の面：横隔面（上面），臓側面（下面），後面（背面）がある．
　　　横隔面：肝鎌状間膜，無漿膜野（横隔膜の腱中心と肝臓とが後上方で直接癒着する部で腹膜で覆われない部分）．
　　　臓側面：肝門（門脈，固有肝動脈，肝管，リンパ管，神経が出入），肝円索（胎児期の臍静脈の遺残），静脈管索（胎児期の静脈管の遺残），胆嚢窩（胆嚢）．
　　　後面：大静脈溝（下大静脈が通過），肝冠状間膜，三角間膜，線維付属．

◆胆嚢

　胆嚢は肝臓の下面の胆嚢窩にあり，胆汁を蓄える中腔性器官．
　大きさ：長軸8～10cm，幅2～4cm，容積30～70mL．
　外形：なすび形．胆嚢底，胆嚢体，胆嚢頸（胆嚢管に続く部）に分ける．
　内部構造：粘膜ヒダ，ラセンヒダ．
　胆嚢三角（カロー三角）：胆嚢管，総肝管，肝右葉の下面で構成される三角形（胆嚢動脈が通る）．

肝臓の内部構造と胆路

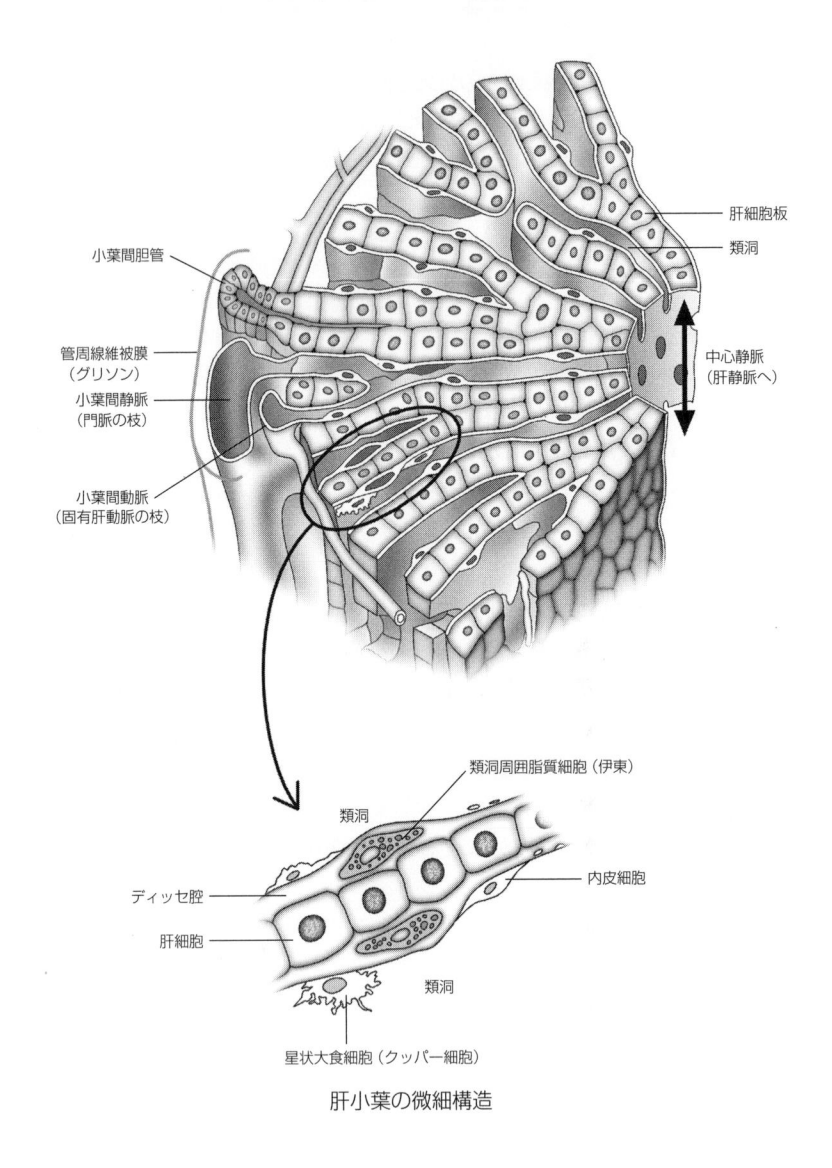

- 肝細胞板
- 類洞
- 小葉間胆管
- 管周線維被膜（グリソン）
- 小葉間静脈（門脈の枝）
- 小葉間動脈（固有肝動脈の枝）
- 中心静脈（肝静脈へ）

- 類洞周囲脂質細胞（伊東）
- 類洞
- ディッセ腔
- 肝細胞
- 内皮細胞
- 類洞
- 星状大食細胞（クッパー細胞）

肝小葉の微細構造

CHAPTER 4　内臓

ここが要点
This is the **main point**.

肝の微細構造
　肝小葉：肝細胞板，類洞，中心静脈，クッパー細胞．
　類洞と肝細胞間の隙間：ディッセ腔で肝リンパの始まり．
　肝の三つ組：小葉間静脈，小葉間動脈，小葉間胆管．
胆路
　肝内胆路と肝外胆路．

◆**肝臓の内部構造**

肝小葉：直径約1mm，高さ約2mmの六角柱状．
　小葉間結合組織：グリソン鞘の角にあり小葉間動脈，小葉間静脈，小葉間胆管が3本1組になってみられる（肝の三つ組）．肝小葉の中心には中心静脈がある．
　肝細胞が一列に並び肝細胞板（20〜25の肝細胞が配列）を構成．
　肝細胞板は肝細胞が中心静脈から放射状に伸び，分岐，吻合して海綿状構造を呈する．
　類洞：肝細胞板間の毛細血管（類洞）．壁にクッパー細胞．
　類洞周囲腔（ディッセ腔）：類洞と肝細胞板との間隙．肝リンパの始まりで伊東細胞〔脂肪摂取細胞（ビタミンA貯蔵・線維形成）〕がある．

肝臓内の血流

　門脈→小葉間静脈→類洞→中心静脈→小葉間静脈→肝静脈→下大静脈
　　　　　　　　　　　↑
　固有肝動脈→小葉間動脈

◆**胆路**：肝細胞で生成された胆汁の排出路．

肝内胆路：肝細胞間の毛細胆管→小葉間胆管→肝管．
肝外胆路：左・右肝管→総肝管→総胆管→胆膵管膨大部→大十二指腸乳頭．
　　　　　　　　　　　　↑　　↑
　　　　　　　　　　　胆嚢管　(主)膵管
　　　　　　　　　　　　↑　　↑
　　　　　　　　　　　胆　嚢　膵　臓

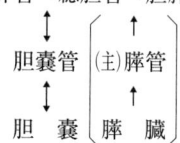

121

鼻・副鼻腔

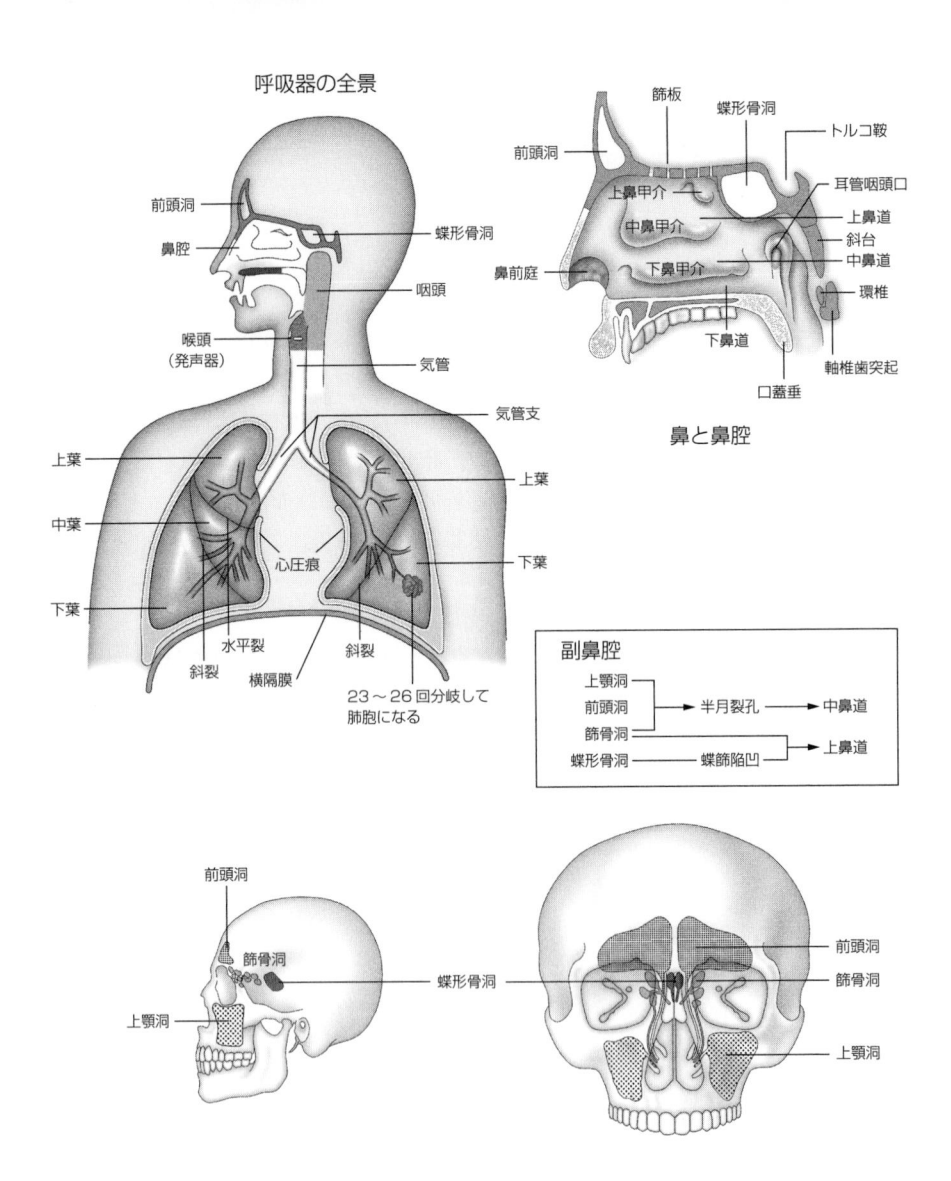

呼吸器の全景

鼻と鼻腔

副鼻腔

上顎洞		
前頭洞	→ 半月裂孔	→ 中鼻道
篩骨洞		
蝶形骨洞	→ 蝶篩陥凹	→ 上鼻道

CHAPTER 4　内臓

ここが要点
This is the main point.

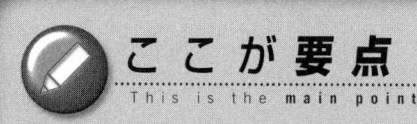

呼吸には外呼吸〔肺呼吸（空気中から酸素を摂取して体内に取り込む）〕と内呼吸〔組織呼吸（血液と細胞とのガス交換）〕とがある．呼吸器系は外呼吸を行う一連の系統で，鼻腔，咽頭，喉頭，気管，気管支，肺で構成．発声器と嗅覚器の機能もある．

　鼻腔：外気を取り入れる気道の入り口．
　粘膜：嗅部（嗅覚を司る領域）とそれ以外の呼吸部．
　鼻道：上鼻道，中鼻道，下鼻道の三階建構造で，内側は共通の腔所総鼻道に続く．
　副鼻腔：鼻腔粘膜とひと続きで，前頭洞，上顎洞，篩骨洞，蝶形骨洞がある．

◆鼻

　外鼻（骨格は鼻骨と鼻軟骨からなる）と鼻腔（外鼻孔から後鼻孔まで）からなる空気の取り入れ口である．

外鼻：鼻根，鼻尖（ハナサキ），鼻翼（コバナ），鼻背（ハナスジ）．
鼻腔：鼻前庭と鼻腔とで構成され，鼻中隔で左右の鼻腔に分けられる．
　鼻前庭：皮膚の続きで重層扁平上皮，鼻毛（チリ落とし），脂腺とアポクリン汗腺．
　固有鼻腔：粘膜は偽重層線毛円柱上皮，血管と豊富な腺の分布（吸入した空気の加温と加湿）．
　キーゼルバッハの静脈叢：鼻中隔前下部にあり，鼻血を出しやすい．
　鼻道：鼻腔内腔に突出した上鼻・中鼻・下鼻甲介が隔壁となり，鼻道をつくる．
　　　　上鼻道（嗅部もある），中鼻道（半月裂孔），下鼻道（鼻涙管開口部）がある．
副鼻腔：鼻腔周囲の含気骨内の空洞が鼻粘膜とひと続きになっている．また，音の共鳴装置としても作用する．

　上顎洞は中鼻道の半月裂孔，前頭洞は中鼻道の半月裂孔の前上部，篩骨洞の前部と中部は中鼻道に開口．
　篩骨洞後部は上鼻道，蝶形骨洞は鼻腔上後部の蝶篩陥凹に開口．

123

咽頭・喉頭

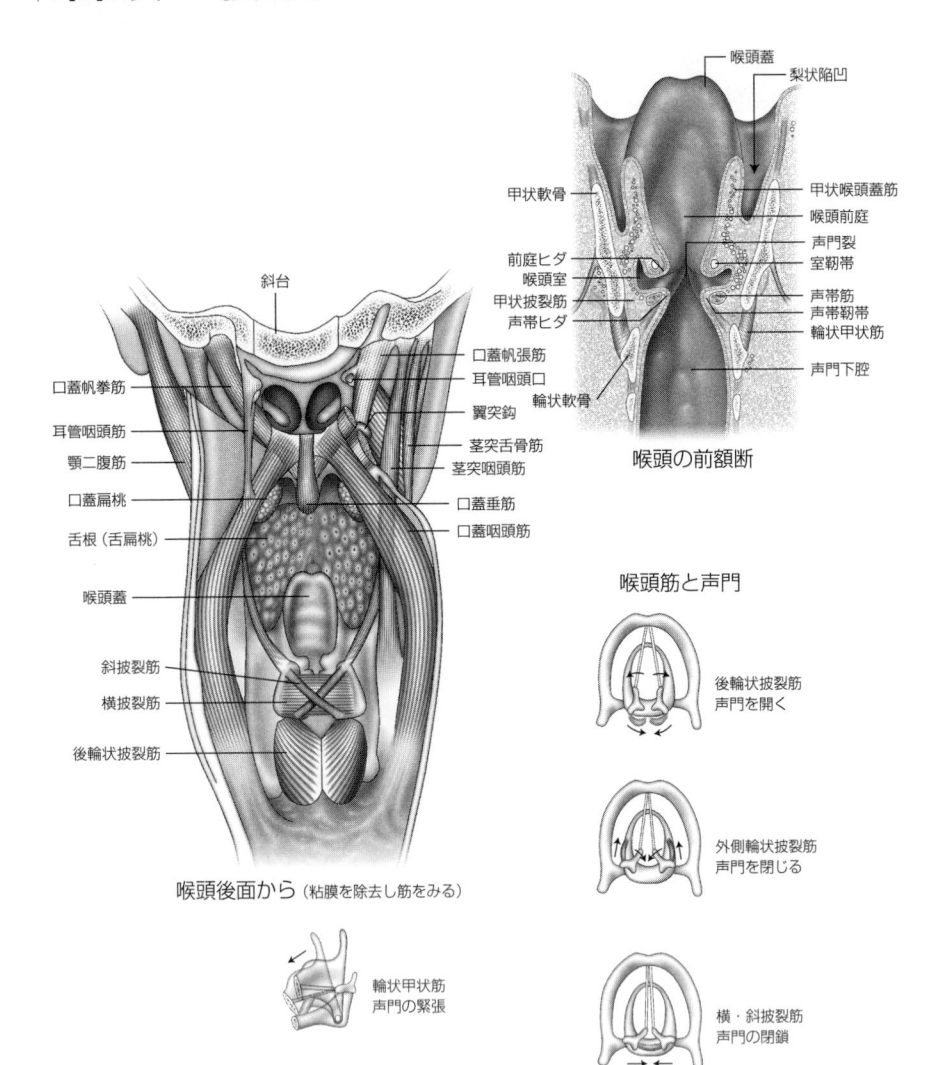

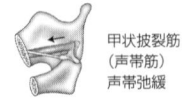

喉頭の前額断

喉頭後面から（粘膜を除去し筋をみる）

喉頭筋と声門

後輪状披裂筋
声門を開く

外側輪状披裂筋
声門を閉じる

横・斜披裂筋
声門の閉鎖

輪状甲状筋
声門の緊張

甲状披裂筋
（声帯筋）
声帯弛緩

CHAPTER 4　内臓

ここが要点
This is the main point.

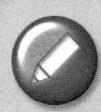

喉頭は咽頭と気管との間にあって気道と発声器として機能する．
　喉頭の内腔：喉頭口→喉頭前庭→喉頭室→声門下腔．
　声門：声門裂と声帯ヒダ（声帯ヒダの開閉と緊張とが発声に関与）．
　喉頭の骨格は，主要な4個の軟骨が関節してつくられる．発声はそれらに付着する6個の喉頭筋群（迷走神経支配）の筋の働きによる．

◆**咽頭**：消化器と共通の部位であり，消化器の項目で既述した．
◆**喉頭**：気道と発声器として働く．
　位置と内腔：C3～6で咽頭と気管との間．
　　喉頭口：喉頭蓋から始まる喉頭の入口．
　　　喉頭蓋（前方），披裂喉頭蓋ヒダ（外側），披裂間ヒダ（後下方）．
　　喉頭腔：喉頭口の下部から輪状軟骨下縁までの部位．
　　　喉頭前庭→（前庭ヒダ）声門裂　喉頭室（声帯ヒダ）→声門下腔．
　　　　前庭ヒダ（室ヒダ，仮声帯）：室靱帯がヒダをつくる，可動性はない．
　　　　声帯ヒダ（甲状披裂筋，声帯靱帯）：この開閉と緊張具合で発声．
　骨格：主要な軟骨4個が関節して発声器として働く．
　　喉頭蓋軟骨（弾性軟骨），甲状軟骨，輪状軟骨，披裂軟骨（硝子軟骨）．
　　披裂軟骨のみ対性でこれ以外は1個である．
　喉頭筋：発声に関わる筋で，筋の付着部，位置で名前をもらう．
　　輪状甲状筋 ―― 声帯ヒダを緊張 ―――――― 上喉頭神経の外枝 ┐
　　甲状披裂筋 ―― 声門を閉じる，披裂軟骨を前方に引く ┐　　　　　│
　　（声帯筋）　　　　　　　　　　　　　　　　　　　　　│　　　　　│迷
　　外側輪状披裂筋－声門を閉じる，披裂軟骨の内転　　　│　　　　　│走
　　後輪状披裂筋 ―― 声門を開く，披裂軟骨の外転　　　├ 下喉頭神経 │神
　　横披裂筋 ――― 声門を閉じる，披裂軟骨を内転　　　│　↑　　　　│経
　　斜披裂筋 ――― 声門を閉じる，披裂軟骨を内転　　　│ 反回神経 ┘
　　披裂喉頭蓋筋 ―― 喉頭口を閉じる（発声に関与せず） ┘
　　　輪状披裂関節の動きによって発声が行われる．

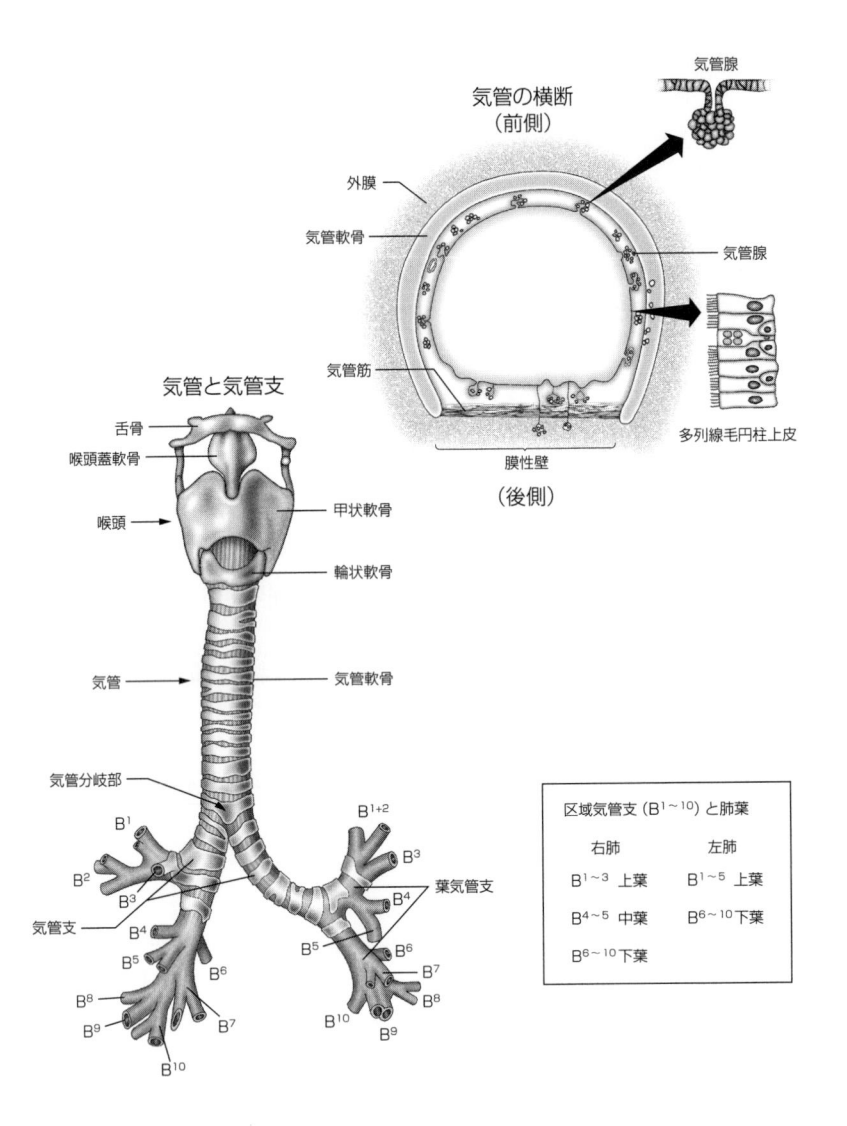

>>>TITLE
気管・気管支

気管の横断（前側）

- 外膜
- 気管軟骨
- 気管腺
- 気管腺
- 気管筋
- 多列線毛円柱上皮
- 膜性壁

（後側）

気管と気管支

- 舌骨
- 喉頭蓋軟骨
- 喉頭
- 甲状軟骨
- 輪状軟骨
- 気管
- 気管軟骨
- 気管分岐部
- 葉気管支
- 気管支

B^1, B^2, B^3, B^4, B^5, B^6, B^8, B^9, B^{10}
B^{1+2}, B^3, B^4, B^5, B^6, B^7, B^8, B^9, B^{10}

区域気管支（B^1〜^{10}）と肺葉

右肺	左肺
$B^{1〜3}$ 上葉	$B^{1〜5}$ 上葉
$B^{4〜5}$ 中葉	$B^{6〜10}$ 下葉
$B^{6〜10}$ 下葉	

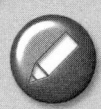

ここが要点
This is the main point.

気管と気管支は外呼吸を行うために空気を通過させる気道(下気道)である．終末細気管支までが肺の導管部で，呼吸細気管支以降がガス交換を行う呼吸部である．
- 気管分岐部：T4～5位の上部縦隔．
- 左右の(主)気管支の特徴：右は左より太く，傾斜角度は右は左より鋭角．左右の肺は区域気管支を基礎にして共に10の区域に区分される．

◆**気管**
　位置と走行：輪状軟骨下縁(C6の高さ)からT4～5位(気管分岐部)までの全長約10cm．頸部と縦隔上部にあり食道の前面を下降．
　形態：前壁・外側：馬蹄形をした16～20個の気管軟骨(硝子軟骨)が支柱となり，輪状靱帯が上下の軟骨を連結(靱帯結合)．
　膜性壁：気管の後壁にある．気管軟骨の両後端を連結する平滑筋束．
　外膜：気管の外層の結合組織．
　粘膜：偽重層線毛円柱上皮，気管腺(豊富)．

◆**気管支**
　気管分岐部で外下方に左右の(主)気管支に分岐する．これ以降気管支は二分岐を繰り返し(約23回)肺胞になる．
　気管支の各名称：葉気管支→区域気管支→区域気管支枝→細気管支→終末細気管支→呼吸細気管支→肺胞管→肺胞．
　(主)気管支：肺門から肺実質内で葉気管支に分岐するまで．

左右(主)気管支の特徴

	左(主)気管支	右(主)気管支
長さ	5～6cm	2～3cm
軟骨輪の数	9～12個	6～8個
形状	細く，長い	太く，短い
傾斜	気管軸に対し約45度	気管軸に対し約25度

肺区域：10の区域気管支を基礎に肺の実質も10に区分されている．

>>>TITLE

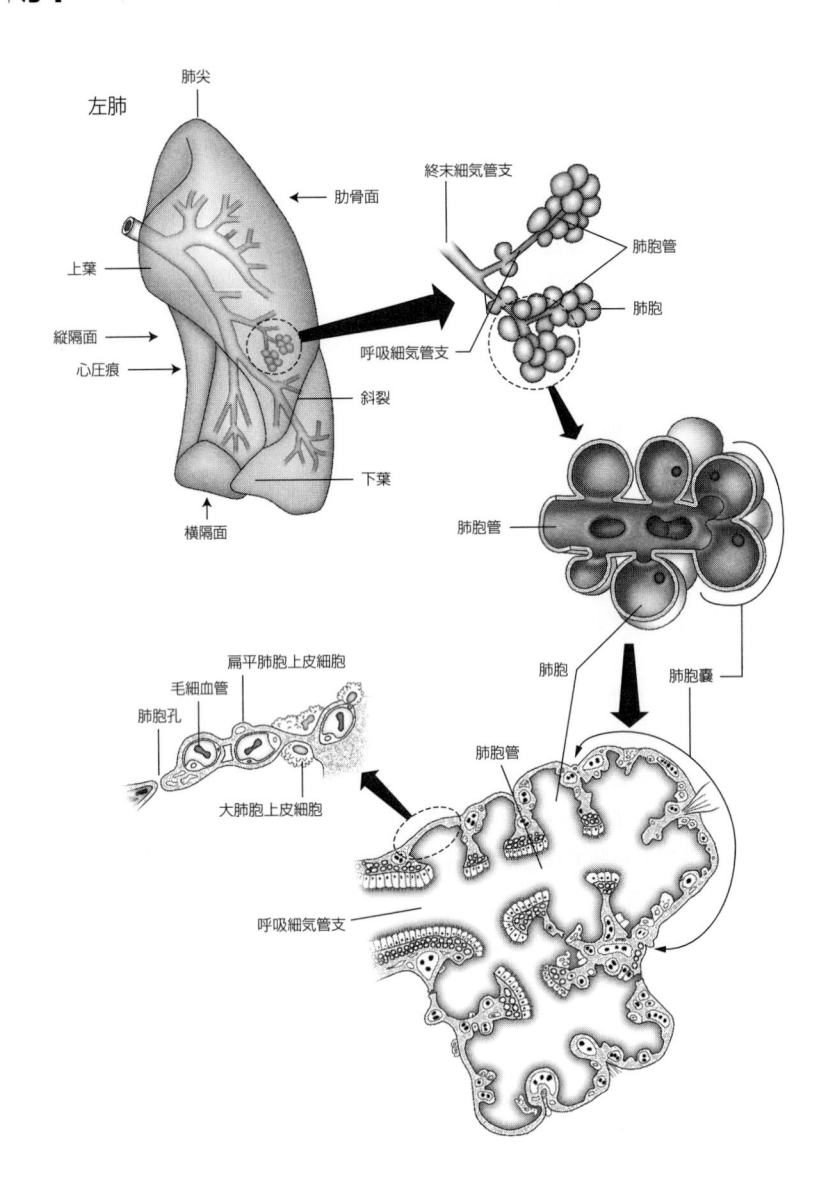

肺

CHAPTER 4 　内臓

ここが要点
This is the main point.

肺は消化管が陥凹して発生した内胚葉由来器官で外呼吸（空気から酸素を取り込み，炭酸ガスを排出）を営む分泌腺で，実質（性）器官．
呼吸部（ガス交換部）：肺胞（扁平肺胞上皮細胞）が主体となる．

◆位置と外形
　位置：左右の胸膜腔に臓側胸膜に包まれ凸隆する．臓側胸膜は肺門（肺根部）で折れ返り壁側胸膜に移行．
　形状：半円錐状の実質性器官．大きさは右肺の方が左肺より大きい（6：5）．
　　　　縦隔面（内側面で凹面をなし肺門と心圧痕とがある），肋骨面（肺の外側面）と横隔面がある．
　　心圧痕：肺の縦隔面で心臓に対応した凹部の部位．
　　肺門：肺の縦隔面で肺に出入りする動・静脈，気管支，神経，リンパ管などが通る．
　肺葉：左肺2葉（上葉，下葉），右肺3葉（上葉，中葉，下葉）
　　葉裂：左肺は斜裂により上葉と下葉に，右肺は水平裂により上葉と中葉に，斜裂により中葉と下葉とに分かれる．

◆微細構造
　気道の上皮：偽重層線毛円柱上皮．
　肺小葉：細気管支とその末端に所属する5〜20個ほどの肺胞からなり，直径5〜20mm程度である．
　呼吸部（ガス交換部）：呼吸細気管支，肺胞管，肺胞嚢（1つの肺胞管に開口する2つ以上の肺胞），肺胞．
　肺胞の上皮と細胞：扁平肺胞上皮細胞（肺胞上皮の95％でガス交換を行う），大肺胞上皮細胞（界面活性物質を分泌），肺胞大食細胞（塵埃の取り込み）．

◆肺の血管
　機能血管：肺循環を営む血管，肺動脈と肺静脈．
　栄養血管：肺組織を栄養，気管支に伴走する血管で気管支動脈と気管支静脈．

縦隔・胸膜

胸部水平断（第7胸椎位）

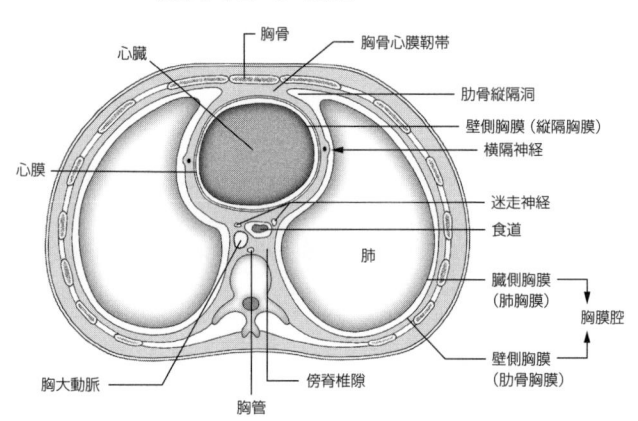

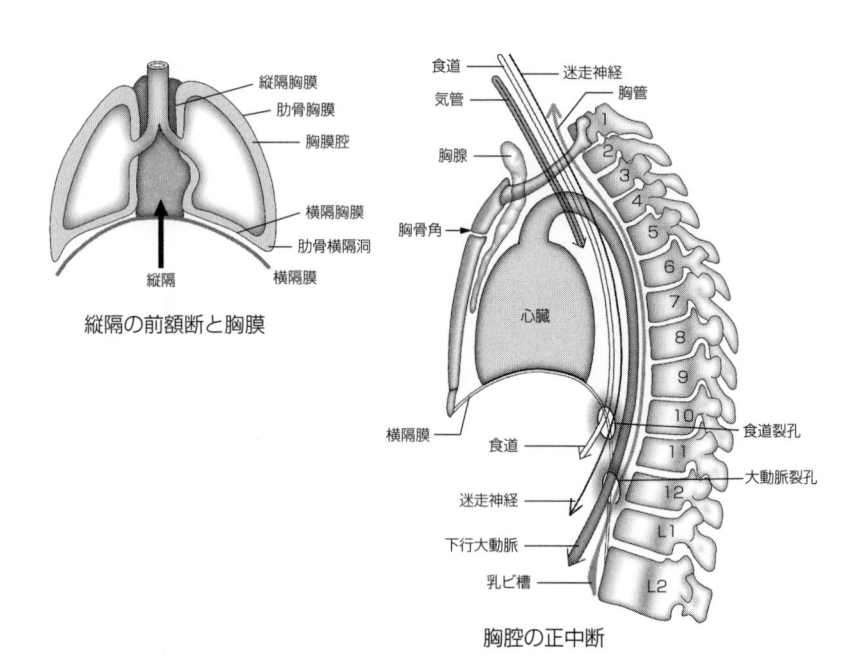

- 心臓
- 胸骨
- 胸骨心膜靭帯
- 肋骨縦隔洞
- 壁側胸膜（縦隔胸膜）
- 横隔神経
- 心膜
- 迷走神経
- 食道
- 肺
- 臓側胸膜（肺胸膜）
- 胸膜腔
- 壁側胸膜（肋骨胸膜）
- 胸大動脈
- 傍脊椎隙
- 胸管

縦隔の前額断と胸膜

- 縦隔胸膜
- 肋骨胸膜
- 胸膜腔
- 横隔胸膜
- 肋骨横隔洞
- 縦隔
- 横隔膜

胸腔の正中断

- 食道
- 迷走神経
- 気管
- 胸管
- 胸腺
- 胸骨角
- 心臓
- 横隔膜
- 食道
- 食道裂孔
- 大動脈裂孔
- 迷走神経
- 下行大動脈
- 乳ビ槽

CHAPTER 4 内臓

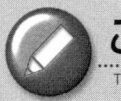

ここが要点
This is the main point.

縦隔は左右の胸膜腔に挟まれた領域である．
縦隔上部（心臓より上位）と縦隔下部（前部・中部・後部）に区分される．
胸膜は左右の胸膜腔（胸膜腔内は陰圧）の表層を覆う漿膜である．漿膜が覆う部位で名前が異なる．

◆縦隔

縦隔は左右の肺に挟まれた中央の胸腔部である．上部は胸郭上口で頸部に続き，下部は横隔膜で腹腔と隔てられる．

縦隔上部：心臓より上部，胸骨角とT4と5との間を結ぶ面（胸骨角平面）より上部．心臓に出入りする血管，気管，気管支，横隔神経，胸腺，交感神経幹，迷走神経，食道，胸管などがある．

縦隔前部：心臓と胸骨との間で下部は横隔膜である．胸腺，内胸動・静脈．

縦隔中部：心臓のある位置．横隔神経．

縦隔後部：心臓の背側に位置する部分．上部は縦隔上部，下部は横隔膜，側部は縦隔胸膜，背部はT5以下から横隔膜までの傍脊椎隙部分．食道，迷走神経，胸大動脈，奇静脈系，胸管，交感神経幹がある．

◆胸膜

肺の表面，胸郭の内面を覆う漿膜．

臓側胸膜（肺胸膜）：肺を覆う漿膜

壁側胸膜：肋骨胸膜（胸壁の内面を覆う）
　　　　　　横隔胸膜（横隔膜の上面を覆う）
　　　　　　縦隔胸膜（縦隔の側壁を覆う）

胸膜腔：肺胸膜と壁側胸膜との間の間隙，少量の漿液がある．

胸膜洞：肋骨縦隔洞，肋骨横隔洞がある．

肺間膜：肺胸膜と壁側胸膜の移行部で肺に出入りする血管，神経，気管支，リンパ管が通る．

尿管・膀胱・尿道

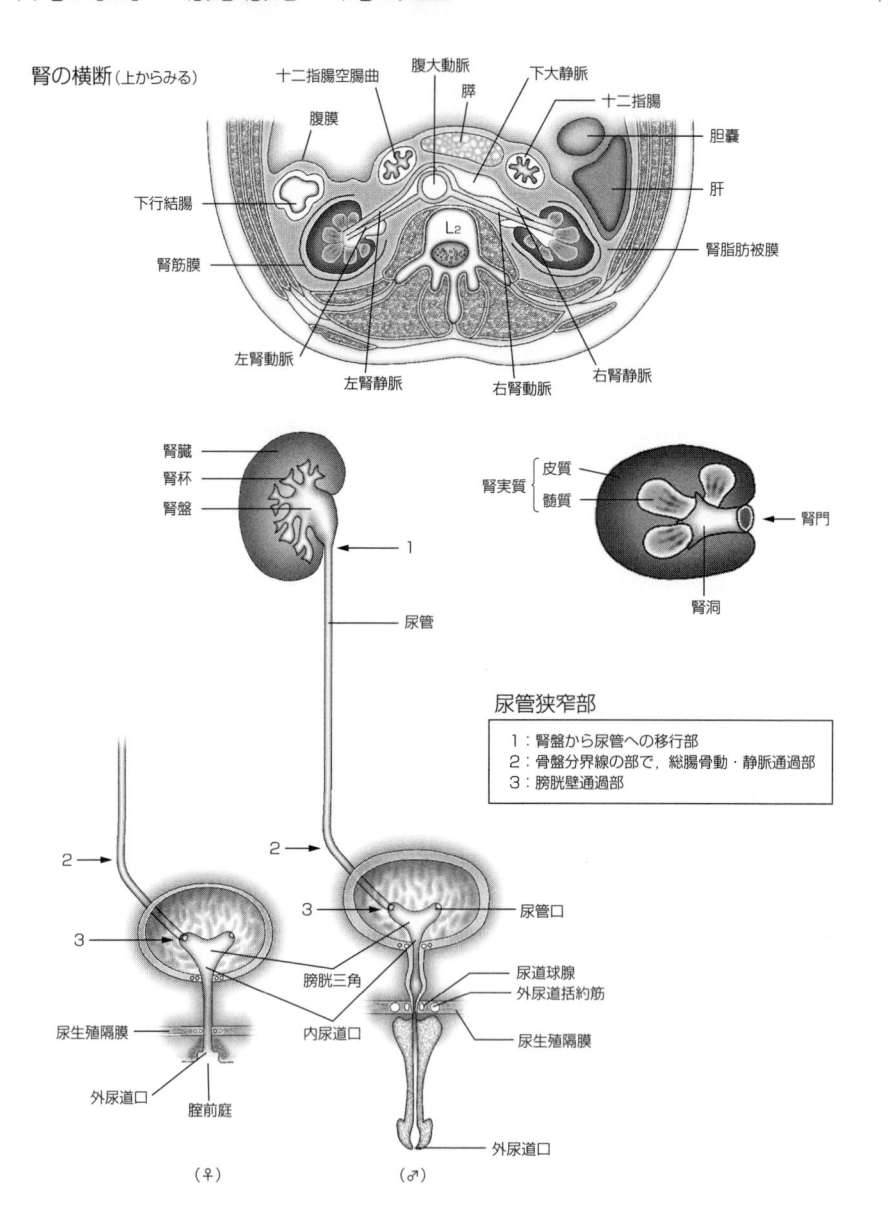

腎の横断（上からみる）

主な構造：腹膜、十二指腸空腸曲、腹大動脈、膵、下大静脈、十二指腸、胆嚢、肝、腎脂肪被膜、下行結腸、腎筋膜、左腎動脈、左腎静脈、右腎動脈、右腎静脈、L₂

主なラベル：腎臓、腎杯、腎盤、尿管、腎実質（皮質・髄質）、腎門、腎洞

尿管狭窄部
1：腎盤から尿管への移行部
2：骨盤分界線の部で，総腸骨動・静脈通過部
3：膀胱壁通過部

下部ラベル：尿管口、膀胱三角、尿道球腺、外尿道括約筋、尿生殖隔膜、内尿道口、外尿道口、腟前庭

（♀）　（♂）

ここが要点

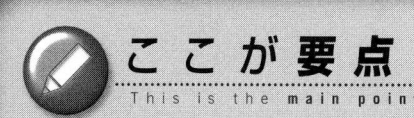

泌尿器系は，体液の性状と量とを一定に保つために尿を生成する腎臓と尿を排泄する尿路とからなる．

腎臓と尿管は後腹膜器官，尿管の下部と膀胱と尿道は骨盤腔内にある．

◆泌尿器系の構成

腎臓：尿をつくる実質性器官．
尿路：尿を排泄する中腔性器官（尿管→膀胱→尿道）．

尿管

腎盤の続きで膀胱に至る長さ約25〜30cm，直径5mmの中腔性器官．
①位置：後腹膜器官（大腰筋の前を下降し骨盤腔に入る）．
②生理的狭窄部：腎盤から尿管移行部，総腸骨動・静脈の横断部，膀胱壁通過部（膀胱を斜位に貫通）に狭窄部が3ヶ所ある．
③組織学的構造：移行上皮，平滑筋，外膜．

膀胱

尿を溜める臓器で最大容量は約350〜500mLの袋状構造．
①位置：骨盤腔内，前方→恥骨結合，後方→直腸♂，子宮と腟♀．
　　　下部→尿生殖隔膜（尿道括約筋，深会陰横筋），上部を腹膜が覆う．
②形態：尖（前方），体（側・上面），底（後部），膀胱頸（下部）を区別．
　　　膀胱三角：内尿管口（尿管開口部→膀胱底）と内尿道口とを結ぶ三角．
　　　粘膜は筋層と密着しているため膀胱の伸展，収縮に関係なくヒダが少なく平滑．
　　　膀胱（内尿道）括約筋：膀胱壁の縦走筋の収縮で内尿道口が開く．
③組織学的構造：移行上皮，平滑筋（3層，内縦・中輪・外縦），膀胱体の上面のみ腹膜，他は外膜が覆う．

尿道

尿を膀胱から体外に尿生殖隔膜を貫通し排泄する管，男女の差が著明．
　♂：前立腺部（射精管開口）→尿生殖隔膜部（尿道括約筋）→尿道海綿体部→外尿道口，全長18〜20cm，S字状を呈するので2つの弯曲部がある．
　♀：全長3〜4cm，腟前庭に開口．

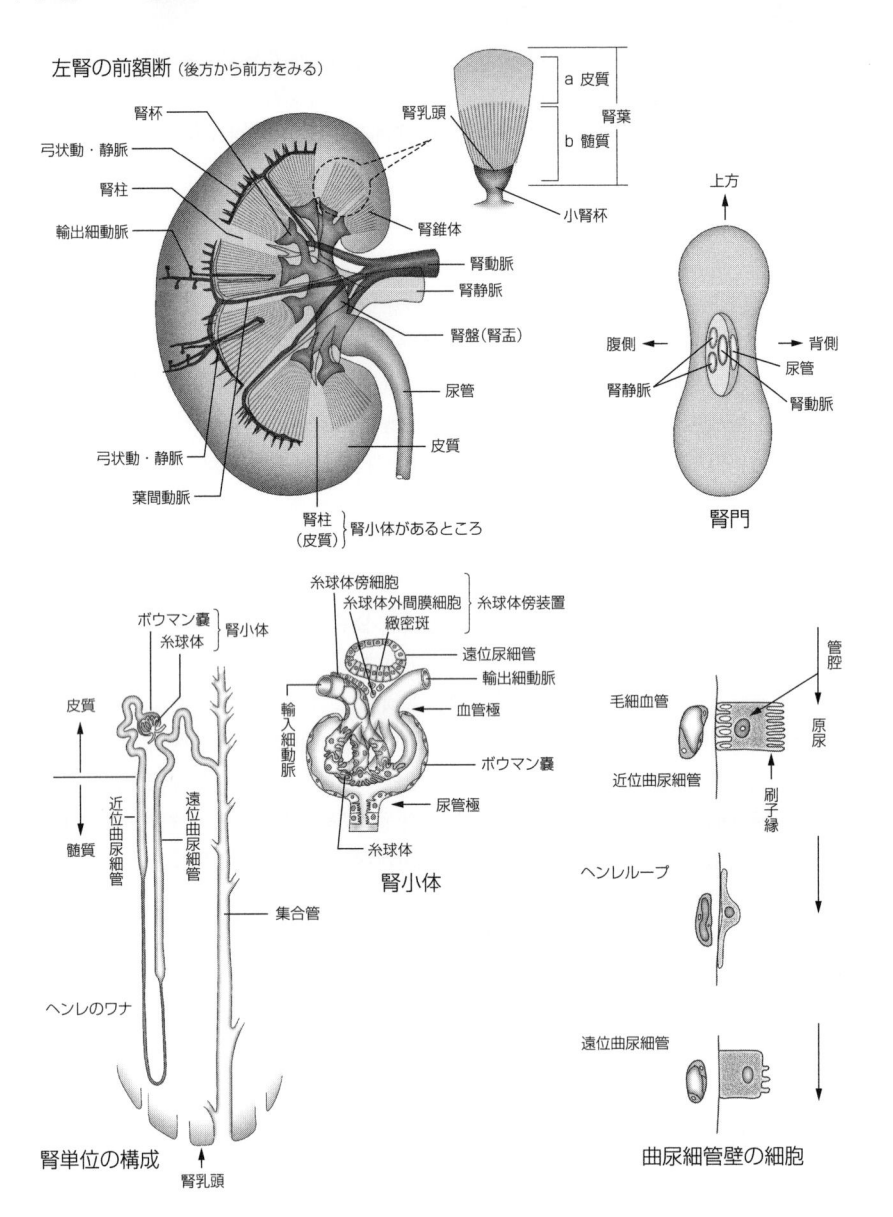

腎　臓

CHAPTER 4　内　臓

ここが要点
This is the main point.

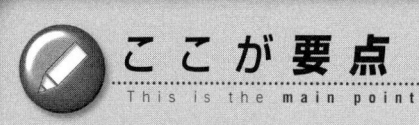

　腎臓は，皮質と髄質とで構成される実質性臓器で腎被膜に包まれて後腹壁（後腹膜器官）に位置している．腎臓は，尿の生成やホルモン（レニン，エリスロポイエチン）の分泌，活性型ビタミンD_3をPTH（パラトルモン）の作用を受けて完成させる働きをする．尿の生成は，腎単位（ネフロン）でなされる．

◆腎臓

　位置と外形：T12～L3の間，右腎は左腎より1/2椎体低い．

　　有対，そら豆状，重さ約120～130g，表面は線維被膜で覆われ，その外側は厚い腎周囲脂肪組織で包まれる．一部前面は腹膜に覆われる．

　形態：皮質と髄質とで構成．

　　腎皮質：腎小体（ボウマン嚢と糸球体）．

　　腎髄質：尿細管と集合管．

　　腎錐体：腎髄質で円錐体状に腎杯に突出，先端は腎乳頭．

　　腎柱：皮質が腎錐体と腎錐体の間に入りこんだ部位．

　　腎葉：一つの腎錐体とこれに属する皮質を合わせた部位．

　　腎杯：腎洞に突出する腎乳頭を杯状に取りまく（平均14個ある）．

　　腎盤（腎盂）：腎杯に続く部で腎洞にある．腎門で尿管に続く．

　　腎門：腎に出入りする腎動・静脈，神経，尿管が通る．
　　　　　　腹側を腎静脈，中間を腎動脈，背側を尿管が通過．

　組織構造

　　腎単位：腎小体（ボウマン嚢と糸球体）→近位曲尿細管→ヘンレのワナ→遠位曲
　　　　　　尿細管で構成され，片側に約100万個ある．

　　糸球体：輸入・輸出細動脈間の毛細血管網．（タコ）足細胞．血管間膜細胞．

　　遠位曲尿細管は集合管に開口→乳頭管で腎乳頭に開口→小腎杯．

　　尿細管周囲の線維細胞：エリスロポイエチンを分泌（赤血球の産生促進）．

　　糸球体傍装置：腎小体の血管極近くの糸球体外間膜細胞（血管傍細胞），輸入細
　　　　　　　　　動脈壁の糸球体傍細胞，遠位曲尿細管の上皮細胞の緻密斑などが
　　　　　　　　　内分泌系として働く．
　　　　　　　　　協調して血圧上昇作用のレニンを分泌→糸球体濾過量を調節．

精巣・精巣上体

男性生殖器（骨盤の正中断）

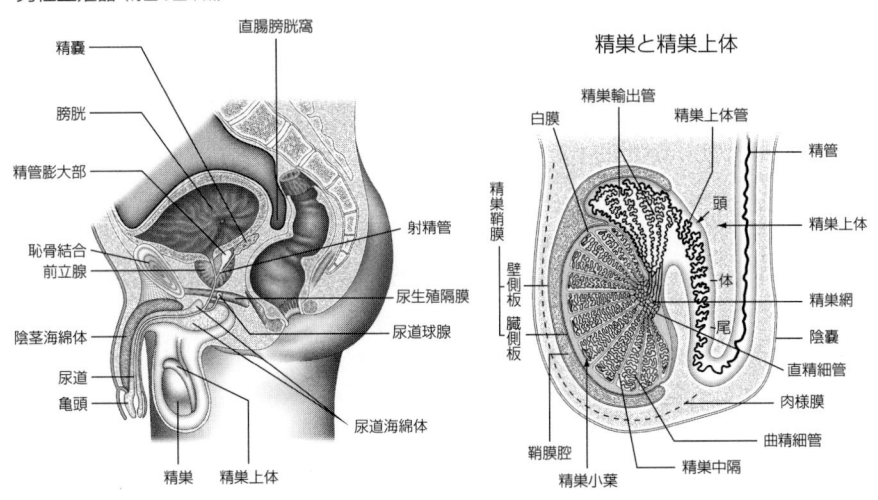

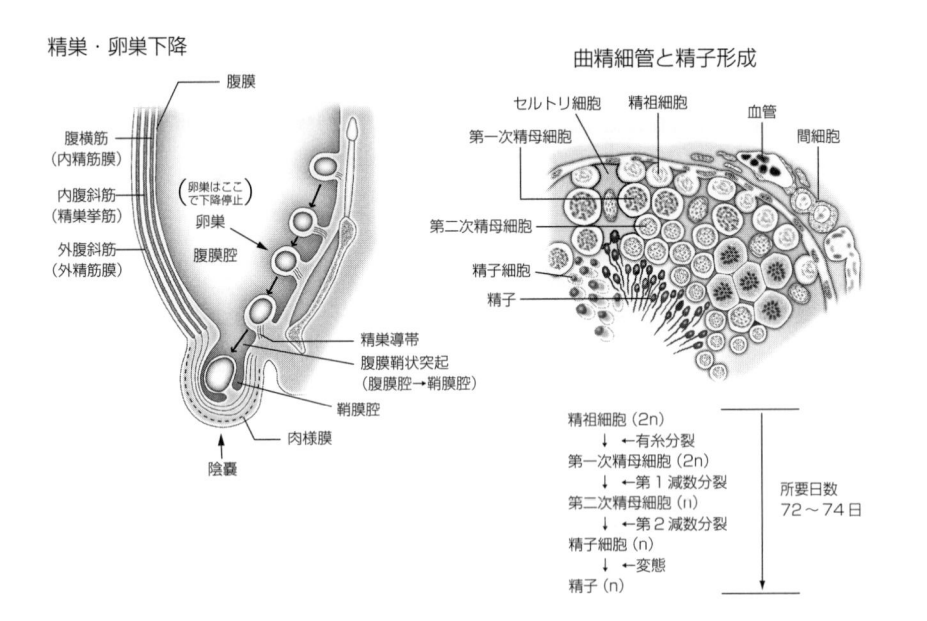

- 精嚢
- 膀胱
- 精管膨大部
- 恥骨結合
- 前立腺
- 陰茎海綿体
- 尿道
- 亀頭
- 精巣
- 精巣上体
- 直腸膀胱窩
- 射精管
- 尿生殖隔膜
- 尿道球腺
- 尿道海綿体

精巣と精巣上体

- 白膜
- 精巣輸出管
- 精巣上体管
- 頭
- 体
- 尾
- 精管
- 精巣上体
- 精巣網
- 陰嚢
- 直精細管
- 肉様膜
- 曲精細管
- 精巣中隔
- 精巣小葉
- 鞘膜腔
- 精巣鞘膜（壁側板／臓側板）

精巣・卵巣下降

- 腹膜
- 腹横筋（内精筋膜）
- 内腹斜筋（精巣挙筋）
- 外腹斜筋（外精筋膜）
- 卵巣はここで下降停止
- 卵巣
- 腹膜腔
- 精巣導帯
- 腹膜鞘状突起（腹膜腔→鞘膜腔）
- 鞘膜腔
- 肉様膜
- 陰嚢

曲精細管と精子形成

- セルトリ細胞
- 精祖細胞
- 血管
- 第一次精母細胞
- 間細胞
- 第二次精母細胞
- 精子細胞
- 精子

精祖細胞 (2n)
↓ ←有糸分裂
第一次精母細胞 (2n)
↓ ←第1減数分裂
第二次精母細胞 (n)
↓ ←第2減数分裂
精子細胞 (n)
↓ ←変態
精子 (n)

所要日数 72〜74日

CHAPTER 4　内臓

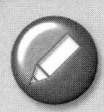

> ## ここが要点
> This is the **main point**.
>
> 卵子と精子が受精して新しい個体をつくるのが生殖で，生殖に関与するのが生殖器系．男性生殖器系は内生殖器（精巣，精巣上体，精管，精嚢，前立腺）と外生殖器（外陰部）とからなる．精巣は精子を産生し，精巣上体は精子の成熟と精路となり，共に陰嚢内に収まっている．
>
> 　精巣は発生初期に腹腔内の中腎の高さにあるが，胎生3ヶ月頃から下降を始め，8ヶ月までには鼠径管を通過して陰嚢内に収まる．

◆精巣（睾丸）
位置と形状：陰嚢内で卵を圧平したような形をした有対の実質性器官（重さ約10g）．
精巣鞘膜：精巣下降の際に精巣と共に腹腔から陰嚢内へ出てきた腹膜．
精巣の構造：精巣を包む厚い結合組織を白膜，その後部の肥厚部を精巣縦隔．
精巣小葉：精巣縦隔（精巣網）より放射状に伸び出す結合組織の精巣中隔で分画された部分．
　　　　　小葉内には2～4本（長さ約70～80cm）の曲精細管がある．一側の精巣には，約500本の曲精細管がある．
曲精細管：精子の産生場所（精上皮），精子は支持細胞（セルトリ細胞）により，支持，栄養，保護されている．
　　　　　精子は曲精細管（精巣小葉内）→直精細管（精巣縦隔内）→精巣網（精巣縦隔内）→精巣上体へ運ばれる．
間細胞（ライディッヒ細胞）：精巣の間質結合組織内にあり，男性ホルモンを分泌．

◆精巣上体
位置と形状：精巣の上端から起こり精管に移行する部まで10数本の精巣輸出管に始まり，精巣上体頭・体・尾からなる．内部に1本の迂曲する精巣上体管があり，精子の貯蔵と成熟にあずかる．
働き：精子の通過時間は10日前後，この間に精子の成熟と運動性を与える．精子の移動は精巣上体管の働きで行われる．

精管・精嚢・前立腺・陰茎・陰嚢

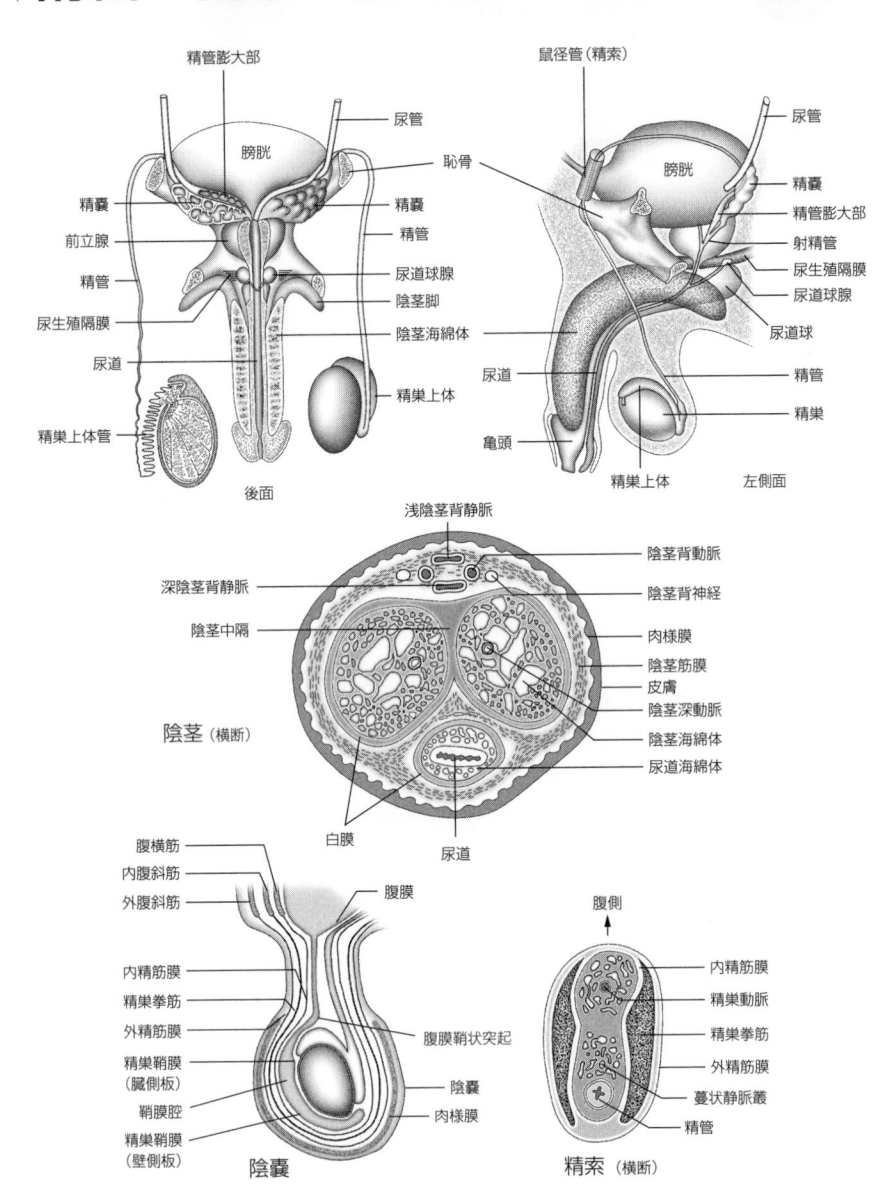

CHAPTER 4 　内臓

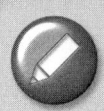

ここが要点
This is the main point.

精管は精巣上体管（精巣上体尾）の続きとして始まり，尿道の前立腺開口部に至る約45cmの中腔性器官である．精管は精子の運搬路である．精嚢と前立腺の分泌物は副生殖腺で精液の一部となる．尿道球腺は尿生殖隔膜内にあるエンドウ豆大の腺で左右一対ある．外陰部の陰茎は交接器と尿路の機能をもつ．

◆**精管と精索**
　精管の部位：精巣上体尾で精巣上体管からの続きとして始まる→精索内（深鼠径輪まで）→腹腔内（膀胱底の後面で尿管と交叉）→前立腺の上後部（精管膨大部）→射精管（精嚢の導管と合流）→尿道の前立腺部に開口（精丘）．
　精索とその内容：深鼠径輪までの精管とそれに伴走する構造物を精索と呼ぶ．精巣動脈←腹大動脈の枝，蔓状静脈叢，精管，精巣鞘膜（腹膜），精巣挙筋，自律神経，リンパ管．
　精管の筋層：厚い平滑筋層（射精時に精子の送り出しを助ける）．

◆**精嚢**
　精管膨大部の外側に一対の紡錘形をした長径4cm程の囊状の器官．分泌物は精液の60％を占める．筋層に平滑筋が発達．

◆**前立腺**
　位置と形状：膀胱底の下面に接し，恥骨結合と直腸との間，尿生殖隔膜の上にあり，栗の実状の実質性器官．中央を尿道が貫通．
　構造：左・右葉と両葉中間の峡部からなる．実質は外腺と内腺とで構成され支質に平滑筋が多く射精時に精子の送り出しの役を担う．前立腺液を分泌（精液の約30％）．
　外腺：本来の腺，尿道の後部に開口．
　内腺：尿道後方で射精管より前にある尿道に近い腺，肥大はこの部の増生．

◆**尿道球腺**：分泌物は精液の一部（アルカリ性）で尿道海綿体部に開口．

◆**陰茎と陰嚢（外陰部）**
　陰茎：陰茎海綿体（左右一対で中央に陰茎深動脈）と尿道海綿体（1つで中央に尿道が走る）と皮膚とで構成，陰茎根，陰茎体，陰茎亀頭の3部．上面は陰茎背，下面は尿道面．
　陰嚢：精巣，精巣上体，精索を包む．皮下脂肪はなく平滑筋（肉様膜）がある．

>>>TITLE
卵巣・卵管

骨盤の正中断

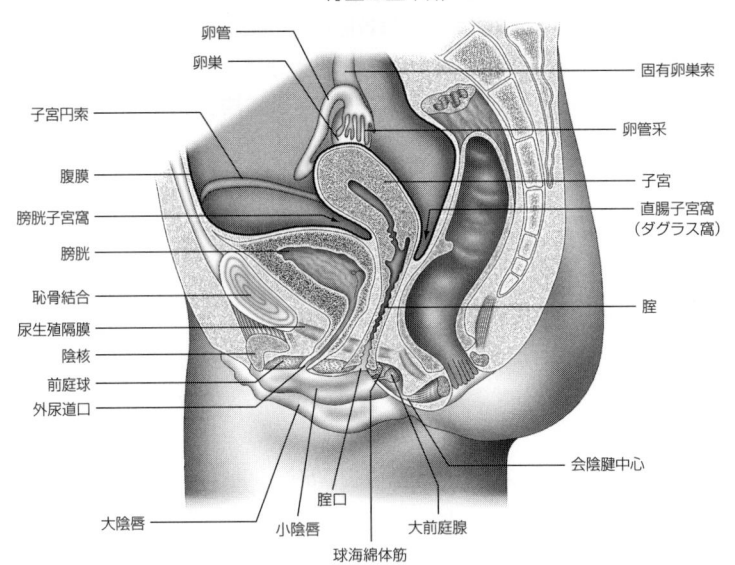

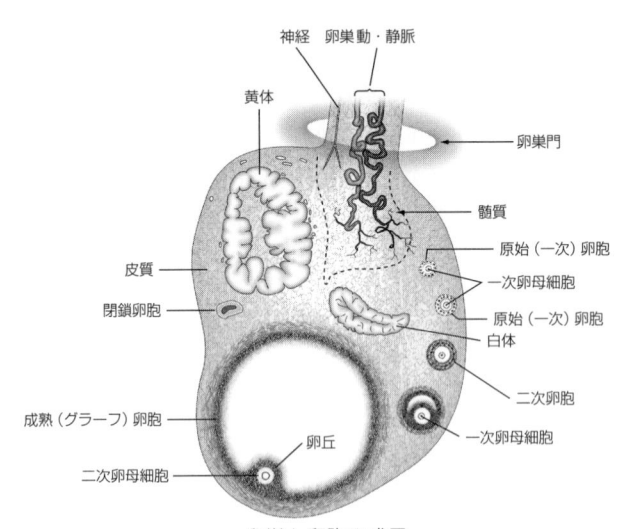

卵巣と卵胞の成長

CHAPTER 4　内　臓

ここが要点
This is the main point.

　女性生殖器系は内生殖器（卵巣，卵管，子宮，腟）と，外生殖器（外陰部）とからなる．内生殖器は骨盤腔内にあり，外生殖器は会陰にある．
　卵巣は発生初期に中腎の高さに生じた後，卵巣下降で骨盤腔の位置に収まる．
　卵巣や卵管（中腎傍管に由来）は発生部位の血管分布を終生受ける．

◆**卵巣**：卵細胞の保存，成熟，排卵および卵胞ホルモンと黄体ホルモンの分泌．
　位置と形状：母指頭大の扁平楕円形（厚さ10mm前後，長径4〜5cm・短径2cm）の有対の実質性器官．子宮広間膜（腹膜）に包まれる．分界線の直下で仙腸関節の前面の卵巣窩にある．
　　★**子宮広間膜（腹膜）**：子宮，卵管，卵巣を包むひと続きの腹膜．部位により子宮間膜（子宮外側縁に接する部位），卵管間膜，卵巣間膜（卵巣前縁→卵巣門），卵巣提索（卵巣外側縁，卵巣動，静脈を通す）に区分．
　　・卵巣の固定：卵巣提索（後を閉鎖神経が通過），固有卵巣索．
　組織構造：腹膜と白膜に包まれ，皮質と髄質とで構成される．
　　皮質：種々の発育状態の卵胞とその間質をなす卵巣皮質とからなる．両側卵巣の卵母細胞の総数は約40万個あり，一生の間に排卵される卵子は約400個ある．その他は変性退化，消失．
　　卵胞：原始（一次）卵胞→二次卵胞→成熟（グラーフ）卵胞と発育する．成熟卵胞は排卵後，黄体を形成（妊娠しない時→退縮し白体となり消失）．
　　髄質：血管と結合組織で海綿状を呈する．
◆**卵管**：卵細胞と受精卵の通路および受精部位．
　位置と形状：子宮底の両側縁から外側に子宮広間膜の上縁に沿って10cm程伸び出す．鉛筆の芯の太さ，管腔内部はヒダが複雑に入りくみ迷路構造で内側端は子宮腔に開口（卵管子宮口），外側端は卵巣外側端に接して腹腔に開口（卵管腹腔口）．
　卵管の構成：外側から卵管漏斗で末端は花びら状に分かれた卵管采（このうち卵巣に付着した1本長いものが卵巣采）→卵管膨大部（受精が行われる部）→卵管峡部→子宮部（子宮壁内にある部）の4部よりなる．
　組織構造：漿膜〔卵管壁（血管と神経が豊富に分布）〕，粘膜〔単層線毛円柱上皮（線毛細胞と分泌細胞）〕，筋層（ラセン状走行の平滑筋）．

子宮・腟・会陰

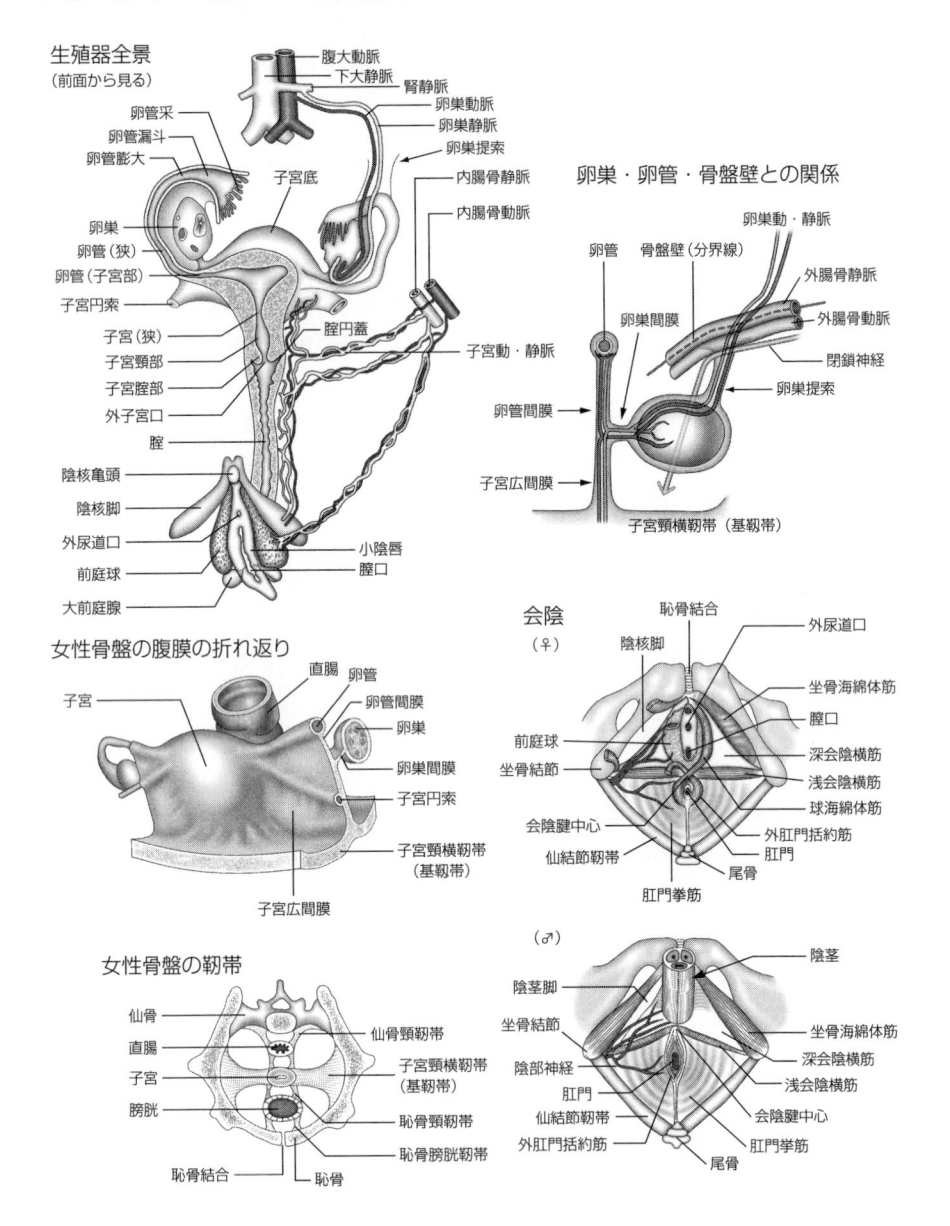

生殖器全景
（前面から見る）

- 腹大動脈
- 下大静脈
- 腎静脈
- 卵巣動脈
- 卵巣静脈
- 卵巣提索
- 内腸骨静脈
- 内腸骨動脈
- 卵管采
- 卵管漏斗
- 卵管膨大
- 卵巣
- 卵管（狭）
- 卵管（子宮部）
- 子宮円索
- 子宮（狭）
- 子宮頸部
- 子宮腟部
- 外子宮口
- 子宮底
- 腟円蓋
- 子宮動・静脈
- 腟
- 陰核亀頭
- 陰核脚
- 外尿道口
- 前庭球
- 大前庭腺
- 小陰唇
- 腟口

卵巣・卵管・骨盤壁との関係

- 卵巣動・静脈
- 卵管
- 骨盤壁（分界線）
- 外腸骨静脈
- 外腸骨動脈
- 卵巣間膜
- 閉鎖神経
- 卵巣提索
- 卵管間膜
- 子宮広間膜
- 子宮頸横靱帯（基靱帯）

女性骨盤の腹膜の折れ返り

- 子宮
- 直腸
- 卵管
- 卵管間膜
- 卵巣
- 卵巣間膜
- 子宮円索
- 子宮頸横靱帯（基靱帯）
- 子宮広間膜

会陰
（♀）

- 恥骨結合
- 陰核脚
- 外尿道口
- 坐骨海綿体筋
- 腟口
- 前庭球
- 深会陰横筋
- 坐骨結節
- 浅会陰横筋
- 球海綿体筋
- 会陰腱中心
- 外肛門括約筋
- 仙結節靱帯
- 肛門
- 尾骨
- 肛門挙筋

（♂）

- 陰茎
- 陰茎脚
- 坐骨海綿体筋
- 坐骨結節
- 深会陰横筋
- 陰部神経
- 浅会陰横筋
- 肛門
- 会陰腱中心
- 仙結節靱帯
- 外肛門括約筋
- 尾骨
- 肛門挙筋

女性骨盤の靱帯

- 仙骨
- 直腸
- 子宮
- 膀胱
- 仙骨頸靱帯
- 子宮頸横靱帯（基靱帯）
- 恥骨頸靱帯
- 恥骨膀胱靱帯
- 恥骨結合
- 恥骨

ここが要点
This is the main point.

子宮は胎児を分娩まで発育させる器官であり，腟は交接器と産道を担う．
子宮の固定は子宮広間膜とその基部にある各種靱帯とでなされる．
外陰部は会陰（広義）の尿生殖三角に露出している生殖器で腟前庭には腟口と外尿道口が開口している．

◆**子宮**
　位置と外形：膀胱と直腸との間にあり前後に圧平された西洋梨形をしている．
　　　　　　　　正常位では前傾前屈．大きさは長径7〜8cm，幅約4cm，厚さ約3cm．
　構造と形態：中腔性器官で子宮底，子宮体，子宮峡部，子宮頸部（腟上部と腟部）に
　　　　　　　　区分され，厚い筋層をもつ．子宮底角に卵管が開口．
　　子宮腔←卵管開口，子宮頸←子宮頸管（子宮頸管腺の分泌物で満ちている）．
　　子宮内膜（粘膜）：機能層（月経時に剥離）と基底層とで構成される．
　　子宮筋層（筋層）：平滑筋で妊娠時には筋線維の長さと太さが増す．
　　子宮外膜（漿膜）：底と体の前後上面は漿膜（腹膜）で，それ以外は外膜で覆われる．
　子宮の固定：子宮広間膜，子宮頸横靱帯，子宮円索．
◆**腟**
　拡張性に富んだ管状構造，長さ約7cm，上端は腟円蓋，下端は腟前庭．上皮は重層扁平上皮．
◆**外陰部**：縦裂溝状を示す尿生殖洞とその周囲．
　恥丘：前陰唇交連上の皮膚（陰毛）の膨隆部（豊富な脂肪）．
　大陰唇：左右一対の紡錘状の縦の皮膚，ヒダとヒダとの間に陰裂がある．
　小陰唇：大陰唇の内側にある皮膚のヒダ（ヒダの間が腟前庭←大前庭腺）．
　　大前庭腺（バルトリン腺）：小豆大で腟口後部の小陰唇内側に開口，粘液腺．
　腟前庭：小陰唇のヒダの間．腟口と外尿道口が開口．
　陰核：左右の小陰唇の合する部分の小さな突起，尿道海綿体はない．
　前庭球：大陰唇の皮下にある緻密静脈叢（男性の尿道海綿体に相当）．
◆**会陰**：狭義→肛門と外陰部との間，広義→骨盤の出口を塞ぐ部（骨盤隔膜）．
　　会陰前部：尿生殖三角部（骨盤隔膜の前方部）．
　　会陰後部：肛門三角部．

>>>TITLE
甲状腺・上皮小体・副腎

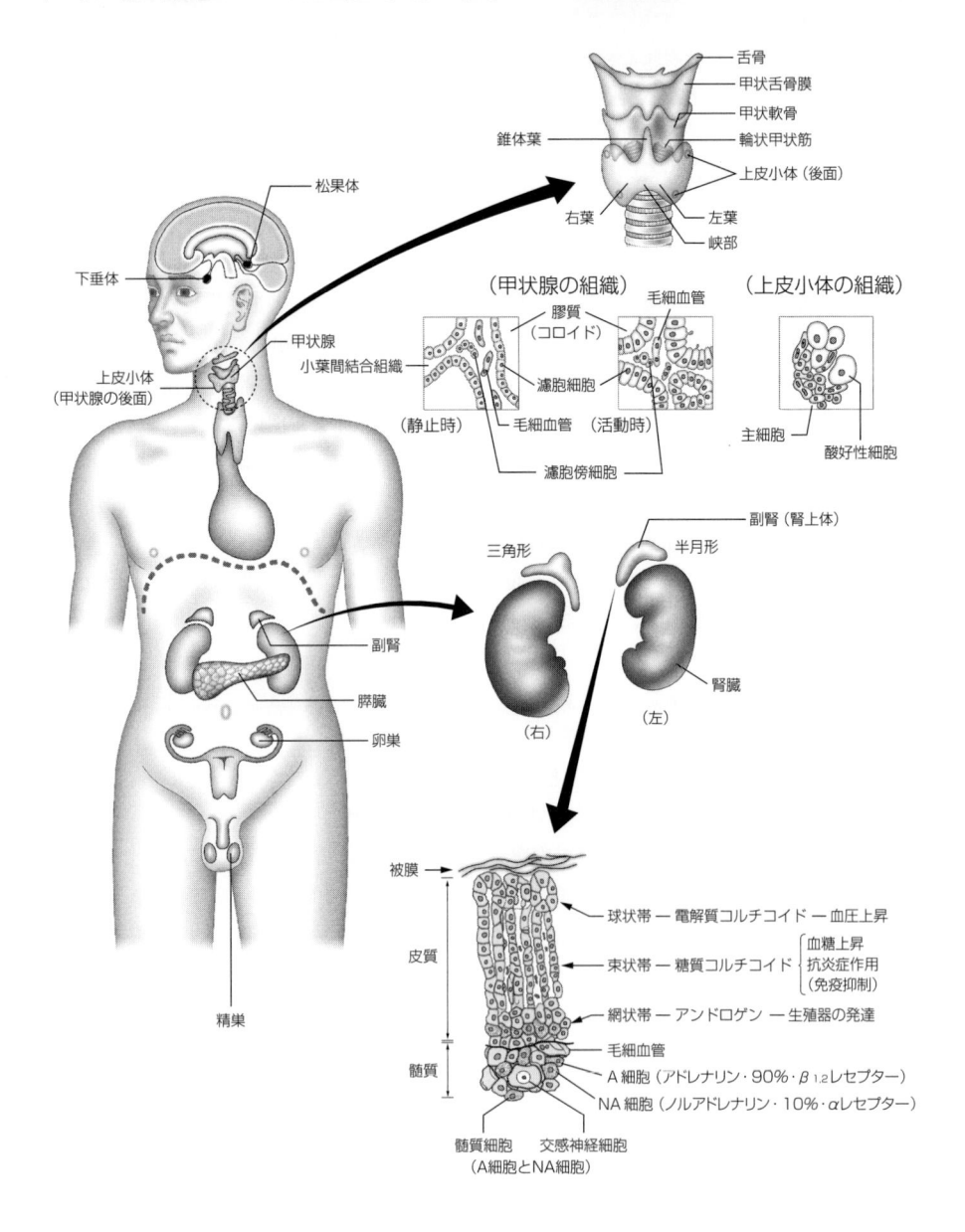

（甲状腺の組織）
- 舌骨
- 甲状舌骨膜
- 甲状軟骨
- 輪状甲状筋
- 錐体葉
- 上皮小体（後面）
- 右葉
- 左葉
- 峡部

- 松果体
- 下垂体
- 甲状腺
- 上皮小体（甲状腺の後面）
- 小葉間結合組織
- 膠質（コロイド）
- 濾胞細胞
- 毛細血管
- 毛細血管
- 濾胞傍細胞
- （静止時）（活動時）

（上皮小体の組織）
- 主細胞
- 酸好性細胞

- 三角形
- 半月形
- 副腎（腎上体）
- 副腎
- 膵臓
- 腎臓
- 卵巣
- （右）（左）
- 精巣

- 被膜
- 皮質
  - 球状帯 ― 電解質コルチコイド ― 血圧上昇
  - 束状帯 ― 糖質コルチコイド ― 血糖上昇／抗炎症作用（免疫抑制）
  - 網状帯 ― アンドロゲン ― 生殖器の発達
- 髄質
  - 毛細血管
  - A細胞（アドレナリン・90%・$\beta_{1,2}$レセプター）
  - NA細胞（ノルアドレナリン・10%・αレセプター）
  - 髄質細胞（A細胞とNA細胞）
  - 交感神経細胞

CHAPTER 4 内臓

ここが要点
This is the main point.

内分泌器系は，導管がなく，分泌物は血行やリンパを介して特定の臓器（標的器官）や特定の細胞（標的細胞）に働きかけ，体内の内部環境を液性に調節する器官である．豊富な血管分布を受ける．

ホルモンには脂溶性ホルモン（受容体は細胞内．ステロイド系ホルモンとサイロキシン）と水溶性ホルモン（受容体は細胞膜）とがある．

◆甲状腺
由来と位置：内胚葉に由来．甲状軟骨下部の気管上部前面を馬蹄形に囲む．
形態：左葉と右葉，中央部の峡部（蝶の形）．
　組織構築：被膜と小葉，小葉は濾胞（濾胞内にコロイド）の集団．
　濾胞細胞：単層立方上皮，サイロキシンを分泌．
　濾胞傍細胞：サイロカルシトニンを分泌．
作用：サイロキシンはあらゆる細胞，組織の酸素消費を高め機能亢進，サイロカルシトニンは血中のCaイオン濃度を低下させる（破骨細胞の働きを抑制）．

◆上皮小体
由来と位置：内胚葉に由来．甲状腺の後面に上下2対（米粒～小豆大の大きさ）．
分泌細胞：色素嫌性細胞（主細胞）がパラトルモンを分泌．
作用：破骨細胞の骨吸収作用を促進し血中のCaイオン濃度を高くする．

◆副腎（腎上体）
由来と位置：皮質（中胚葉に由来），髄質（外胚葉に由来），後腹膜器官．
形態：皮質（球状帯，束状帯，網状帯），髄質（内部）で構成．
　球状帯：外層，電解質代謝に関するホルモン（アルドステロンを分泌）．
　束状帯：中層，糖質代謝に関するホルモン（コルチゾールを分泌）．
　網状帯：内層，男性ホルモン（アンドロゲンを分泌）．
　髄質（髄質細胞2種）：アドレナリン（A細胞）とノルアドレナリン（NA細胞）を分泌．
作用：アルドステロンは抗利尿作用，血圧上昇．
　コルチゾールは蛋白，脂肪分解促進，グルコース産生促進，抗炎症作用，ストレスへの抵抗増進，免疫応答の低下．
　アンドロゲンは生殖器の発達（閉経後のエストロゲンはすべてこのホルモンに由来），アドレナリンとノルアドレナリンはストレスに対応する．

下垂体・松果体

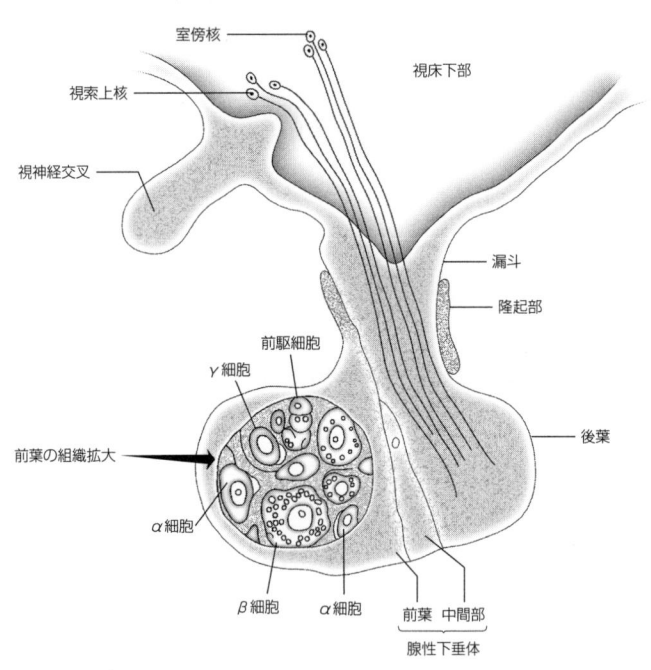

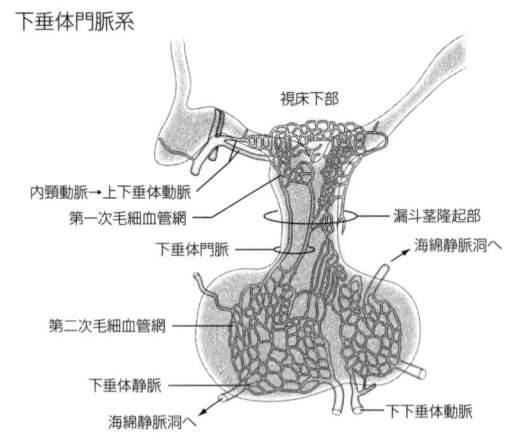

図中ラベル（上図：下垂体の構造）:
- 室傍核
- 視索上核
- 視神経交叉
- 視床下部
- 漏斗
- 隆起部
- 後葉
- 前駆細胞
- γ細胞
- 前葉の組織拡大
- α細胞
- β細胞
- α細胞
- 前葉
- 中間部
- 腺性下垂体

図中ラベル（下図：下垂体門脈系）:
- 視床下部
- 内頸動脈 → 上下垂体動脈
- 第一次毛細血管網
- 漏斗茎隆起部
- 下垂体門脈
- 海綿静脈洞へ
- 第二次毛細血管網
- 下垂体静脈
- 海綿静脈洞へ
- 下下垂体動脈

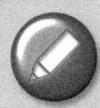

ここが要点
This is the main point.

下垂体：視床下部の支配下にあり内分泌の総元締めとして働く．前葉，中間部，後葉とがある．
松果体：本来は光受容器として発達してきた．メラトニンを分泌．

◆下垂体
　由来と位置：口腔粘膜の外胚葉（腺性下垂体＝前葉と中間部）と神経外胚葉（後葉）とに由来．蝶形骨のトルコ鞍（下垂体窩），間脳視床下部の漏斗に接続．
　形態：大豆状の大きさ．
　　腺性下垂体（前葉，中間部，隆起部）．神経性下垂体（視床下部の視索上核と室傍核に分泌細胞がある）．
　分泌細胞（ホルモン名が作用を示している）
　　前葉：色素嫌性細胞（γ細胞・約55％）は副腎皮質刺激ホルモン（一部）と他のホルモンの前駆物質．
　　　　　酸好性細胞（α細胞・約40％）は成長ホルモン（GH）と乳腺刺激ホルモン（プロラクチンPRL）．
　　　　　塩基好性細胞（β細胞・約10％）は甲状腺刺激ホルモン（TSH），副腎皮質刺激ホルモン（ACTH），卵胞刺激ホルモン（FSH），黄体形成ホルモン（LH）．
　　後葉（神経分泌）：視索上核と室傍核からオキシトシン（平滑筋の収縮），バソプレシン（抗利尿作用）を分泌．
　下垂体門脈系
　　上下垂体動脈は，隆起部で毛細血管網になる．この血管網から数本の静脈（下垂体門脈）が下降し前葉で再び洞様毛細血管網となり腺細胞間を流れる．これらの一連の脈管形態を下垂体門脈系と称する．隆起部の毛細血管網内に前葉ホルモンの放出促進と抑制ホルモンが分泌され，前葉ホルモンの分泌コントロールをしている．

◆松果体（前頁図参照）
　由来と位置：外胚葉（第三脳室壁の上皮），間脳の後上部（視床上部）に位置し，松かさ状をした無対の実質性小器官．
　形態：松果体細胞は思春期頃から変性し石灰が沈着し脳砂を形成する．
　分泌物と作用：メラトニンの分泌は夜間増加，昼間低下する．日周性と関係がある．

CHAPTER 5
脈管

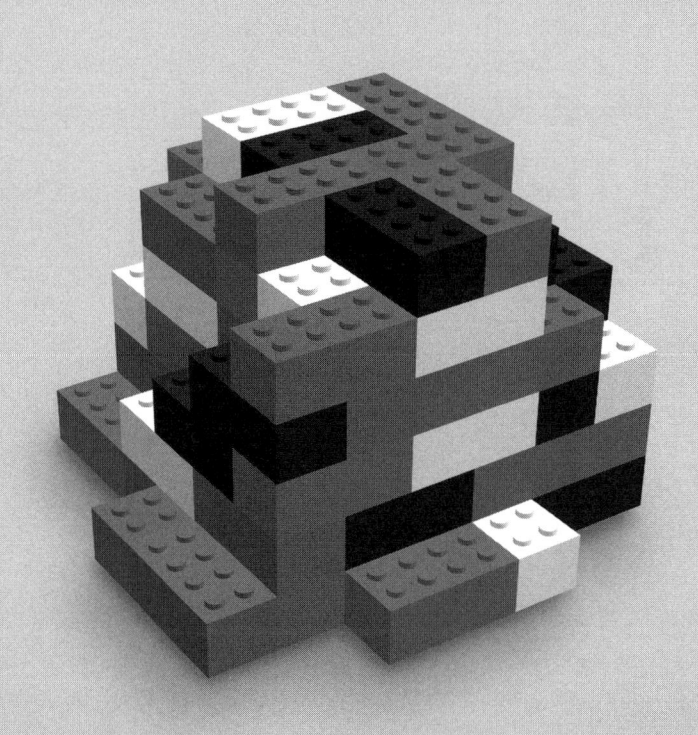

脈管系

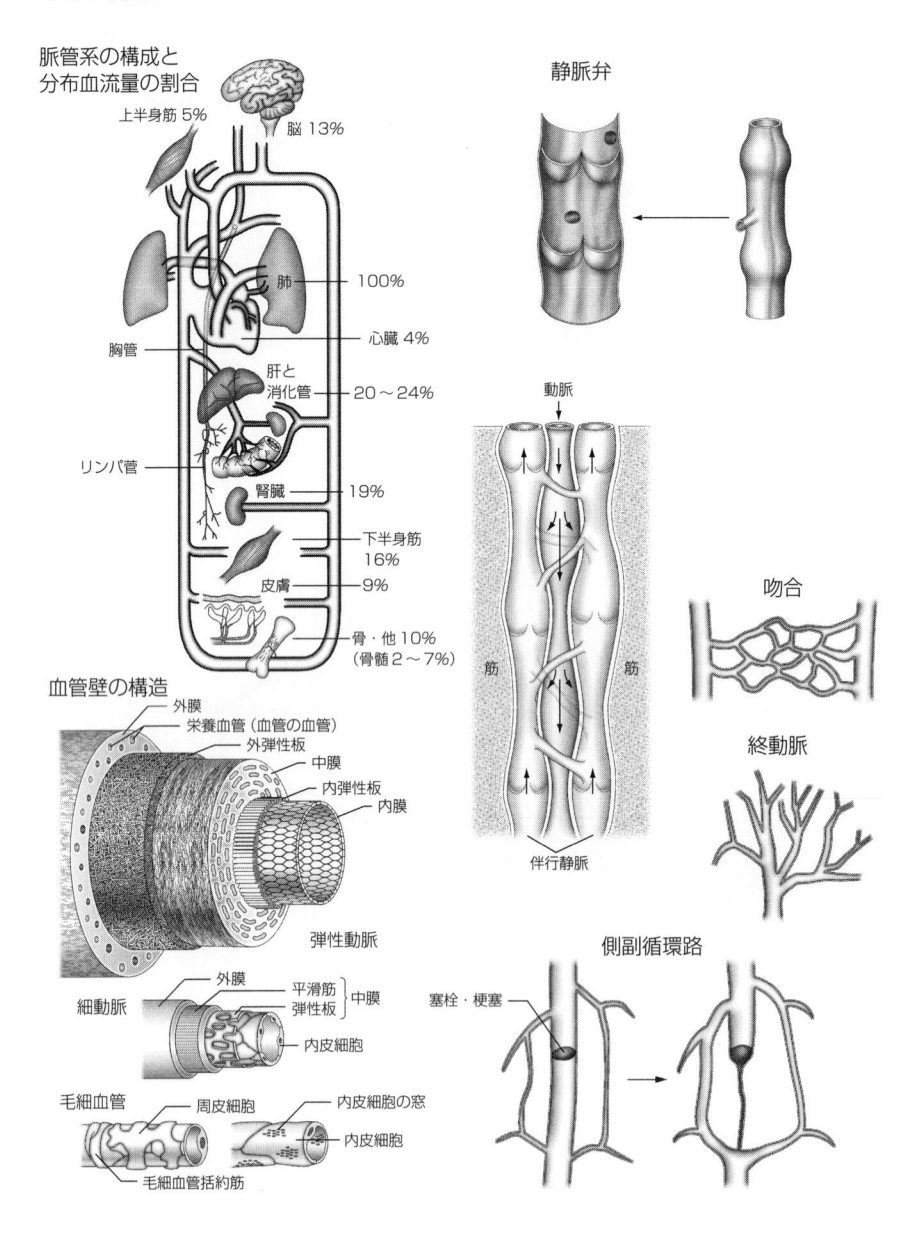

脈管系の構成と分布血流量の割合

- 上半身筋 5%
- 脳 13%
- 肺 100%
- 胸管
- 心臓 4%
- 肝と消化管 20〜24%
- リンパ管
- 腎臓 19%
- 下半身筋 16%
- 皮膚 9%
- 骨・他 10%（骨髄 2〜7%）

血管壁の構造

- 外膜
- 栄養血管（血管の血管）
- 外弾性板
- 中膜
- 内弾性板
- 内膜
- 弾性動脈

細動脈
- 外膜
- 平滑筋
- 弾性板 }中膜
- 内皮細胞

毛細血管
- 周皮細胞
- 内皮細胞の窓
- 内皮細胞
- 毛細血管括約筋

静脈弁

動脈
- 筋
- 伴行静脈

吻合

終動脈

側副循環路
- 塞栓・梗塞

CHAPTER 5 脈管

ここが要点
This is the **main point.**

脈管系は閉鎖管系で血管系とリンパ系からなり，これらの閉鎖管系内に血液とリンパが循環する一連の系統である．その働きは，人体が生命活動を営むために必要な物資（O_2，CO_2，栄養物質，ホルモンなど）と老廃物の運搬，体液の調整，生体防御反応などを行うことである．

◆**血液循環の基礎と種類**
　基礎：血管系は血液が循環するすべての経路．
　　動脈：心臓から出ていく血液の通る血管．
　　静脈：心臓に向かって流入する血液の通る血管．
　種類：肺循環（小循環）と体循環（大循環）．
　　肺循環：心臓と肺との間の循環路．右心室→肺動脈→肺→肺静脈→左心房．
　　体循環：肺以外の全身各部への循環路．左心室→大動脈→身体各部→静脈→右心房．
　循環のポンプ：脈管のポンプ（心筋の収縮と血管壁の収縮）作用．
　　心臓のポンプの補助：筋ポンプと呼吸ポンプ．

◆**血管の形態と構造**
　血管壁の構造：動・静脈は基本的に3層構造．
　　内膜：内皮細胞と周囲の薄い結合組織．
　　中膜：平滑筋と弾性線維からなり血管の特徴を示す（静脈で薄い）．
　　　弾性動脈：弾性線維＞平滑筋，有窓の輪状層を形成，例→大動脈．
　　　筋性動脈：平滑筋＞弾性線維，分配動脈（血流量の調節），例→橈骨動脈．
　　外膜：最外層の結合組織層，血管の血管が入る（血管の栄養）．
　弁：四肢の静脈の内膜がポケット状に突出した形態．血流の逆流を防ぐ．頭・頸・体幹部の静脈にはほとんど弁はない．
　形態：吻合→毛細血管を介さない血管同士の連絡路．動・静脈吻合など．
　　側副循環：一つの血管が梗塞しても他の循環路を介し還流，血流のうっ滞を防止する血管路．
　　終動脈：吻合がない動脈，心臓，脳，腎臓，甲状腺，肺，脾臓（梗塞を起こしやすい）．

>>>TITLE
心臓の位置・大きさ・外形

心臓の位置と体表投影

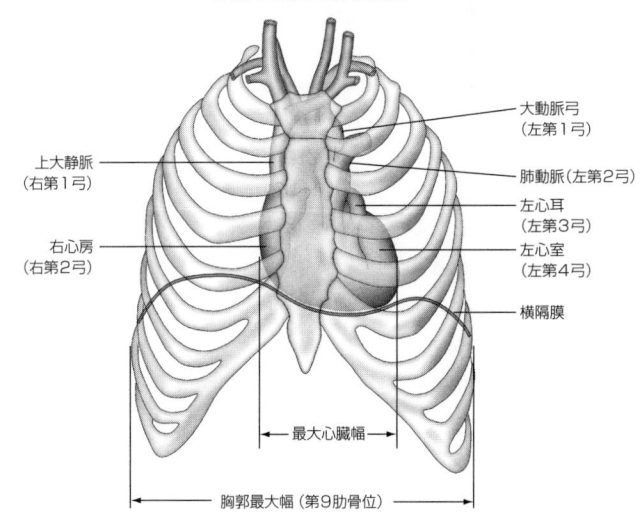

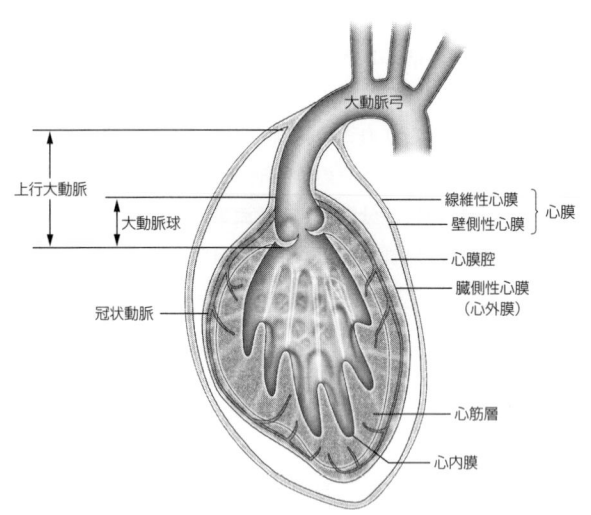

- 大動脈弓（左第1弓）
- 上大静脈（右第1弓）
- 肺動脈（左第2弓）
- 左心耳（左第3弓）
- 右心房（右第2弓）
- 左心室（左第4弓）
- 横隔膜
- 最大心臓幅
- 胸郭最大幅（第9肋骨位）

心臓壁と心膜

- 大動脈弓
- 上行大動脈
- 大動脈球
- 線維性心膜
- 壁側性心膜
- 心膜
- 心膜腔
- 臓側性心膜（心外膜）
- 冠状動脈
- 心筋層
- 心内膜

CHAPTER 5　脈管

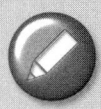

ここが要点
This is the main point.

心臓は，血液を心臓から全身に送り出して循環させ，また心臓に戻す働きをする筋肉性のポンプである．心臓のポンプ作用は，不随意筋である心筋の律動的な収縮によってなされる．心臓は心膜に包まれ保護される．

◆位置・大きさ・外形
　位置：①縦隔の中部に心膜に包まれて横隔膜の上に位置．
　　　　②心臓の2/3は正中線より左側にある．
　　　　③心尖部は左乳頭部内側の第5肋間，心底は第2肋間位．
　　　　④胸肋面，横隔面，肺面（左右の肺に心圧痕），後面（縦隔後部面）の各面．
　体表投影像：投影像からおおよその外形がわかる．

　　　　右縁に2弓　　　　　　左縁に4弓
　　　　右第1弓は上大静脈　　左第1弓は大動脈弓
　　　　右第2弓は右心房　　　左第2弓は肺動脈幹
　　　　　　　　　　　　　　　左第3弓は左心房，左心耳
　　　　　　　　　　　　　　　左第4弓は左心室

　大きさ：心臓保持者の手拳大．成人心臓の平均重量250～300g．
　　　　心胸比＝最大心臓幅÷胸郭最大幅，50％以上は心臓肥大気味，正常≦50％．

◆心臓壁の構造
　　　　①心内膜：血管の内膜（内皮と心内膜下結合組織）の続き．
　　　　②心筋層：心筋層で構成，内腔面に肉柱・乳頭筋がある．
　　　　　　　　　左心室壁は右心室壁の約3～4倍の厚さ．
　　　　③心外膜：心膜の臓側葉（臓側性心膜）．

◆心　膜
　心膜は心臓を囊状に包み上行大動脈の終部で折れ返り臓側性心膜に移行する．壁側性心膜とその外層を裏打ちする結合組織を合わせて（線維性）心膜という．
　　心膜の機能：①壁側・臓側心膜は漿膜で心囊液を分泌（摩擦の軽減）．
　　　　　　　　②線維性心膜は心臓の容積拡張を防止する．
　　　　　　　　③線維性心膜は心臓を縦隔内で安定保持する．
　　　　　　　　④線維性心膜は胸膜腔を感染性疾患から防御．

心臓の血管・内景

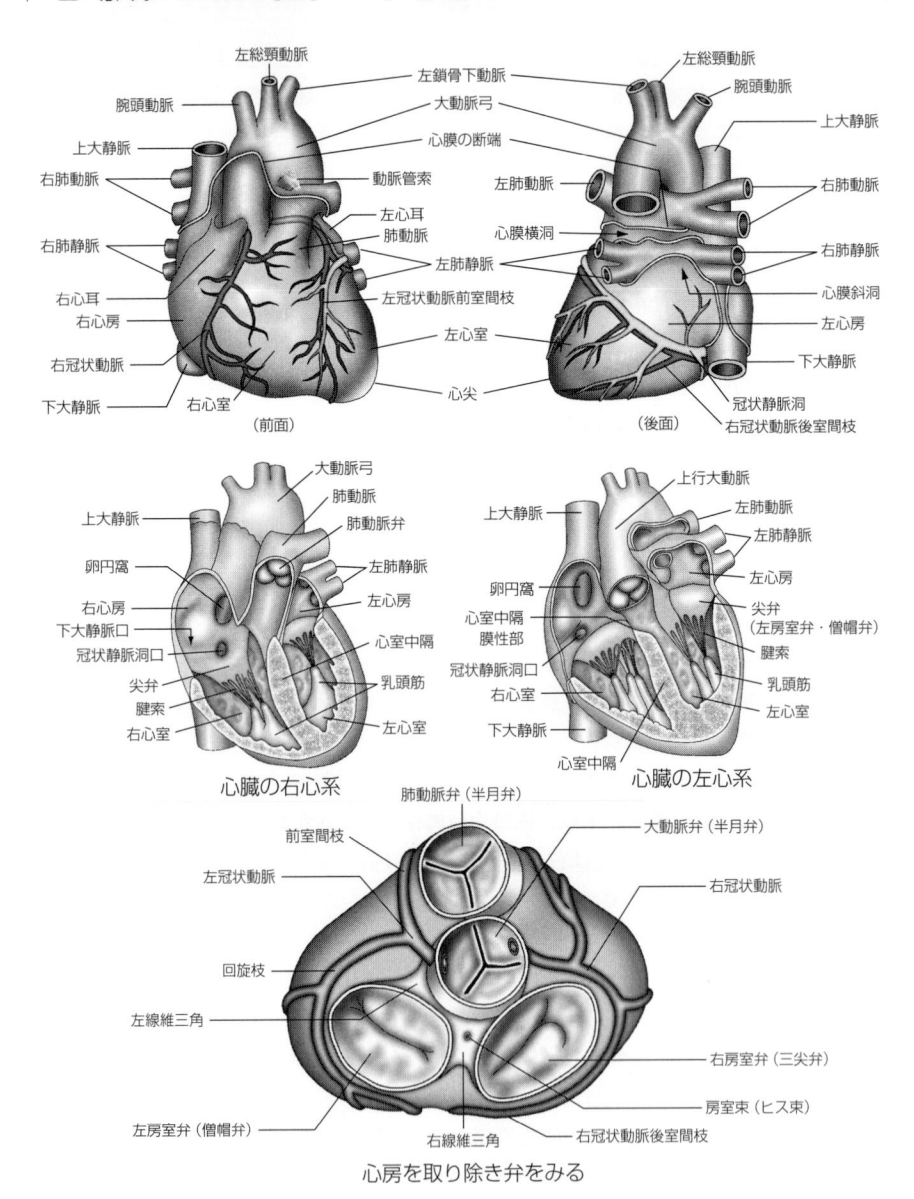

（前面）／（後面）

心臓の右心系

心臓の左心系

心房を取り除き弁をみる

CHAPTER 5 脈管

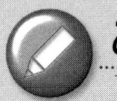

ここが要点
This is the main point.

　心臓は，大動脈洞から出る左右の冠状動脈で栄養される．心筋を栄養した血液は，冠状静脈洞に集まり右心房に流入する．心臓は2心房2心室からなる．心房と心室との間には房室弁が，心室の出口には動脈弁があり，血流の逆流を防いでいる．

◆冠状動脈と静脈：心臓の冠状動脈は機能的終動脈である．
　左冠状動脈：前室間枝と回旋枝は左心室壁と心室中隔とに分布．
　右冠状動脈：後室間枝は右心室壁筋に分布．
　冠状静脈洞：冠状動脈から送り出された血液は静脈血となり，その約80％は冠状静脈洞を経て右心房に戻り，20％は直接心房，心室に戻る．

◆心臓の内景
　右心房：上・下大静脈と冠状静脈洞とが開口，右心耳（内腔面は櫛状筋），大静脈洞（平滑な内腔面），卵円窩（心房中隔），分界溝（外面）と分界稜（内腔面）は櫛状筋と大静脈洞の境界部，上大静脈開口部付近で分界溝部位に洞房結節．
　右房室口：右房室弁（三尖弁，胸骨右縁5〜6軟骨位）．
　右心室：胸骨の後部（胸肋部第4〜6肋間，横隔膜に接している），腱索（各尖弁と乳頭筋とを連結し，心室の収縮と弁の開閉を連動させる），肉柱と乳頭筋（心室筋が乳頭状に突出），中隔縁柱（心室中隔下部と前乳頭筋とを結ぶ肉柱で刺激伝導系の右脚がこの肉柱内の心内膜下を走行），心室中隔の膜性部（この部の右側縁心筋内を房室束が走行），肺動脈弁（半月弁，胸骨左第3肋軟骨位）．
　左心房：左（2本）右（2本）の肺静脈が流入，左心耳．
　左房室口：左房室弁（僧帽弁，胸骨左縁第3〜5肋軟骨位）．
　左心室：肉柱と乳頭筋，腱索，大動脈弁（半月弁，胸骨右側第2肋間位）．

◆心臓骨格
　左右房室口周囲の線維輪と肺動脈口と大動脈口とを取りまく結合組織．線維輪は心筋と弁の付着部となる．
　★右線維三角内を房室束（ヒス束）が貫通．

>>>TITLE
刺激伝導系

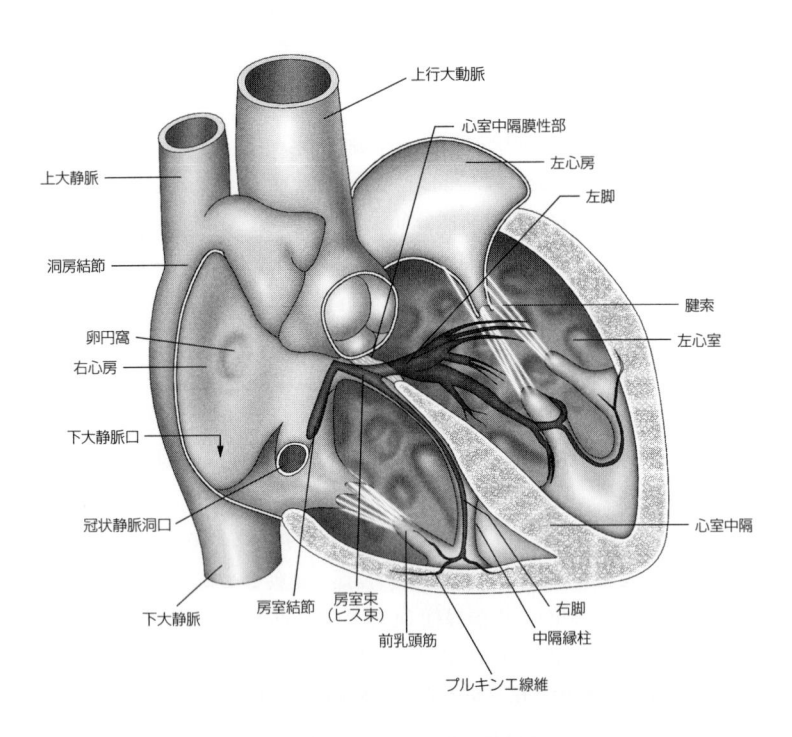

図中ラベル:
- 上行大動脈
- 心室中隔膜性部
- 左心房
- 左脚
- 上大静脈
- 洞房結節
- 腱索
- 卵円窩
- 右心房
- 左心室
- 下大静脈口
- 冠状静脈洞口
- 心室中隔
- 下大静脈
- 房室結節
- 房室束（ヒス束）
- 前乳頭筋
- 右脚
- 中隔縁柱
- プルキンエ線維

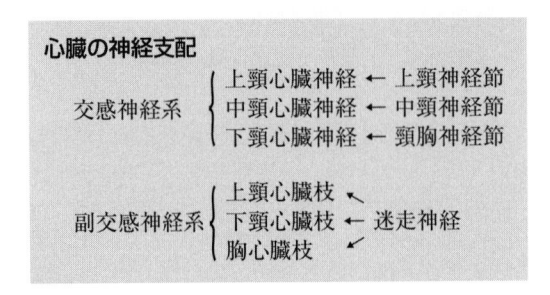

心臓の神経支配

交感神経系
- 上頸心臓神経 ← 上頸神経節
- 中頸心臓神経 ← 中頸神経節
- 下頸心臓神経 ← 頸胸神経節

副交感神経系
- 上頸心臓枝
- 下頸心臓枝 ← 迷走神経
- 胸心臓枝

ここが要点
This is the main point.

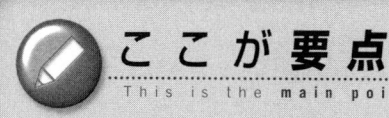

　心臓は，約20億個の心筋細胞の集まりであるが，あたかも一つの細胞のように一定のリズムで律動的に収縮，弛緩を繰り返している．刺激伝導系は，この律動的な収縮自動能を機能させる一連の系統である．刺激伝導系は心筋の特殊化した細胞群からなる．

◆**刺激伝導系の基礎**
　刺激伝導系は，心筋の特殊化した細胞群で，ここに発生した電気的興奮を心筋へ伝える．この興奮は，ネクサス（心筋細胞にある接着形態）で伝達される．ネクサスは，電顕下で観察され，心筋の縦走部の膜にある幅2nmの小孔で電気的情報の伝達路となる．

◆**刺激伝導系の経路**
　洞房系
　　洞房結節（キース・フラック結節）：右心房の上大静脈開口部付近の分界溝部位に位置する．長軸約5mmの大きさ．ここが自動性興奮の開始部位（ペースメーカー）．その情報を伝える特殊心筋線維は右心房壁内を主に3方向に分散して広がり，この電気的興奮は，房室結節に伝達．
　　　　分布動脈：右冠状動脈起始部からの枝が主であるが，左冠状動脈起始部からの分枝も加わる場合もある．必ず2〜3の小枝が分布する．

　房室系
　房室結節（田原結節）：右線維三角の直上部の右心房壁内にある．長軸約3〜5mmの大きさ．心房の興奮を受けて心室側にこの興奮を伝える最初の部分．
　　　　分布動脈：右冠状動脈からの小枝．
　房室束（ヒス束）：直径約1〜2mmの筋束で心臓骨格である右線維三角の右寄りを貫通して心室中隔膜性部の後下縁に沿って下走．全長約5mm．
　　　★心房と心室を連結する心筋は唯一この房室束だけである．
　右脚と左脚：右脚は中隔縁柱内を走行しプルキンエ線維に移行して放散．
　　　　　　　左脚は心室中隔心内膜下を膜状になって走行しプルキンエ線維に移行．
　　　　分布動脈：左冠状動脈前室間枝の分枝．

大動脈と頭頸部の動脈

主要大動脈

頭蓋腔内の動脈と大脳動脈輪

頭と頸の動脈

CHAPTER **5** 脈管

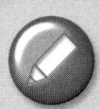

ここが要点
This is the **main point**.

　大動脈は，体循環の本幹で上行大動脈，大動脈弓，下行大動脈とに大別する．下行大動脈は，胸大動脈と腹大動脈である．胸大動脈は食道の左側を，腹大動脈は下大静脈の左側を下降し，第4腰椎の高さで左右の総腸骨動脈に二分する．

◆**大動脈（上行大動脈→大動脈弓→胸大動脈→腹大動脈）**
　上行大動脈：心膜に包まれる部分．初部は大動脈球（内腔は大動脈洞）．
　　大動脈洞：左・右冠状動脈が起始．
　大動脈弓：上行大動脈の上端から左鎖骨下動脈を分枝するまで．胸骨角の高さ．
　　右から腕頭動脈，左総頸動脈，左鎖骨下動脈の順序で分枝．
　　腕頭動脈：右胸鎖関節部で右鎖骨下動脈と右総頸動脈とに分枝．
　　総頸動脈：頸動脈三角で内頸動脈と外頸動脈とに分岐（甲状軟骨上縁の高さ）．
　　　頸動脈洞：内頸動脈起始部の膨らみ→血圧感受装置．
　　　頸動脈小体：内・外頸動脈分岐部→血中のO_2とCO_2分圧（化学）受容器．

◆**頭と頸の動脈**
　内頸動脈：頸動脈管（側頭骨）を通過し頭蓋腔へ．脳の前半分を栄養．
　　下垂体周囲で椎骨動脈の脳底動脈終枝と吻合し大脳動脈輪を形成．
　　　大脳動脈輪：脳への血圧を一定圧にする．側副循環路の働き．
　　　　内頸動脈系：前大脳動脈（前交通動脈を分枝），中大脳動脈（脳出血動脈）
　　　　　　　　　　後交通動脈．
　　　　椎骨動脈系：脳底動脈（橋，小脳に分布），脳底動脈終枝→後大脳動脈．
　　　　　椎骨動脈（頭蓋腔←大後頭孔←第1〜6頸椎横突孔）←鎖骨下動脈．
　外頸動脈：顔面，頭頸部に分布．終枝は浅側頭動脈と顎動脈．
　　特徴：外頸動脈系（顔面動脈→眼角動脈）と内頸動脈系（鼻背動脈）は眼窩内で吻合．
　　拍動の体表触知部：顔面動脈（下顎縁で咬筋付着前縁），浅側頭動脈（こめかみ）．
　　分枝（8枝）：上甲状腺動脈，上行咽頭動脈，舌動脈，後頭動脈，顔面動脈，後耳介
　　　　　　　　動脈，顎動脈，浅側頭動脈．
　　　顎動脈の分枝（5枝）：上・下歯槽動脈，中硬膜動脈，咀嚼筋への動脈，眼窩下動脈
　　　　　　　　　　　　　（終枝）．

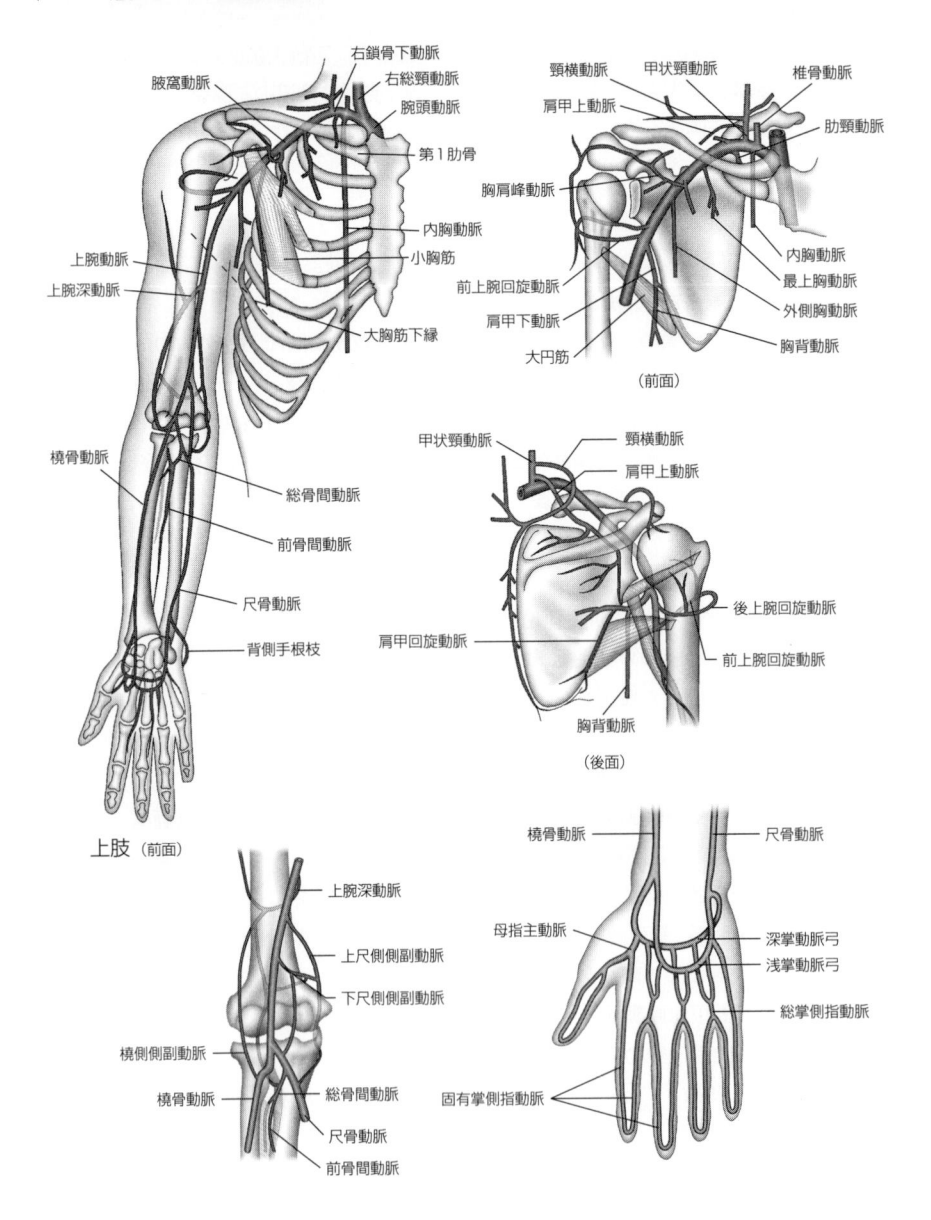

>>>TITLE
上肢の動脈

CHAPTER 5 脈管

ここが要点
This is the main point.

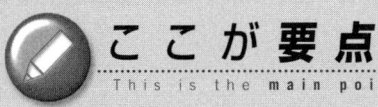

上肢帯と上肢は，鎖骨下動脈に由来する動脈の分布を受けている．鎖骨下動脈は，第1肋骨外側縁まで，腋窩動脈は大胸筋下縁（腋窩の下縁）まで，上腕動脈は，肘窩で橈骨動脈と尺骨動脈とに分岐するまでである．

◆上肢の動脈

鎖骨下動脈（第1肋骨外側縁まで）：右鎖骨下動脈は腕頭動脈，左鎖骨下動脈は大動脈弓から分枝，斜角筋隙を通り，脳（椎骨動脈），頸部（甲状頸動脈，肋頸動脈，頸横動脈），胸壁（内胸動脈）などに分布．

分枝：椎骨動脈，内胸動脈，甲状頸動脈，肋頸動脈．

椎骨動脈：C6～1の横突孔を上行し大孔から頭蓋腔内に入る．左右の椎骨動脈は延髄上端で合流して脳底動脈となる（脳の後半分を栄養）．

内胸動脈：前胸壁後面の胸骨両側を下行し肋骨弓より下縁で上腹壁動脈に，臍の高さで下腹壁動脈になり外腸骨動脈と吻合（大動脈の側副循環路）．

腋窩動脈（大胸筋と大円筋下縁まで）：腋窩部にあり肩の諸筋と上腕の上部筋とに分布．

分枝：最上胸動脈，胸肩峰動脈，外側胸動脈，肩甲下動脈（肩甲回旋動脈と胸背動脈），前上腕回旋動脈，後上腕回旋動脈．

上腕動脈（尺骨動脈と橈骨動脈とに分岐するまで）：内側上腕二頭筋溝を下行し上腕と肘関節部に分布．

分枝：上腕深動脈，上尺側側副動脈，下尺側側副動脈．

尺骨動脈と橈骨動脈：肘関節と前腕とに分布．

肘窩中央は拍動聴診部に利用，橈骨動脈は前腕の下部（橈骨茎状突起の前上部）で拍動触知．

分枝：橈側反回動脈，尺側反回動脈，総骨間動脈（前・後骨間動脈に分岐）．

浅・深掌動脈弓：橈骨動脈と尺骨動脈がつくるアーチ．

分枝：浅・深掌動脈弓，母指主動脈，掌側中手動脈．
総掌側指動脈，固有掌側指動脈．

下肢の動脈

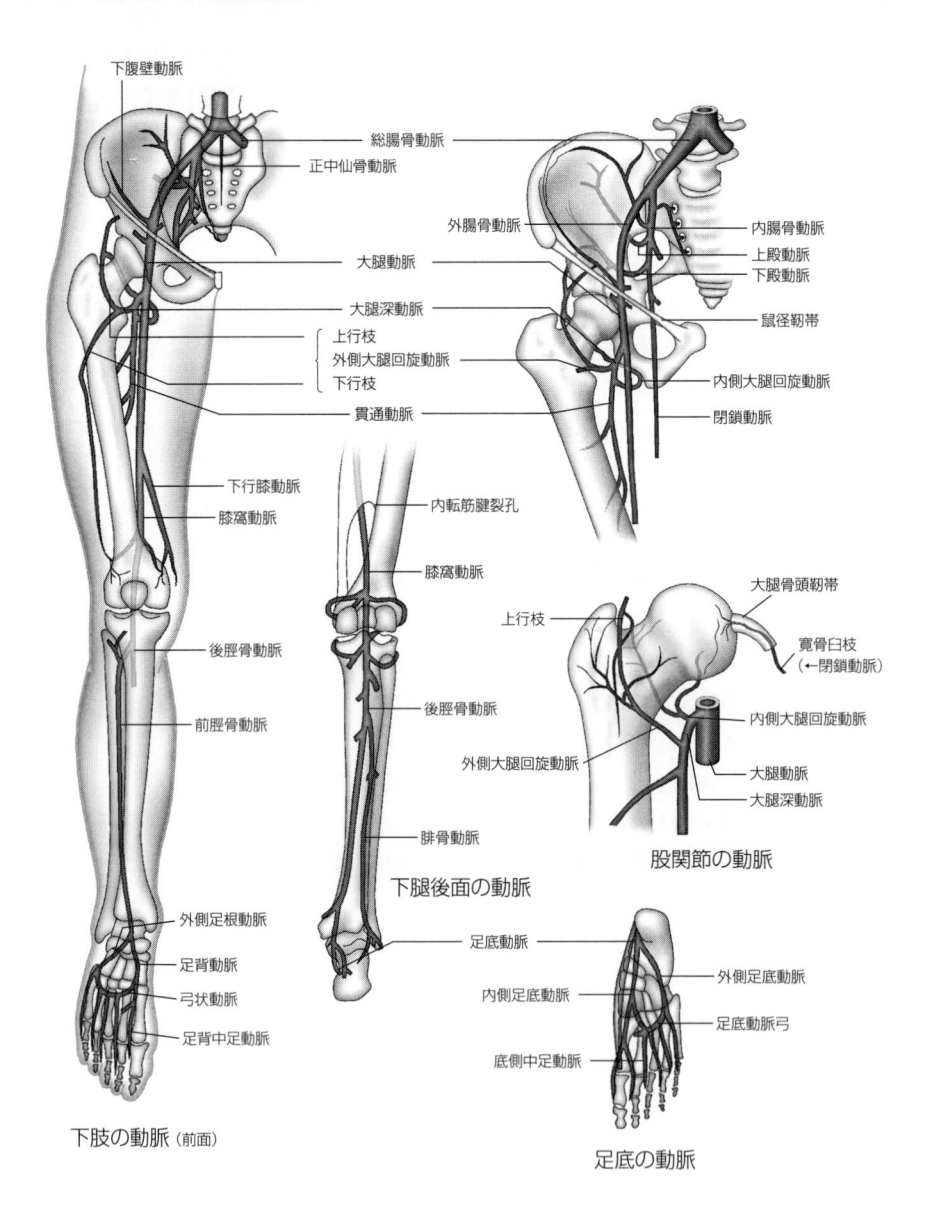

下肢の動脈（前面）

下腿後面の動脈

股関節の動脈

足底の動脈

CHAPTER 5 脈管

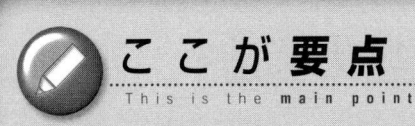

ここが要点
This is the main point.

　自由下肢は，大腿動脈とその延長動脈の分布を受ける．大腿動脈は，外腸骨動脈が鼠径靱帯の下（血管裂孔）を通過して大腿動脈となる．大腿動脈は大腿三角を下行し内転筋管を通過して膝窩に入り膝窩動脈となる．膝窩動脈は下腿で前・後脛骨動脈に分岐し，足で後脛骨動脈は足底動脈に，前脛骨動脈は足背動脈となる．

◆下肢の動脈

大腿動脈：大腿の諸筋と股関節に分布，分枝の出し方に変異が多い．
　分枝：大腿深動脈，内側大腿回旋動脈（股関節と大腿骨頸部へ），外側大腿回旋動脈（上行枝と下行枝），貫通動脈，下行膝動脈．
　★膝関節への分枝：外側大腿回旋動脈の下行枝と下行膝動脈が分布する．
膝窩動脈：膝関節に細い多数の枝を出し，膝関節網をつくる．
　分枝：外側上膝動脈，内側上膝動脈，外側下膝動脈，内側下膝動脈．
前脛骨動脈と後脛骨動脈：膝窩動脈が分岐，下腿伸筋群（前脛骨動脈）と屈筋群（後脛骨動脈）とに分布．
　前脛骨動脈：下腿の伸筋群に分布した後に足で足背動脈となる．
　後脛骨動脈：下腿の屈筋群（後面）と腓骨筋群とに分布．
　分枝：腓骨回旋枝，腓骨動脈，外果枝と踵骨枝．
　　　　内果枝，内側足底動脈と外側足底動脈．
足の動脈：前脛骨動脈の末梢は足背へ，後脛骨動脈は内果の後方を通り足底に向かう．
　足背動脈の分枝：内側足根動脈と外側足根動脈，弓状動脈，背側中足動脈，背側指動脈．
　足底動脈の分枝：内側足底動脈と外側足底動脈，足底動脈弓，底側中足動脈，総底側指動脈．

下行大動脈・骨盤の動脈

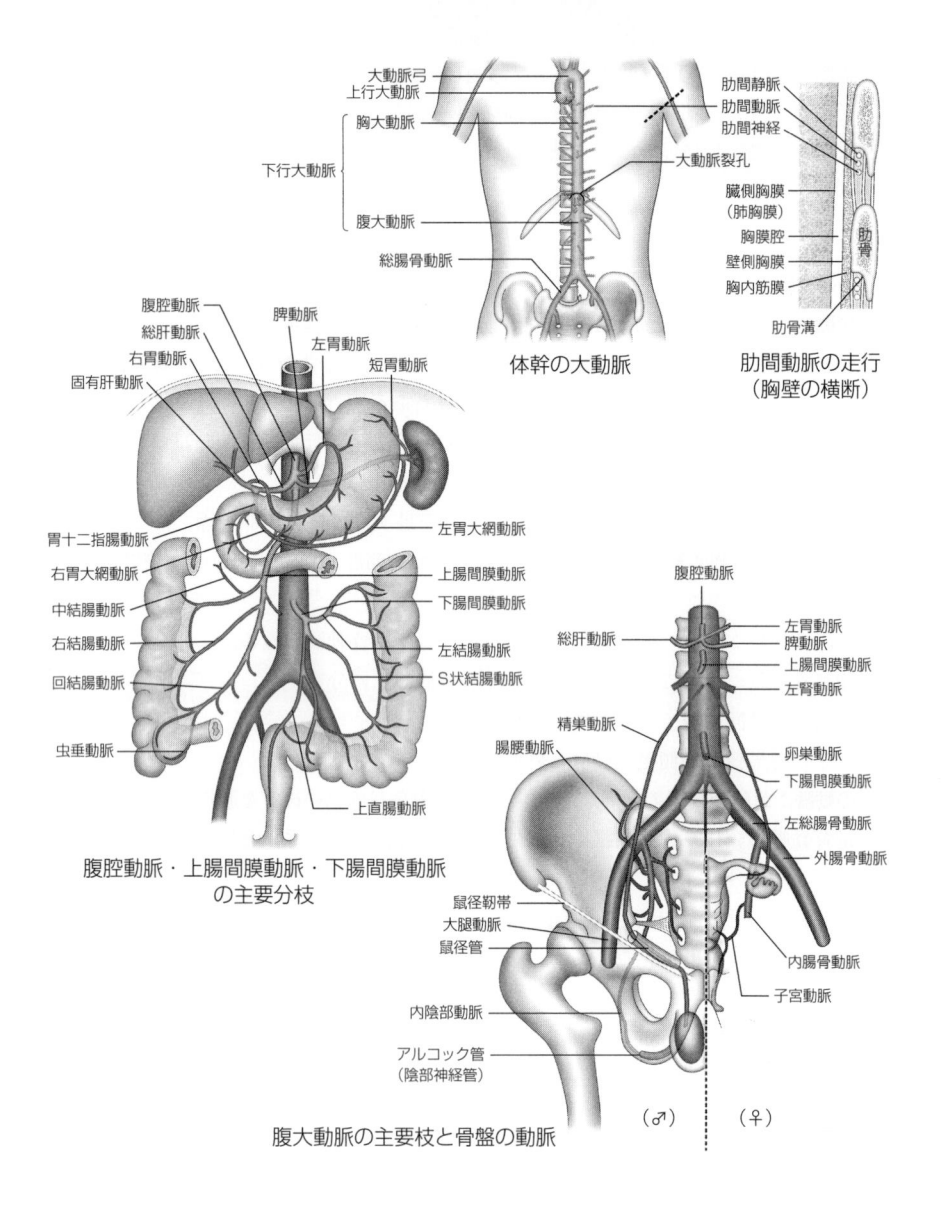

体幹の大動脈
- 大動脈弓
- 上行大動脈
- 胸大動脈
- 下行大動脈
- 腹大動脈
- 大動脈裂孔
- 総腸骨動脈

肋間動脈の走行（胸壁の横断）
- 肋間静脈
- 肋間動脈
- 肋間神経
- 臓側胸膜（肺胸膜）
- 胸膜腔
- 壁側胸膜
- 胸内筋膜
- 肋骨
- 肋骨溝

腹腔動脈・上腸間膜動脈・下腸間膜動脈の主要分枝
- 腹腔動脈
- 総肝動脈
- 右胃動脈
- 固有肝動脈
- 脾動脈
- 左胃動脈
- 短胃動脈
- 胃十二指腸動脈
- 右胃大網動脈
- 中結腸動脈
- 右結腸動脈
- 回結腸動脈
- 虫垂動脈
- 左胃大網動脈
- 上腸間膜動脈
- 下腸間膜動脈
- 左結腸動脈
- S状結腸動脈
- 上直腸動脈

腹大動脈の主要枝と骨盤の動脈
- 腹腔動脈
- 総肝動脈
- 左胃動脈
- 脾動脈
- 上腸間膜動脈
- 左腎動脈
- 精巣動脈
- 卵巣動脈
- 腸腰動脈
- 下腸間膜動脈
- 左総腸骨動脈
- 外腸骨動脈
- 鼠径靭帯
- 大腿動脈
- 鼠径管
- 内腸骨動脈
- 子宮動脈
- 内陰部動脈
- アルコック管（陰部神経管）
- （♂）（♀）

CHAPTER 5 脈管

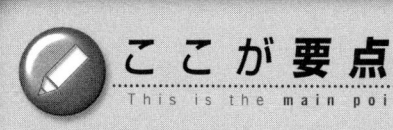

ここが要点
This is the main point.

下行大動脈は，左鎖骨下動脈起始部直下から左右の総腸骨動脈分枝部までで，胸腔にある胸大動脈と大動脈裂孔を通過して腹腔にある腹大動脈を区分する．腹大動脈はL4位で左右の総腸骨動脈に分岐する．総腸骨動脈は，骨盤に分布する内腸骨動脈と下肢に向かう外腸骨動脈とに分岐する．

◆下行大動脈
　胸大動脈：ほぼT4位の高さで胸椎体の前部と食道の左側を下行．
　　分枝：第3〜11肋間動脈，肋下動脈，食道動脈，気管支動脈．
　腹大動脈：下大静脈の左側を走行，壁側枝（腰背部に分布）と臓側枝を出す．
　　壁側枝：下横隔動脈（上副腎動脈），腰動脈（4対）．
　　臓側枝：腹腔動脈，上腸間膜動脈，中副腎動脈，腎動脈，精巣（卵巣）動脈，下腸間膜動脈．
　　　腹腔動脈：食道（下部），胃，十二指腸，肝臓，膵臓，脾臓に分布．
　　　　分枝：左胃動脈，脾動脈（膵枝，短胃動脈，左胃大網動脈を分枝），総肝動脈（固有肝動脈，右胃動脈，胃十二指腸動脈，右胃大網動脈を分枝）．
　　　上腸間膜動脈：十二指腸，空腸，回腸，虫垂，盲腸，上行結腸，横行結腸（左結腸曲まで）に分布．
　　　　分枝：空・回腸動脈，回結腸動脈（虫垂動脈），右結腸動脈，中結腸動脈．
　　　下腸間膜動脈：下行結腸から直腸まで分布．
　　　　分枝：左結腸動脈，S状結腸動脈，上直腸動脈．

◆総腸骨動脈
　腹大動脈から分岐後，仙腸関節の前面で外腸骨動脈と内腸骨動脈とに分枝．
　内腸骨動脈：骨盤腔内，会陰，殿筋群に分布．壁側枝と臓側枝とがある．
　　壁側枝：閉鎖動脈，上殿動脈（梨状筋上孔を通過し殿筋部へ），下殿動脈（梨状筋下孔を通過し殿筋部へ），内陰部動脈（大坐骨孔→小坐骨孔→会陰へ），下直腸動脈．
　　臓側枝：中直腸動脈，膀胱動脈，子宮動脈，腟動脈．
　外腸骨動脈：鼠径靱帯をくぐるまで．
　　分枝：下腹壁動脈．

>>>TITLE

静脈（深在性の主要静脈）

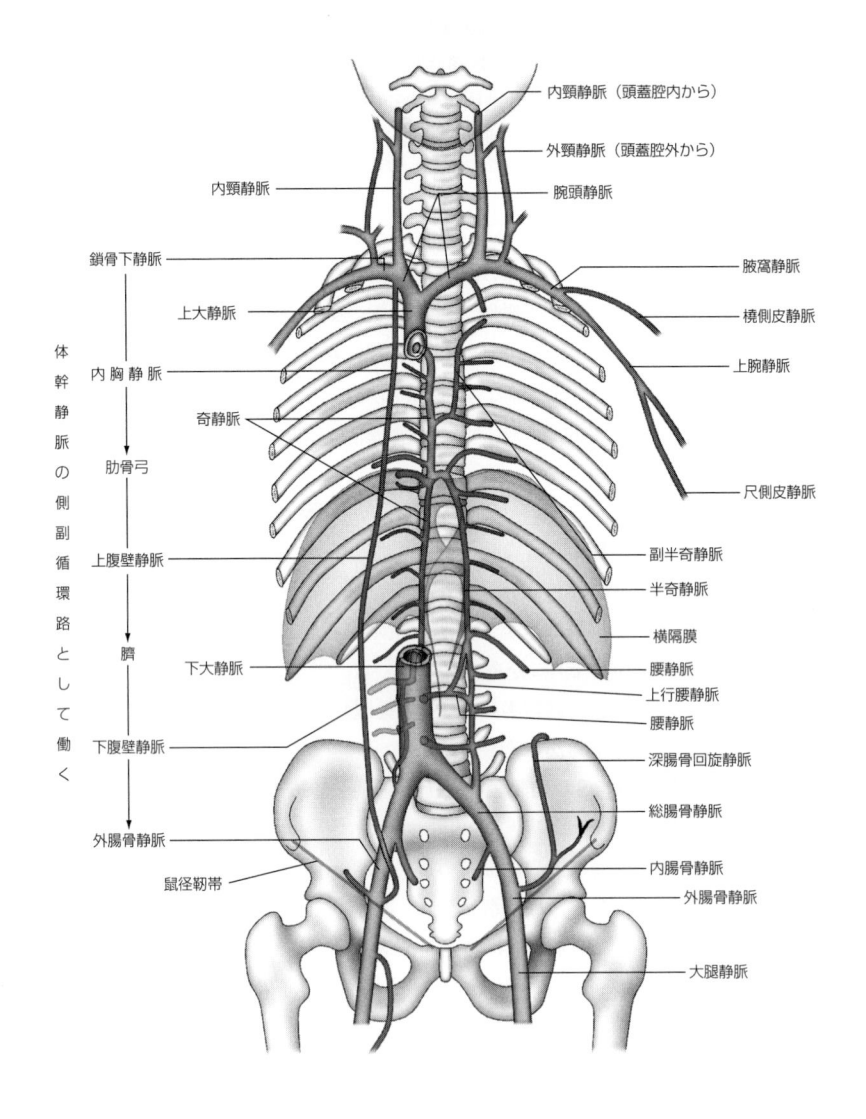

ここが要点
This is the main point.

深在性の主要な静脈は，上半身は上大静脈に，下半身は下大静脈に合流する．体幹壁の静脈は，奇静脈系を介して上大静脈に，腰静脈と上行腰静脈を介して下大静脈に連結する．

◆**体幹の静脈**

体幹の静脈にはほとんど弁は存在しない．

上大静脈：上行大動脈の右側，胸椎の右縁に沿って下行し右心房に入る．

　腕頭静脈：内頸静脈と鎖骨下静脈が合流して腕頭静脈となる．

　静脈角：内頸静脈と鎖骨下静脈の合流部．左静脈角に胸管が流入する．

　奇静脈系：奇静脈，半奇静脈，副半奇静脈．

　　　　　　奇静脈系に肋間静脈，上行腰静脈が合流．

下大静脈：腹大動脈の右側で腰椎の右縁に沿って上行する．左右の総腸骨静脈がL4～5の高さで合流して下大静脈となる．横隔膜貫通部は大静脈孔である．

　①下横隔静脈，②腰静脈（4対），③肝静脈，④腎静脈，⑤右精巣（卵巣）静脈
　（左精巣または卵巣静脈は左腎静脈に流入）．

総腸骨静脈：内腸骨静脈と外腸骨静脈の合流よりなる．

　①内腸骨静脈：骨盤臓器，骨盤壁，会陰部，外陰部，臀部の静脈を集める．

　②外腸骨静脈：下肢からの静脈を受ける．下腹壁静脈を出す．

　　　下腹壁静脈：上大静脈と下大静脈の側副循環路となる．

　　　（下腹壁静脈→上腹壁静脈→内胸静脈→鎖骨下静脈）

◆**上肢の静脈**

　①深在性の静脈：腋窩静脈→鎖骨下静脈→腕頭静脈→上大静脈．

　②浅在性の静脈（皮静脈）：橈側皮静脈（→腋窩静脈），尺側皮静脈（→上腕静脈）．

◆**下肢の静脈**

　①深在性の静脈：足と下腿の静脈は大腿静脈に集まり外腸骨静脈に続く．

　②浅在性の静脈（皮静脈）：大伏在静脈（→大腿静脈），小伏在静脈（→膝窩静脈）．

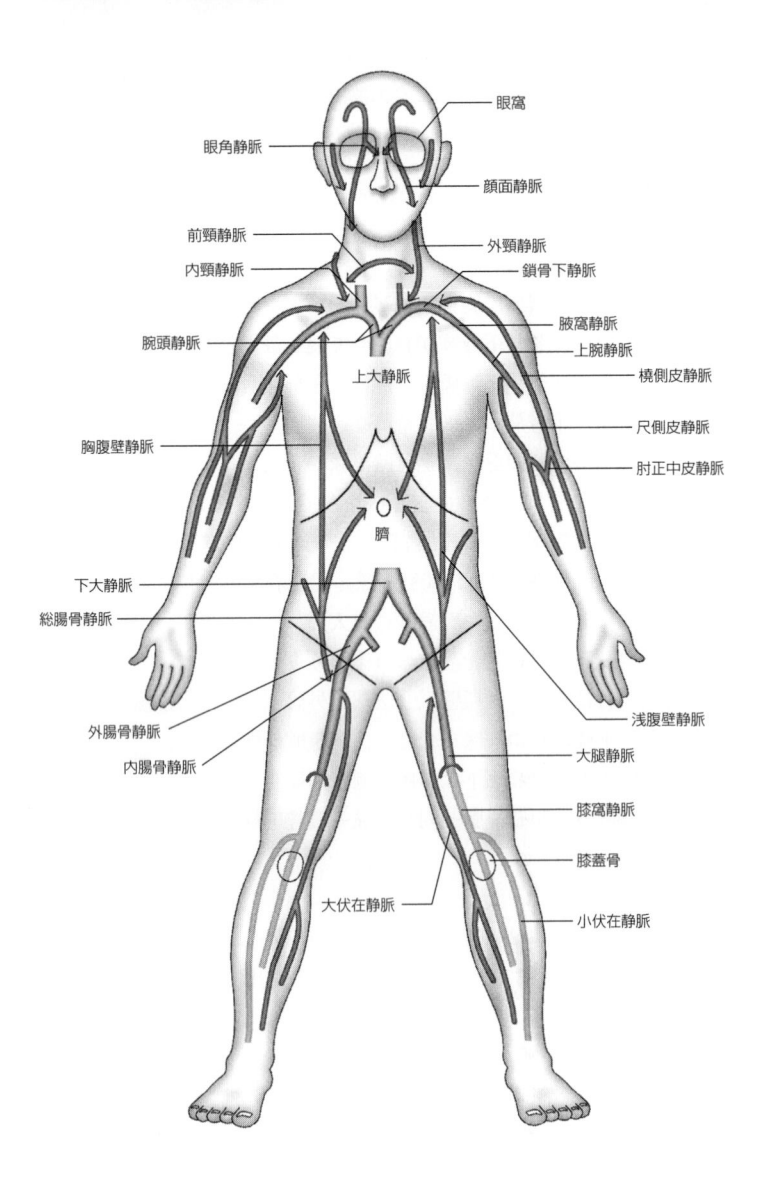

>>>TITLE
体循環の静脈

眼窩
眼角静脈
顔面静脈
前頸静脈
内頸静脈
外頸静脈
鎖骨下静脈
腋窩静脈
腕頭静脈
上腕静脈
橈側皮静脈
上大静脈
尺側皮静脈
胸腹壁静脈
肘正中皮静脈
臍
下大静脈
総腸骨静脈
浅腹壁静脈
外腸骨静脈
大腿静脈
内腸骨静脈
膝窩静脈
膝蓋骨
大伏在静脈
小伏在静脈

ここが要点
This is the main point.

全身の毛細血管を通過した血液は，静脈血となり心臓に戻る．表在性の皮静脈は網目状になって特定の固有名詞をもつ静脈となり，深在性の静脈に合流．

深在性の静脈の本幹は上半身の静脈血を受ける上大静脈と下半身の静脈を受ける下大静脈とである．

体幹と頭頸部の静脈には弁は少ないが四肢の静脈には弁が多い．

◆体循環の静脈

静脈は，心臓に戻る血液の通る通路である．この静脈内を流れる血液の総量は，全血液のほぼ70％とされる．

上大静脈に流入する静脈系：鎖骨下静脈と内頸静脈の合流した腕頭静脈．

①頭頸部の静脈：内頸静脈，外頸静脈は鎖骨下静脈に流入．

深在性：内頸静脈（←硬膜静脈洞）．

浅在性：顔面静脈（←顔面部），外頸静脈と前頸静脈（←頸部の静脈）．

②上肢の静脈：鎖骨下静脈

深在性：腋窩静脈（←上腕静脈←前腕と手の静脈）．

浅在性：橈側皮静脈，尺側皮静脈，肘正中皮静脈．

③体幹の静脈：奇静脈

下大静脈に流入する静脈系：総腸骨静脈，腹部内臓の静脈，生殖腺の静脈．

①体幹の静脈：下大静脈

深在性：腹部内臓（肝門脈系，腎，骨盤臓器から流入）

浅在性：浅腹壁静脈（←胸腹壁静脈→腋窩静脈→上大静脈）

②下肢の静脈：外腸骨静脈

深在性：大腿静脈（←膝窩静脈←下腿と足の静脈）

浅在性：（大腿静脈）←大伏在静脈，（膝窩静脈）←小伏在静脈

静脈の走行の特徴

①動脈に静脈が伴行するタイプ：鎖骨下静脈，腋窩静脈，大腿静脈，膝窩静脈．

②動脈1に対して2本の静脈が伴行するタイプ：上腕静脈および，前・後脛骨静脈から末梢の静脈．

③特殊な走行形態：硬膜静脈洞，心臓の静脈洞．

>>>TITLE
硬膜静脈洞・内椎骨静脈叢

頭部の静脈と硬膜静脈洞

髄膜と硬膜静脈洞

内椎骨静脈叢

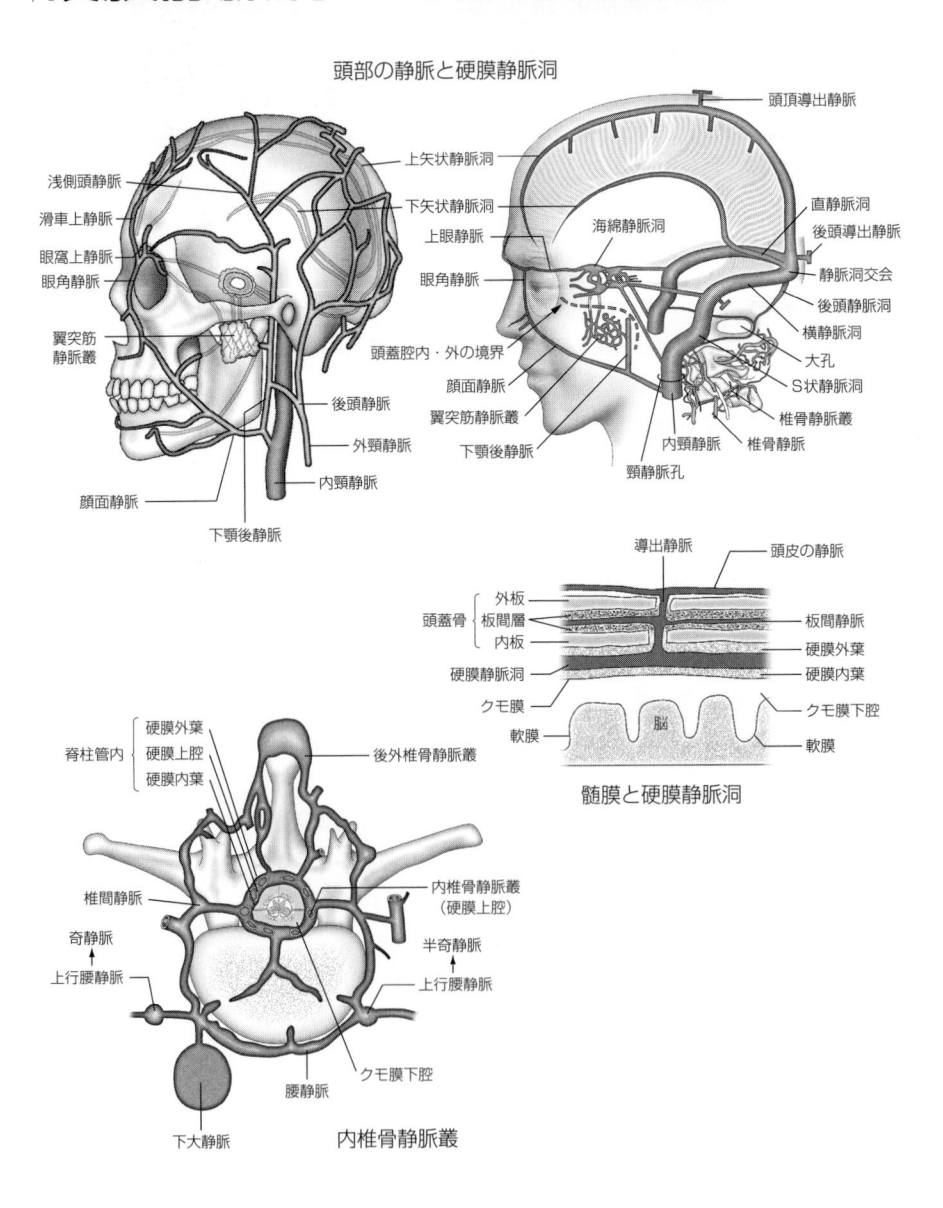

CHAPTER 5 脈管

ここが要点 This is the main point.

脳の表層と深層の静脈血は，硬膜静脈洞に流入する．硬膜静脈洞は，脳硬膜の外葉（骨膜葉）と内葉（髄膜葉）の離開した管腔構造で最終的にS状静脈洞を経て内頸静脈に注ぐ．脊髄で硬膜静脈洞に相当するのは硬膜上腔にある内椎骨静脈叢である．脊髄の静脈は内椎骨静脈叢，椎間静脈となり脊柱管外に出る．

◆硬膜静脈洞

内腔は内皮細胞で覆われ，弁を欠き平滑筋も存在しない．管腔は常に離開．板間静脈を介して頭蓋腔外の静脈と交通する．

硬膜静脈洞の種類

①上矢状静脈洞（大脳鎌の上縁）→静脈洞交会→横静脈洞．
②下矢状静脈洞（大脳鎌下縁）→直静脈洞→静脈洞交会→横静脈洞．
③海綿静脈洞→上錐体静脈洞→横静脈洞．
④横静脈洞→S状静脈洞→内頸静脈．

硬膜静脈洞と頭蓋腔外の静脈と交通

①上矢状静脈洞⇔頭頂導出静脈⇔浅側頭静脈⇔下顎後静脈．
②上矢状静脈洞⇔後頭導出静脈⇔後頭静脈⇔外頸静脈．
③S状静脈洞⇔乳突導出静脈⇔後頭静脈⇔外頸静脈．
④海綿静脈洞⇔卵円孔静脈叢⇔翼突筋静脈叢⇔顎静脈⇔下顎後静脈．
⑤海綿静脈洞⇔眼静脈⇔顔面静脈．

◆内椎骨静脈叢

脊柱管の硬膜の外葉（骨膜）と内葉（髄膜）との隙間は，硬膜上腔と呼ばれ，ここに内椎骨静脈叢がある．この静脈叢は，脊髄と脊柱の静脈を受ける．

特徴：弁がほとんど存在しないので血流は体位によって変動．

内椎骨静脈叢と椎間静脈

①脊柱部の吻合：脊柱管内の静脈血は椎間静脈（椎間孔を通過）を介して脊柱管外の静脈（外椎骨静脈叢，椎骨静脈，肋間静脈，腰静脈，仙骨静脈，奇静脈系）と吻合する．
②頭蓋部との吻合静脈：顆導出静脈，脳底静脈，椎骨静脈．

門脈系

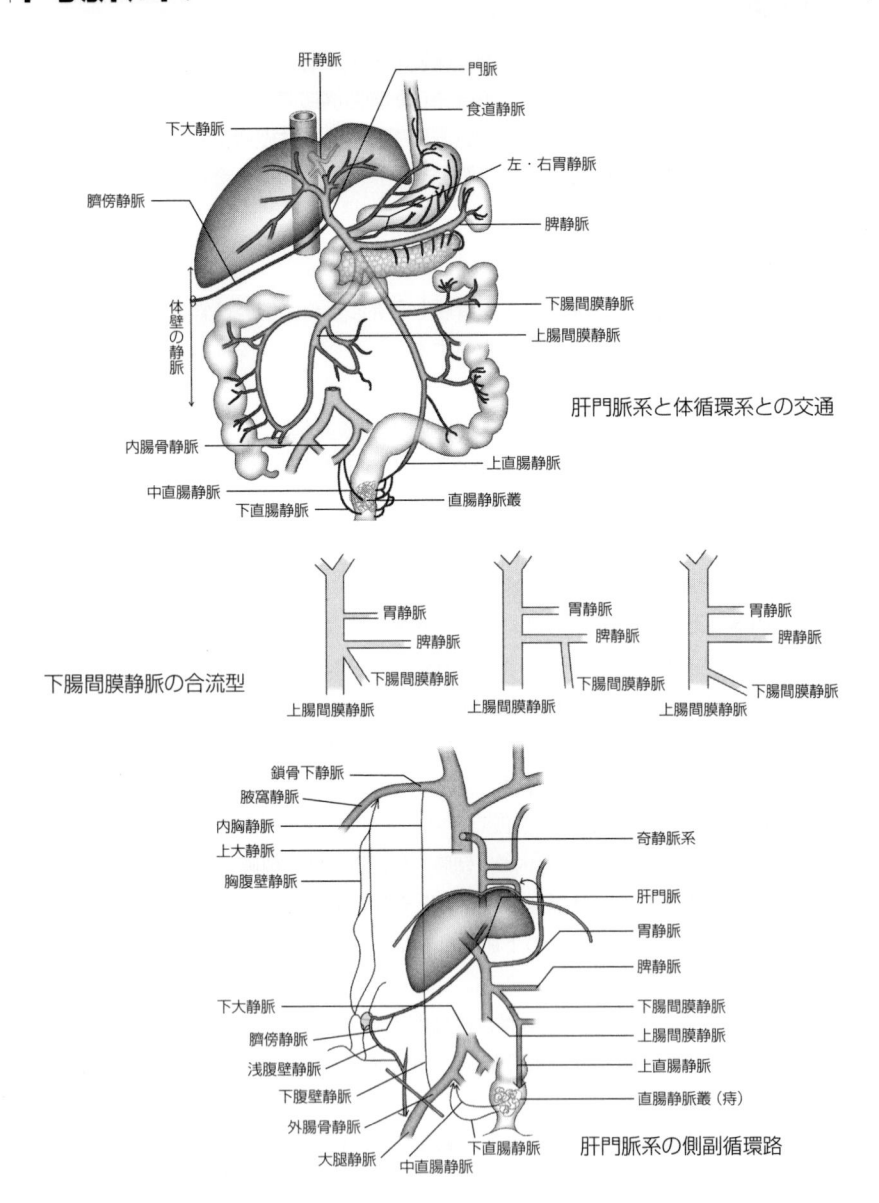

肝門脈系と体循環系との交通

下腸間膜静脈の合流型

肝門脈系の側副循環路

ここが要点
This is the main point.

門脈系は，毛細血管を形成した後，太い1～2本の脈管になり，再び別の毛細血管になって終わる一連の形態のこと．この毛細血管間に介在する太い1～2本の静脈を門脈という．肝門脈系は，消化管，脾臓，膵臓の毛細血管からの静脈血を肝臓の毛細血管網（類洞）に運ぶ系のことである．

◆門脈の4主根静脈

消化管，脾臓，膵臓の毛細血管から集められた静脈血は，4本の主根静脈（上腸間膜静脈，下腸間膜静脈，脾静脈，胃静脈）となる．4本の主根静脈は合流して太い門脈（約5cm）を形成して肝門を通過し，肝臓内で洞様毛細血管（類洞）となる．
　①左・右胃静脈：胃からの静脈を集めて，脾静脈と上腸間膜静脈の合流部で肝臓寄りの門脈に合流する．
　②上腸間膜静脈：小腸，膵臓，大腸（横行結腸まで）の静脈血を受ける．
　③脾静脈：膵臓・脾臓，胃の一部からの静脈を受ける．
　④下腸間膜静脈：下行結腸から直腸までの静脈血を受ける．

◆肝門脈系の機能
　①消化管から吸収された栄養物を肝臓に運搬し，栄養物の貯蔵．
　②消化管から吸収された物質の解毒作用．
　③脾臓で分解された赤血球の分解産物から胆汁の生成．

◆肝門脈系の側副循環路

肝門脈圧が亢進すると門脈血が肝臓に運ばれなくなる．この時にバイパスとして3つの経路を経て門脈血は右心房に流入する．
　①食道静脈を通るコース：胃静脈→食道静脈→奇静脈→上大静脈．（食道静脈瘤）
　②直腸静脈叢を通るコース：下腸間膜静脈→上直腸静脈→直腸静脈叢→中・下直腸静脈→内腸骨静脈→総腸骨静脈→下大静脈．（痔）
　③臍傍静脈を通るコース：門脈→臍傍静脈（肝円索内），胸腹壁静脈→腋窩静脈→鎖骨下静脈→腕頭静脈→上大静脈，下腹壁静脈→上腹壁静脈→内胸静脈→鎖骨下静脈→腕頭静脈→上大静脈，浅腹壁静脈→大腿静脈→外腸骨静脈→総腸骨静脈→下大静脈，下腹壁静脈→外腸骨静脈→総腸骨静脈→下大静脈．（メズーサの頭）

胎児の血液循環

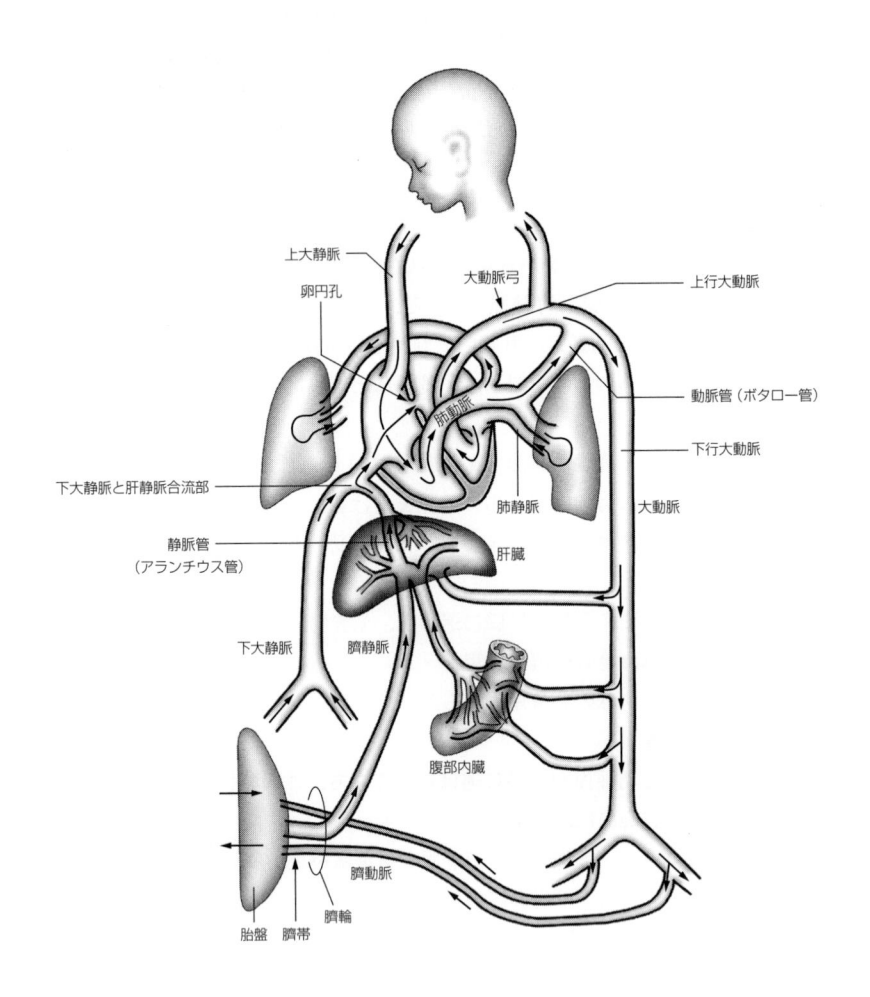

CHAPTER 5　脈　管

ここが要点
This is the main point.

胎児は，子宮内で胎盤とそれに続く臍帯とで母体と繋がり羊水の中で出生まで過ごす．胎児にとって胎盤は，栄養物や老廃物の交換場所であり，臍帯はこれらの栄養物や老廃物の運搬路となる臍静脈，臍動脈，尿膜管が通る．

◆胎児循環

胎盤循環：胎盤と子宮との間で物質の移行が行われる．物質の透過は選択的に行われる（胎盤関門）．

血液循環

臍静脈：酸素と栄養分に富む血液を胎児に運ぶ．
臍動脈：胎児体内を循環し終えた血液を胎盤に運ぶ．

〔順路〕
①★臍静脈→門脈→類洞→肝静脈
　　　　↓　　　　　　↓
　　　②★静脈管→下大静脈→右心房→③★卵円孔
　　　　　　　　　　　　　↓　　　　↓
　　　　　　　　　肺動脈←右心室　　左心房
　　　　　　　　　↓　　　　　　　　↓
　　　　　　　　　④★動脈管　　　　左心室
　　　　　　　　　　　↓　　　　　　↓
　　　　　　　　　　　大動脈弓←上行大動脈
　　　　　　　　　　　↓
　　　　　　　　　　　下行大動脈→総腸骨動脈
　　　　　　　　　　　　　　　　　↓
　胎盤←　　　　　　　　　　　⑤★臍動脈←内腸骨動脈

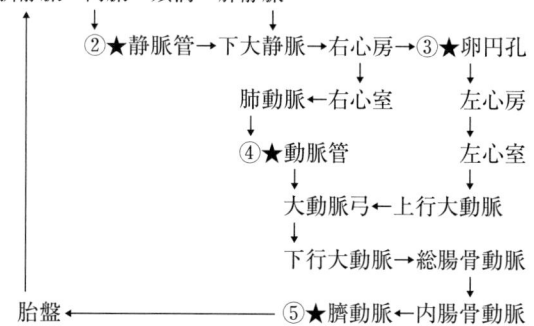

★：胎児循環時の短絡経路

出生後に変化する胎児循環の構造物

①臍静脈→肝円索（肝鎌状間膜内を走行）
②静脈管（アランチウス管）→静脈管索
③卵円孔→卵円窩
④動脈管（ボタロー管）→動脈管索
⑤臍動脈→臍動脈索（内側臍ヒダをつくる）

175

リンパ系

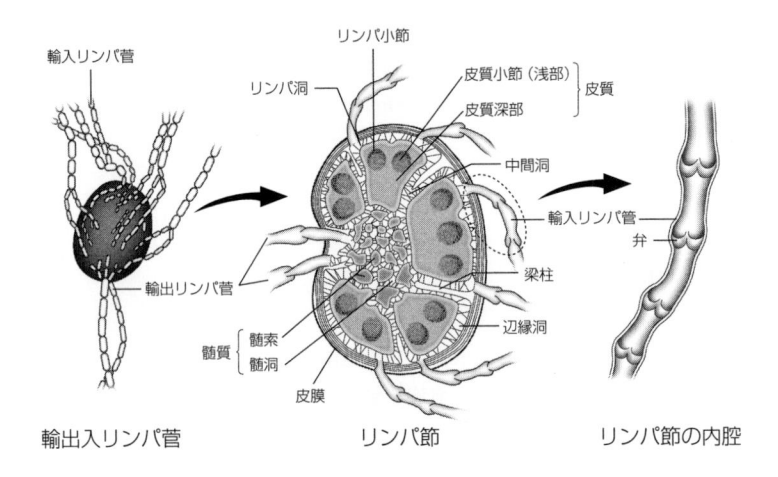

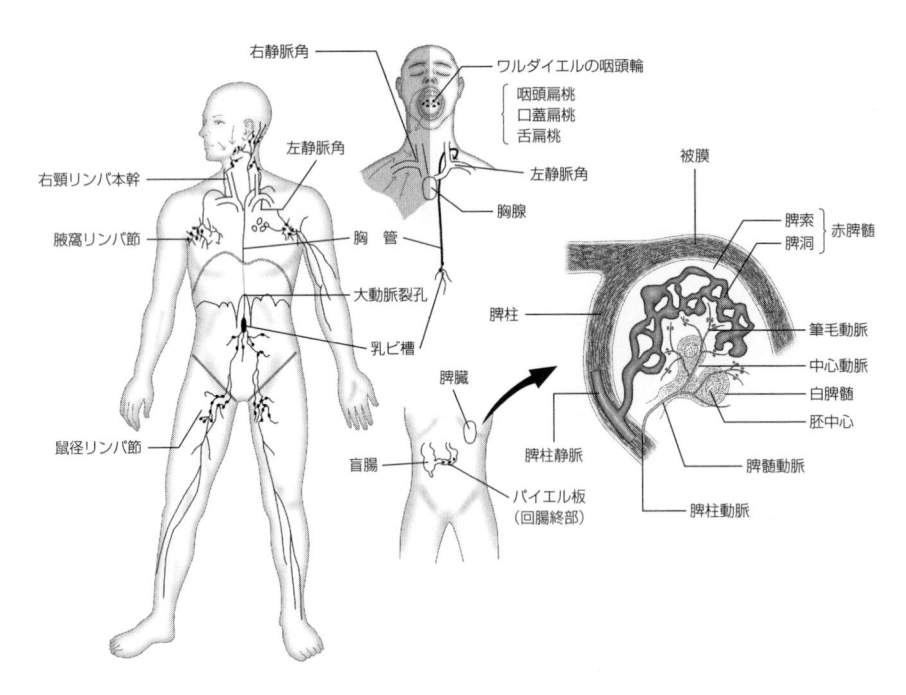

輸出入リンパ菅
- 輸入リンパ菅
- 輸出リンパ菅

リンパ節
- リンパ小節
- リンパ洞
- 皮質小節（浅部）｝皮質
- 皮質深部
- 中間洞
- 輸入リンパ管
- 梁柱
- 辺縁洞
- 髄索｝髄質
- 髄洞
- 皮膜

リンパ節の内腔
- 輸入リンパ管
- 弁

- 右静脈角
- 右頸リンパ本幹
- 腋窩リンパ節
- 左静脈角
- 胸管
- 大動脈裂孔
- 乳ビ槽
- 鼠径リンパ節
- ワルダイエルの咽頭輪
  - 咽頭扁桃
  - 口蓋扁桃
  - 舌扁桃
- 左静脈角
- 胸腺
- 脾臓
- 盲腸
- パイエル板（回腸終部）

- 被膜
- 脾索｝赤脾髄
- 脾洞
- 筆毛動脈
- 中心動脈
- 白脾髄
- 胚中心
- 脾髄動脈
- 脾柱動脈
- 脾柱静脈
- 脾柱

ここが要点

リンパ系は，リンパ管とリンパ節とで構成される．リンパ管のリンパは，毛細血管から漏出した組織液が取り込まれたもので，最終的にリンパ管とリンパ節を経て静脈に流入する．脾臓と胸腺は，リンパ球を産生し免疫機構に関与するのでリンパ性器官と呼ばれる．

◆リンパ系

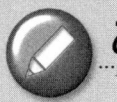

毛細リンパ管：一層の内皮細胞で構成，弁をもつ，毛細リンパ管網や盲管で始まる．

リンパ管とリンパ節

リンパ管：毛細リンパ管が集まりリンパ管になる．

リンパ節：リンパ管からリンパ本幹に至る間に介在（所属リンパ節）．

皮質：胚中心（Bリンパ球産生），皮質深部にはTリンパ球が存在．

周縁洞（多数の輸入リンパ管が流入），中間洞（皮質小節に区分）．

髄質：髄索と髄洞（マクロファージや形質細胞が多く存在）．

髄洞（輸出リンパ管1～2本が門から出る）．

所属リンパ節：鼠径リンパ節，腸間膜リンパ節，腋窩リンパ節など．

リンパ本幹：最終的に2本のリンパ本幹になり静脈に注ぐ．

胸管：左上半身と下半身のリンパを集め左静脈角に流入．

経路は乳ビ槽→大動脈裂孔→縦隔後部→縦隔上部→左静脈角．

右リンパ本幹：右上半身のリンパを受けて右静脈角に流入．

◆リンパ性器官

免疫機構に関与する器官で一次リンパ性器官と二次リンパ性器官がある．

一次リンパ性器官：胸腺と骨髄（T細胞とB細胞の形成と成熟に関わる）．

二次リンパ性器官：リンパ節，脾臓，粘膜のリンパ小節群（パイエル板など）．

★胸腺：胸骨の後縦隔前部に位置．骨髄で作られたリンパ球は胸腺で分化．（T細胞，NK細胞）．（胸腺から分泌されるサイモシンで促進）．

★脾臓：身体最大のリンパ性器官，腹膜腔器官（左上腹部横隔膜直下，第9～11肋骨に接する．長さ約10cm，幅6～8cm，厚さ4～5cm，赤褐色）．

赤脾髄：赤血球，白血球の破壊（脾洞を取り囲む解放血管系）．

白脾髄：リンパ球や組織球の産生，抗体の産生を行う．

COLUMN ▶ 深部静脈血栓症

　最近では飛行機旅行によって発生する，いわゆるエコノミークラス症候群として知られている．中高年にみられるが，欧米ほど頻度は高くない．窮屈な機内で同じ姿勢を強いられたり，手術後の安静期間中に，下肢の静脈の血行が悪くなり，下腿静脈，大腿静脈，骨盤深在静脈などに血栓が発生する．血栓ができたのを知らずに，急に動き出すとその血栓が遊離して，肺動脈に詰まると致死的な肺塞栓症を起こす．静脈造影で血栓があることが確認されたら，血栓溶解剤投与や，万一遊離した時に血栓を捉えるバスケットを下大静脈に留置する．

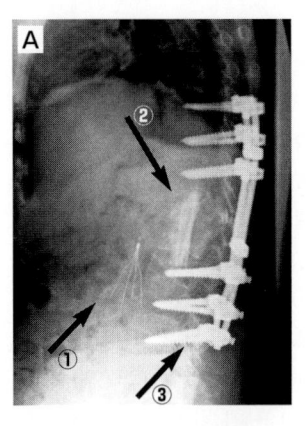

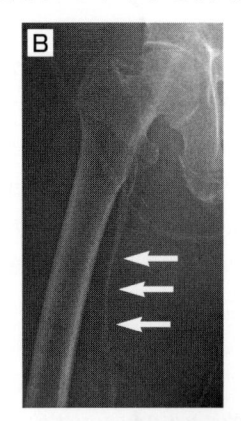

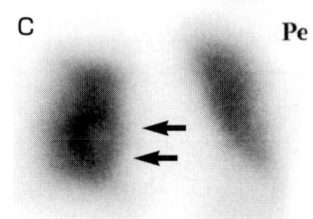

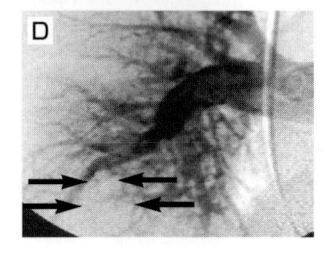

図．脊柱固定術後の深部静脈血栓症
A：第1，2腰椎圧迫骨折に前方固定術（肋骨を取って移殖）②，後方より固定器具③で固定を追加．バスケット①を腹部大静脈に留置して血栓が肺に行くのを阻止する．
B：深部静脈血栓が著明に大腿静脈に認められた．
C：ガリウムシンチグラフィー：肺塞栓に陥っている部分は，血行不全によりガリウムの取り込みが少ないため，写り方が薄い．
D：肺動脈撮影：血行が途絶しているのが分かる．この部分が塞栓を起こしている部分．

CHAPTER 6
感覚器

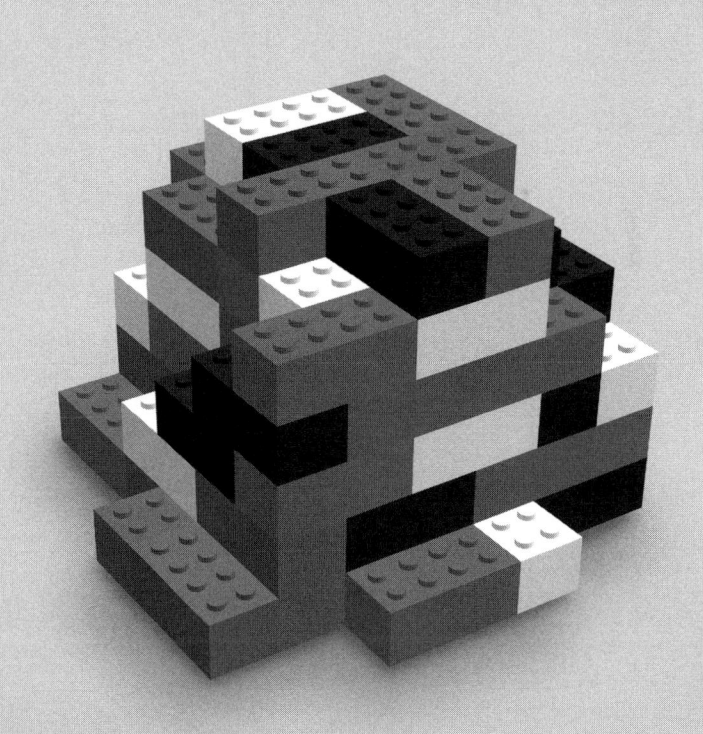

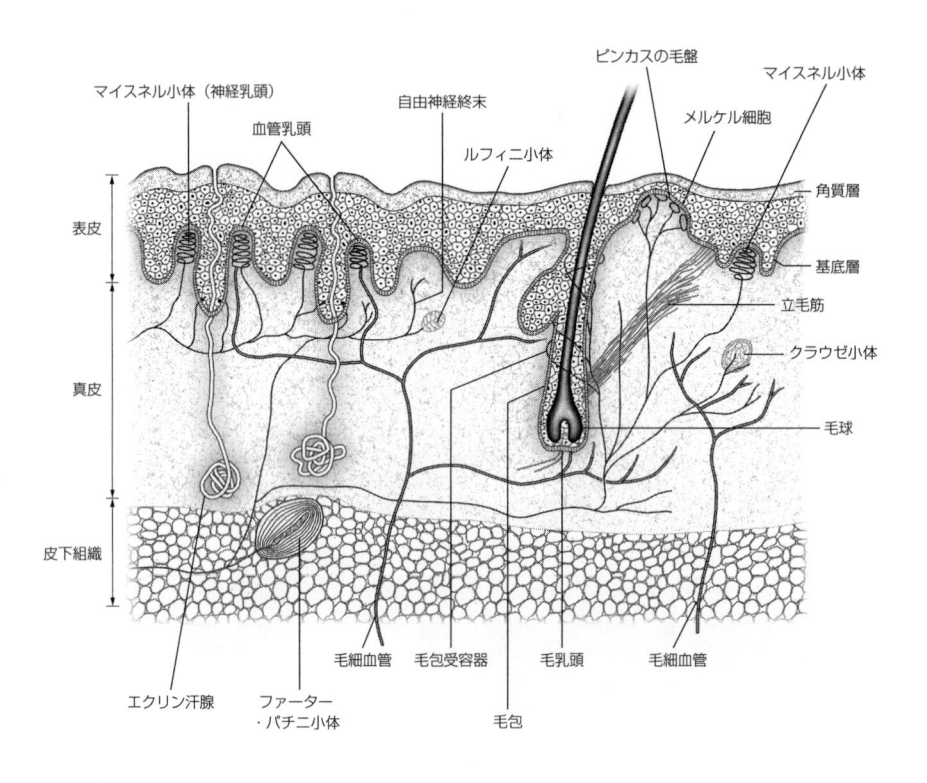

皮 膚

CHAPTER 6 感覚器

ここが要点
This is the main point.

皮膚は体重の約1/6あり，身体で最も大きい器官である．表皮，真皮，皮下組織から構成され，身体の部位によりその厚さは異なる．皮膚は感覚器（体性感覚）として扱われるが，その他の機能は体表と身体内部の保護，体温調節，排泄作用，ビタミンDの合成，脂肪や水分の貯蔵などである．

◆**皮膚の構造と機能**

表皮：重層扁平上皮（外胚葉由来），表層から角質層，顆粒層，有棘層，基底層．
　　　　表皮でビタミンDの前駆物質が紫外線の働きで産生される．
表皮の細胞：ランゲルハンス細胞（皮膚の免疫機構に関与し抗原を取り込む），メルケル細胞（触覚細胞），メラニン細胞（紫外線防御）などがある．
真皮：交織線維性結合組織（中胚葉由来），膠原線維，弾性線維，ヒアルロン酸を含む．
　　真皮乳頭：表皮に突出してはまり込む部位（血管乳頭，神経乳頭）．
　　　　血管乳頭：体温調節作用．
　　　　神経乳頭：マイスネル小体（触覚），自由神経終末．
　　　　　　真皮にある感覚器終末：ファーター・パチニ小体（触圧覚，振動覚），
　　　　　　　　自由神経終末（痛覚），クラウゼ小体（冷覚），ルフィニ小体（温覚）．
皮下組織：疎性結合組織（中胚葉由来）．
　　脂肪組織：白色脂肪（標準体重で約15％♂，22％♀）．
　　　　栄養の貯蔵，熱の放散を防ぎ保温，関節や足底でのクッションと保護．
　　皮静・動脈：側副循環路や注射静脈．
　　皮神経：皮節（連関痛）．
感覚器としての皮膚：皮膚は表在感覚の触圧温冷痛覚を司る一般体性感覚（GSA）．

◆**皮膚の付属器**

皮膚腺：汗腺，乳腺，皮脂腺
　①**皮脂腺**：全分泌腺，皮膚や毛を滑らかにして乾燥を防ぐ．
　②**汗　腺**：アポクリン汗腺（外陰部，腋窩），エクリン汗腺（全身の皮膚，体温調節，交感神経興奮＝緊張で発汗増進）．
毛と爪：毛包と真皮間に立毛筋（平滑筋で交感神経の興奮により鳥肌）．

視覚器・眼球

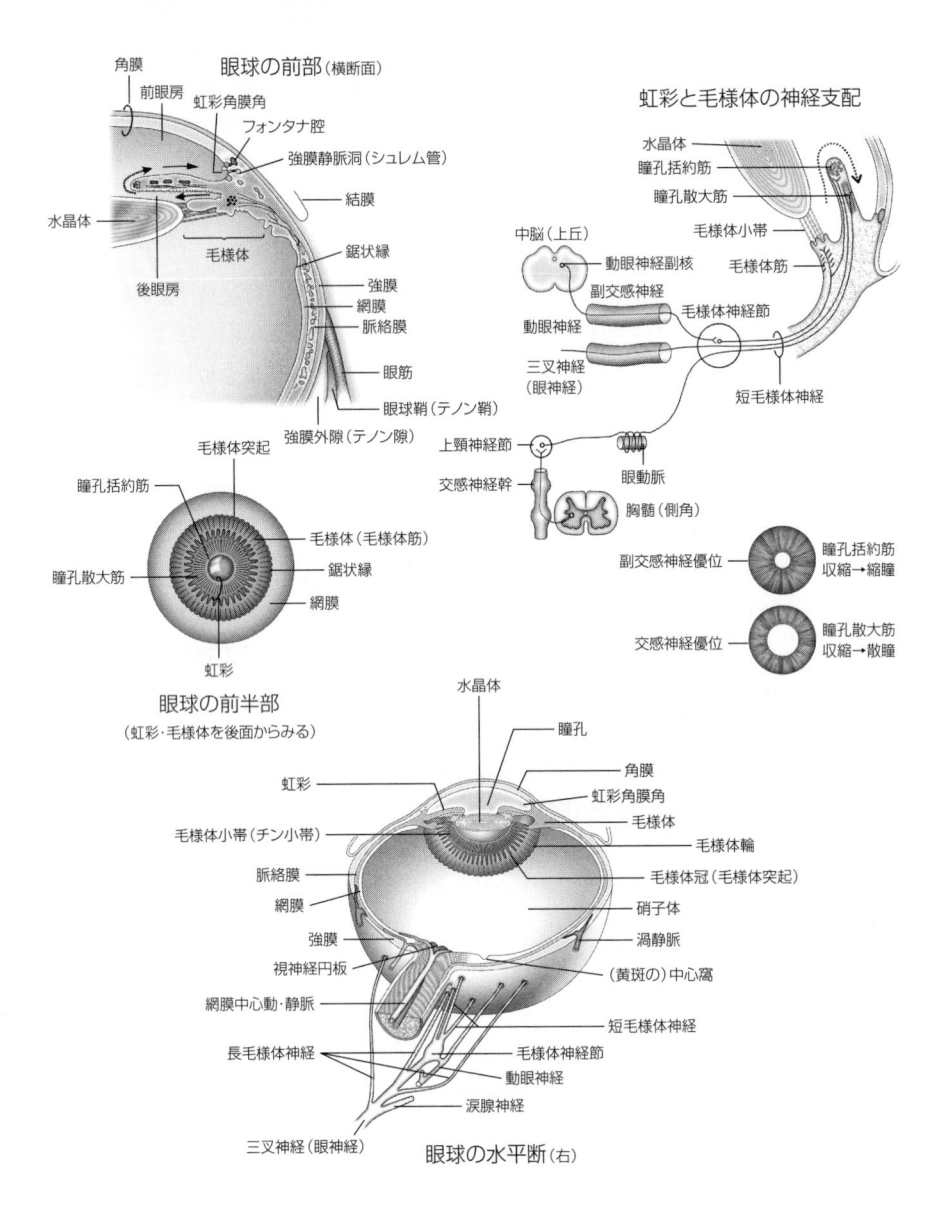

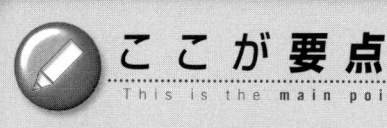

CHAPTER 6 感覚器

> ## ここが要点
> This is the main point.
>
> 視覚器は，眼球と副眼器（眼筋，涙器，結膜，眼瞼）とで構成され眼窩にある．眼球の壁は，眼球線維膜（外膜），眼球血管膜（中膜），眼球内膜（網膜）の3層で構成される．視覚は，特殊体性感覚でその感覚受容部位は網膜である．

◆**眼球壁の構造**
　眼球線維膜（外膜）：前方1/6は角膜．後方5/6は強膜．
　　角膜：厚さおよそ1mm，重層扁平上皮，血管とリンパ管は存在しない．
　　　神経分布が豊富（←長毛様体神経←眼神経←三叉神経）．
　　　フォンタナ腔とシュレム管：角膜と強膜との境にあり前眼房水の吸収部位．
　　強膜：眼球の白目部分（血管は分布しない）．密性結合組織．
　　　眼球鞘（テノン鞘）と強膜外隙（テノン隙）：強膜を包む嚢状の薄い結合組織膜．
　　　　この膜と強膜との間の間隙はテノン隙．テノン鞘は視神経周囲から始まり眼筋の強膜付着部で終わる．眼球運動の関節窩に相当．
　眼球血管膜（中膜）：前方は虹彩と毛様体，後方は脈絡膜．脳の脳軟膜に続く．
　　虹彩：水晶体の前方に位置し瞳孔を形成．虹彩の後面は網膜虹彩部（網膜盲部）．
　　　瞳孔散大筋：色素細胞層の前を放射状に走る平滑筋（交感神経支配，収縮→散瞳）．
　　　瞳孔括約筋：瞳孔縁を輪状に走行する平滑筋（副交感神経支配，収縮→縮瞳）．
　　毛様体：虹彩の後方で毛様体筋（平滑筋）が主体．眼房水の産生．
　　　毛様体筋：短毛様体神経（副交感神経）支配，水晶体の厚さ調節をする．
　　　毛様体突起：毛様体の内側に経線方向に80本ほどひだ状に張り出す．
　　　毛様体（チン）小帯：毛様体突起と水晶体とをつなぐ小帯線維．
　　脈絡膜：毛様体より後方で血管と色素細胞に富む．眼球の後方4/5を占有．
　眼球内膜（網膜）：脳（前脳）に由来．硝子体を覆う（網膜視部）．3部で構成．
　　網膜視部，網膜毛様体部，網膜虹彩部．
◆**眼球の内容物**
　　水晶体：硝子体の前に位置し，血管は分布しない．レンズの役目．
　　硝子体：ゼラチン様物質で，網膜が色素層から剥離するのを防ぐ．
　　眼房水：組織液，虹彩，角膜，水晶体の栄養と老廃物の除去，眼圧の保持．

涙器・眼筋

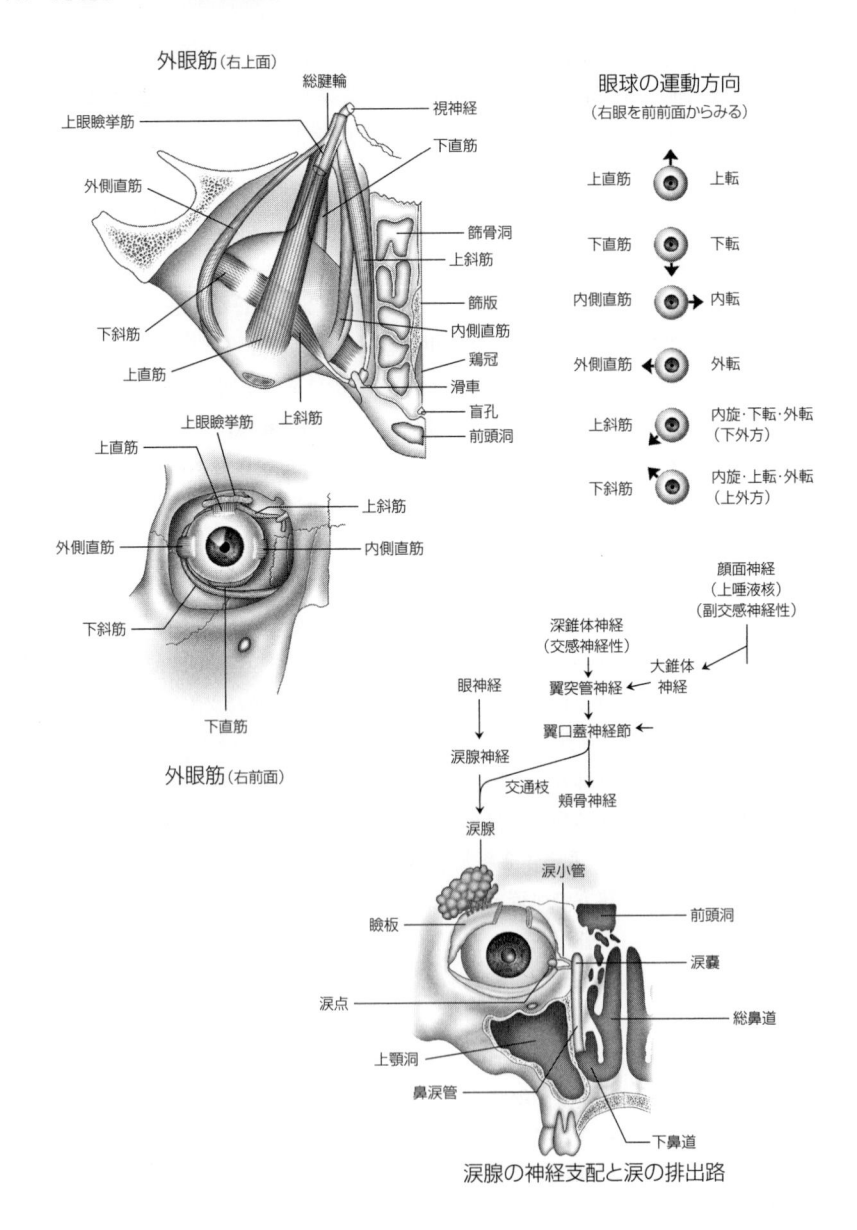

外眼筋（右上面）

- 上眼瞼挙筋
- 外側直筋
- 下斜筋
- 上直筋
- 上眼瞼挙筋
- 総腱輪
- 視神経
- 下直筋
- 篩骨洞
- 上斜筋
- 篩版
- 内側直筋
- 鶏冠
- 滑車
- 盲孔
- 上斜筋
- 前頭洞

外眼筋（右前面）

- 上直筋
- 上眼瞼挙筋
- 外側直筋
- 下斜筋
- 上斜筋
- 内側直筋
- 下直筋

眼球の運動方向
（右眼を前面からみる）

- 上直筋 → 上転
- 下直筋 → 下転
- 内側直筋 → 内転
- 外側直筋 → 外転
- 上斜筋 → 内旋・下転・外転（下外方）
- 下斜筋 → 内旋・上転・外転（上外方）

顔面神経（上唾液核）（副交感神経性）
深錐体神経（交感神経性）
眼神経
翼突管神経
大錐体神経
翼口蓋神経節
涙腺神経
交通枝
頬骨神経
涙腺

涙腺の神経支配と涙の排出路

- 瞼板
- 涙小管
- 前頭洞
- 涙嚢
- 涙点
- 総鼻道
- 上顎洞
- 鼻涙管
- 下鼻道

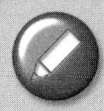

ここが要点
This is the main point.

　副眼器は，眼の付属器官で涙器，外眼筋，眼瞼，結膜，睫毛などがある．涙器は涙を分泌し，外眼筋は眼球を動かす．眼瞼や睫毛は異物から眼球を守り，また光の遮断を行う．

◆**副眼器：涙腺とその排出経路**
　涙腺：眼窩上外側部の涙腺窩にあり，上結膜円蓋に開口．漿液腺．
　排出経路：上眼瞼に10本前後の導管で排出．上・下涙点（内眼角）→上・下涙小管
　　　　　→涙嚢→鼻涙管→下鼻道．
　機能：角膜の乾燥を防ぐ，異物を洗い流す，抗菌作用，角膜の凹凸補正．
　神経支配：副交感神経支配，翼口蓋神経節からの枝（頬骨神経→涙腺神経）←翼突
　　　　　管神経←大錐体神経（破裂孔）←顔面神経←上唾液核．
外眼筋：眼窩には7筋あるがそのうち6筋が眼球に付着．外眼筋は下斜筋を除きすべて総腱輪（視神経を取り囲む線維性の輪）から起こる．1筋は上眼瞼に付着．
　①上直筋：強膜の上面．眼球の前半に停止（眼球を上転）．
　②下直筋：強膜の下面．眼球の前半に停止（眼球を下転）．
　③内側直筋：強膜の内側面．眼球の前半に停止（眼球を内転）．
　④外側直筋：強膜の外側面．眼球の前半に停止（眼球を外転）．
　⑤上斜筋：滑車を腱が通過．起始は蝶形骨体内側，眼球上面の後半に停止（眼球を
　　　　　内旋，下転，外転させて斜め下外方向を見させる）．
　⑥下斜筋：鼻涙管近くの眼下線内側に起始し下直筋の下側を通過．外側直筋内側
　　　　　（眼球を外旋，上転，外転させ斜め上外方向を見させる）．
　神経支配：上記①②③⑥は動眼神経支配，④は外転神経，⑤は滑車神経．
眼瞼：皮膚（皮下脂肪はほとんどない），深層は眼輪筋（顔面神経支配，閉眼作用），
　　　上眼瞼挙筋（総腱輪から起こり上眼瞼に付着，動眼神経支配）．
　眼裂：上下の眼瞼の間で内側は内眼角，外側は外眼角．
　　瞼板：眼輪筋の深層にある密性結合組織．
　　　瞼板腺＝マイボーム腺：上瞼板内に約40個，下瞼板内に30個ほど．
　　　　開口部：後眼瞼縁に開口．
　睫毛：眼輪筋直下，上に2〜3列睫毛，脂腺と睫毛腺（アポクリン汗腺）．

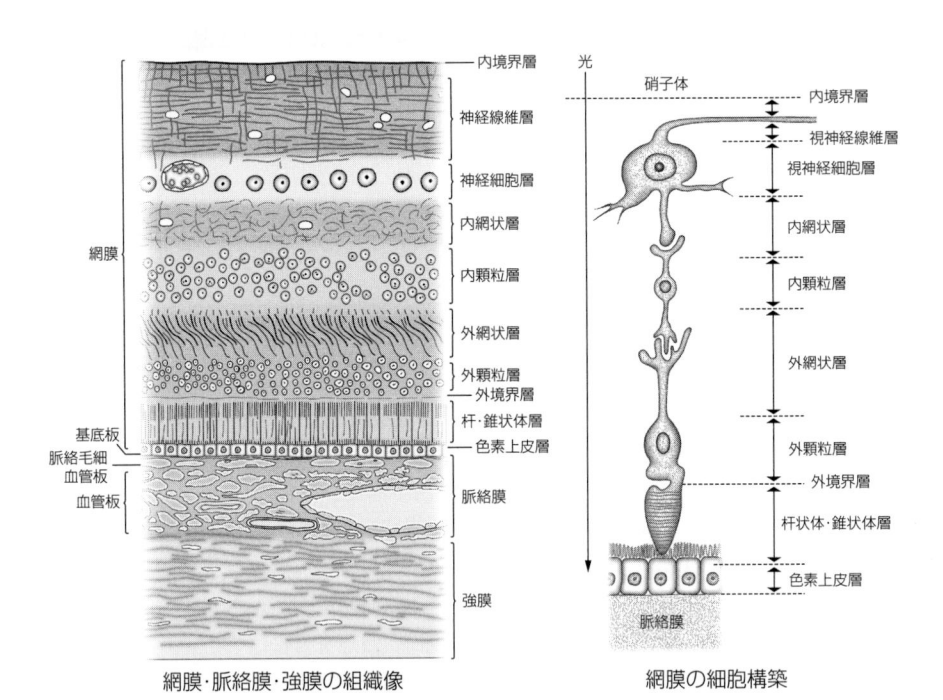

網 膜

網膜・脈絡膜・強膜の組織像

- 内境界層
- 神経線維層
- 神経細胞層
- 内網状層
- 内顆粒層
- 外網状層
- 外顆粒層
- 外境界層
- 杆・錐状体層
- 色素上皮層
- 脈絡膜
- 強膜

網膜
基底板
脈絡毛細血管板
血管板

網膜の細胞構築

光 / 硝子体
- 内境界層
- 視神経線維層
- 視神経細胞層
- 内網状層
- 内顆粒層
- 外網状層
- 外顆粒層
- 外境界層
- 杆状体・錐状体層
- 色素上皮層
- 脈絡膜

（前方からみた右眼眼底）

- 中心窩
- 黄斑
- 網膜中心動脈
- 視神経円板

CHAPTER 6 感覚器

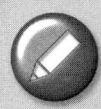

> ## ここが要点
> This is the main point.
>
> 網膜は光を感受する網膜視部と，感受しない網膜盲部とからなる．網膜視部は眼球の後部3/4を占める．色覚にあずかる細胞は，杆状体細胞と錐状体細胞で，最も視力の鋭敏な部位は，後部中央に位置する黄斑である．網膜は，脳の延長であり明瞭な層構成（10層）を示している．

◆網膜視部

網膜は脈絡膜の内層にあり，硝子体側から脈絡膜にかけて明瞭な10層が区別できる．また，網膜は部位により特別な名称が付けられている．

網膜の層構成：硝子体側から順次に以下の層を区分する．

①内境界層：硝子体に接する，②神経線維層：視神経細胞の軸索層，③神経細胞層：大型の多極神経細胞層，④内網状層：各種神経細胞の突起，⑤内顆粒層：双極細胞層，⑥外網状層：杆状体，錐状体の突起層，⑦外顆粒層：杆状体細胞，錐状体細胞の核のある層，⑧外境界層：支持細胞の突起層，⑨杆状体・錐状体層：杆状体と錐状体（外節，内節）のある層，杆状体は明暗（白黒フィルムに相当），錐状体は色覚（カラーフィルムに相当），杆状体約1億3000万個，錐状体約700万個あるとされる，⑩色素上皮層：光の吸収，視細胞の保護と栄養物質の提供，外節の処理，杆状体の視物質ロドプシン不足で鳥目，錐状体（赤，緑，青を感受する3種類がある）の視物質ヨードプシン，赤感受の錐状体欠如は赤を緑に感受．

視物質ロドプシンが光を感受するとオプシンとレチナールとに分解する．

レチナールはビタミンAの誘導体．

網膜の特殊部位

黄斑：中心窩の周囲で直径約2mmほどの部（視神経乳頭の3～4mm外側）．
　　　最も視力の鋭敏な部位．黄色みを帯びている．

視神経乳頭：黄斑の内側3～4mmで網膜から視神経が出ていく部位．
　　　円板の中央は陥凹（円板陥凹），ここから網膜中心動脈が出る．

鋸状縁：網膜視部の毛様体への移行部．鋸状になっている．

◆網膜盲部

網膜毛様体部：鋸状縁から続く網膜の色素細胞層（網膜盲部）．

網膜虹彩部：虹彩の最後面で網膜・網膜毛様体部の続き．

>>>TITLE

平衡聴覚器

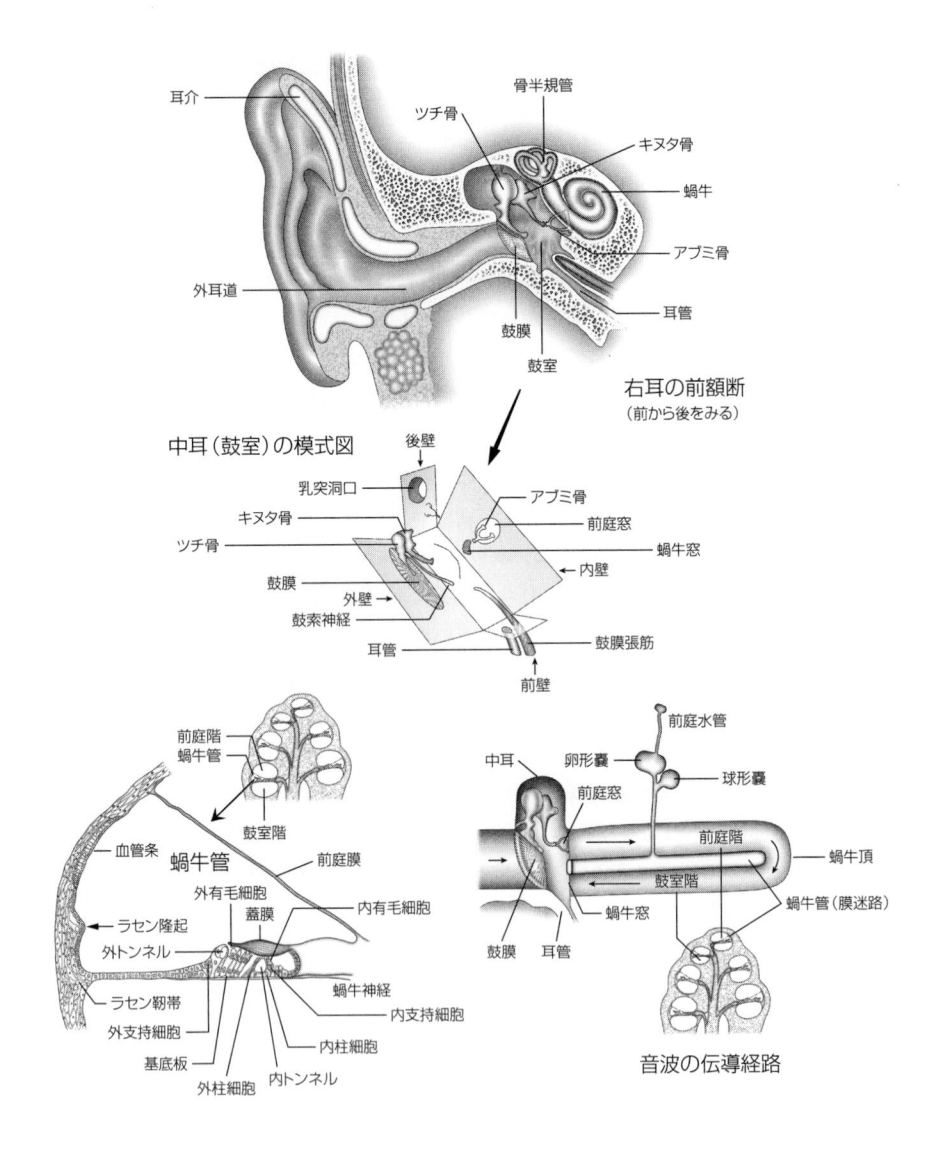

右耳の前額断
（前から後をみる）

中耳（鼓室）の模式図

蝸牛管

音波の伝導経路

CHAPTER **6** 感 覚 器

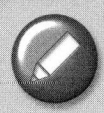

ここが要点
This is the main point.

聴覚（音波）と平衡覚（身体の位置，運動）を感じる器官．外耳と中耳は聴覚に関係，内耳に聴覚と平衡覚という異なる働きをする受容器がある．内耳は側頭骨岩様部（錐体）の内部にある．内耳は骨迷路（蝸牛，前庭，骨半規管）と膜迷路からなり，平衡覚と聴覚とを感受する．

◆**聴覚器**：外耳，中耳，内耳からなる．

外耳：耳介と外耳道（ゆるくS状に弯曲）．

　耳介（ヒトで退化）：骨格は耳介軟骨（弾性軟骨），音の集音器．
　外耳道：外耳孔から鼓膜まで．約25mm．直径約6mm．
　　外耳道壁：外側1/3軟骨，内側2/3骨性，皮膚感覚は迷走神経と耳介側頭神経支配．
　　耳道腺：アポクリン腺，分泌物は耳垢．

中耳：鼓室，乳突洞と乳突蜂巣，耳管．
　①鼓室：6壁（上，下，外，内，後，前壁）を区別する．
　・外壁：鼓膜（外耳と中耳の境），直径1cmで厚さ0.1mm．前下方に約55°傾斜．外耳道側の感覚は迷走神経と耳介側頭神経．中耳側の感覚は舌咽神経．
　・内壁：岬角（前庭窓と蝸牛窓との間の隆起，鼓膜の対向面），前庭窓（アブミ骨が付着）．
　・後壁：乳突洞口，上壁：頭蓋腔との隔壁，下壁：頸静脈窩．
　・前壁：耳管（約30mm），耳管咽頭口で咽頭と交通．鼓膜の外圧と内圧を一定に保つ．
　②鼓室の内容：耳小骨（ツチ骨，鼓膜に付着→キヌタ骨→アブミ骨，前庭窓に付着），ツチ骨柄が鼓膜に付着，鼓膜張筋がツチ骨柄の根部に付着，下顎神経支配，アブミ骨（アブミ骨筋が付着，顔面神経支配）．

内耳：聴覚に関わる内耳は蝸牛（2と3/4回転）．側頭骨錐体内で前庭の前方にある．
　骨迷路：外リンパを容れる前庭階と鼓室階．前庭階と鼓室階は蝸牛頂で連続する．
　膜迷路：内リンパを容れる蝸牛管の部分，聴覚受容器は蝸牛管内にあるコルチ器が感受（蝸牛神経が分布）．
　音の伝導：音源→空気の振動→鼓膜の振動→耳小骨の振動→前庭窓の振動→外リンパ液の振動→内リンパの振動→コルチ器の有毛細胞が蓋膜に接触する強弱→蝸牛神経が感受→脳へ（外リンパの振動は蝸牛窓で消失→第二鼓膜）．

>>>TITLE

平衡覚器

側頭骨内の内耳（投影図）

- 大錐体神経
- 膝神経節
- 前半規管
- 前庭
- 外側半規管
- 後半規管
- 前庭水管
- 内耳孔（内耳神経と顔面神経）

前半規管／外側半規管／後半規管

三半規管の空間的方向

30°前屈時外側半規管は水平になる

右側平衡聴覚器の前額断（前方から後をみる）模式図

- 側頭骨
- 鼓室
- 弓状隆起
- 三半規管
- 前庭神経
- 蝸牛神経
- 耳介軟骨
- 外耳道
- 蝸牛
- 前庭窓
- 蝸牛窓
- 内頸静脈
- 内頸動脈
- 鼓膜
- 耳管
- 耳管軟骨
- 耳管咽頭口
- 口蓋帆挙筋
- 口蓋帆張筋

骨迷路と膜迷路

- 前半規管
- 球形嚢
- 外側半規管
- 後半規管
- 卵形嚢
- 外リンパ
- 前庭水管外口
- 弓状隆起
- 内耳孔

側頭骨（右）

卵形嚢と球形嚢

- 骨迷路｛骨／外リンパ｝
- 球形嚢（内リンパ）
- 球形嚢斑
- 膜迷路
- 前庭神経
- 血管
- 結合管
- 卵形嚢斑
- 卵形嚢（内リンパ）
- 有毛細胞
- 血管（内リンパ産生）
- 前庭神経

- 有毛細胞
- 前庭神経
- 膜迷路（内リンパ）
- 骨／外リンパ｝骨迷路
- クプラ

膨大部稜

CHAPTER 6 感覚器

ここが要点
This is the main point.

平衡覚は，骨迷路である前庭と骨半規管の中にある膜迷路の限定された5部位が司る．それらは，前庭内にある卵形嚢と球形嚢の平衡斑，骨半規管内にある3つの膜半規管の膨大部稜である．平衡覚は，これらの限定された5部位の有毛細胞が感受する．

◆平衡覚器

平衡覚器の膜迷路は聴覚の膜迷路（蝸牛管）と結合管とでひと続きになっている．

前庭の膜迷路：卵形嚢と球形嚢．両者は連嚢管で連なる．

　膜迷路には内リンパが満ちている．

　卵形嚢と球形嚢の感覚受容領域：平衡斑．

　　平衡斑：卵形嚢斑と球形嚢斑の2ヶ所を指す．この2ヶ所の感覚上皮が平衡覚を司る．

　　　卵形嚢斑と球形嚢斑の面は直交する．

　　　水平領域の移動（直線運動）と垂直方向の移動を感受する．

骨半規管の膜迷路：三半規管

　3つの半円形の管でそれぞれ直交（前半規管，後半規管，外側半規管）．

　三半規管の感覚受容領域：互いに直交する脚部にある膨大部稜．

　　前半規管膨大部稜，外側半規管膨大部稜，後半規管膨大部稜．

　　　膨大部稜の感覚細胞の向きは互いに直交．

　　　回転加速を伴う動きを感受する受容細胞がある．

平衡覚の神経：内耳神経の枝（前庭神経）．

　聴覚平衡覚は特殊体性感覚で内耳神経の支配．

嗅覚・味覚器

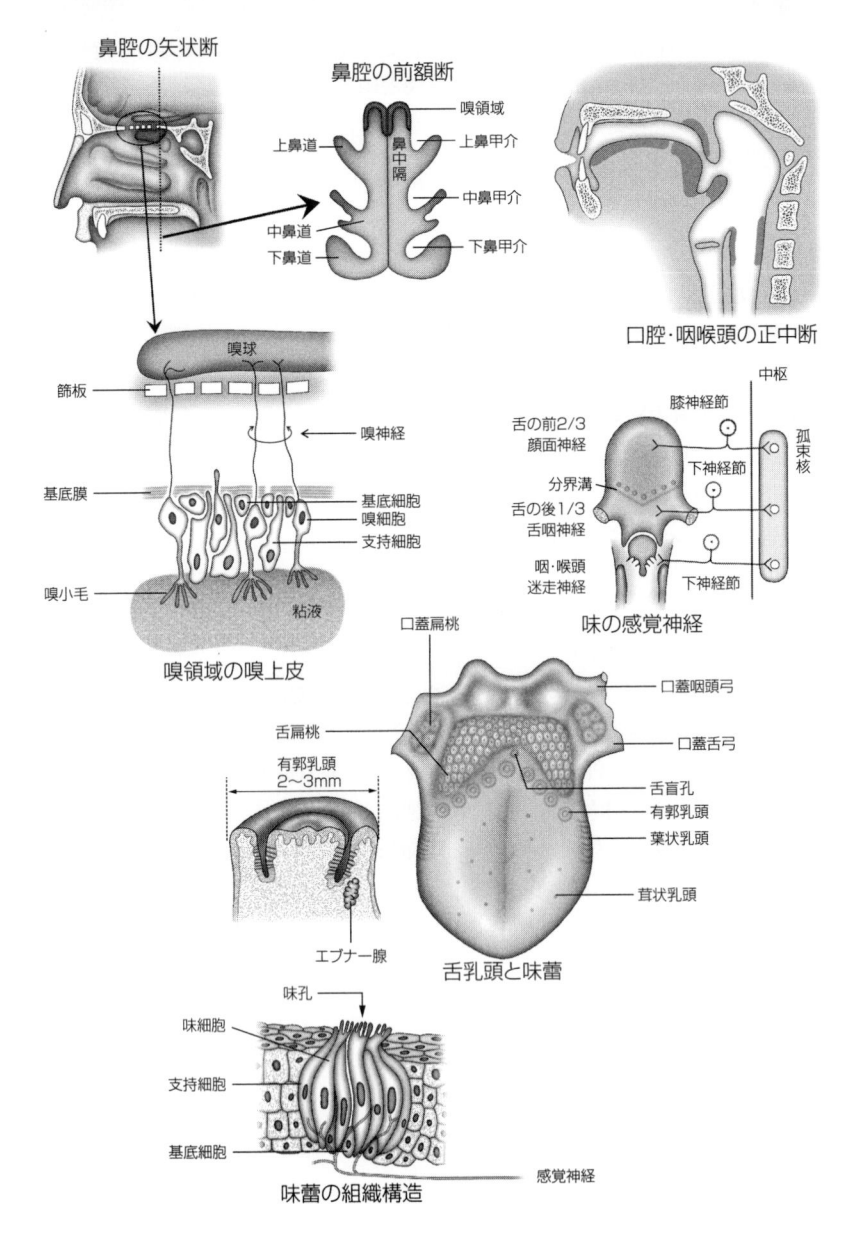

鼻腔の矢状断

鼻腔の前額断
- 嗅領域
- 上鼻道
- 上鼻甲介
- 鼻中隔
- 中鼻甲介
- 中鼻道
- 下鼻甲介
- 下鼻道

口腔・咽喉頭の正中断

嗅領域の嗅上皮
- 嗅球
- 篩板
- 嗅神経
- 基底膜
- 基底細胞
- 嗅細胞
- 支持細胞
- 嗅小毛
- 粘液

味の感覚神経
- 舌の前2/3 顔面神経
- 膝神経節
- 中枢
- 孤束核
- 分界溝
- 下神経節
- 舌の後1/3 舌咽神経
- 咽・喉頭 迷走神経
- 下神経節

舌乳頭と味蕾
- 口蓋扁桃
- 舌扁桃
- 有郭乳頭 2〜3mm
- エブナー腺
- 口蓋咽頭弓
- 口蓋舌弓
- 舌盲孔
- 有郭乳頭
- 葉状乳頭
- 茸状乳頭

味蕾の組織構造
- 味孔
- 味細胞
- 支持細胞
- 基底細胞
- 感覚神経

CHAPTER 6 感 覚 器

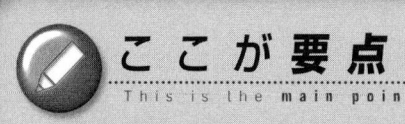

ここが要点
This is the main point.

　嗅覚は特殊体性感覚で，味覚は特殊内臓感覚である．臭いの感覚は臭いの分子が，味の感覚は食べ物の分子が，それぞれの受容器に化学的に作用して生じる．嗅覚を伝える神経は嗅神経で，味覚を伝える神経は，顔面神経，舌咽神経，迷走神経に含まれる神経線維で孤束核に終わる．

◆嗅覚
　嗅覚器の位置と構造
　　位置：鼻腔上部（上鼻道と鼻中隔）．片側の嗅部面積は約4～5cm²程度．
　　感覚上皮の形態：嗅細胞，支持細胞，基底細胞の3種類の細胞で構成．
　　　嗅細胞：片側で500万個，約30日の寿命，基底細胞が嗅細胞に成長．
　　臭いの化学受容器：嗅細胞の嗅小毛．
　嗅覚の伝達：嗅小毛→嗅細胞の軸索の束（嗅神経）→篩板を通過→嗅球．
◆味覚
　味覚器とその存在部位
　　味覚器：味蕾（味蕾にある味細胞が味覚受容細胞）である．
　　　味蕾：舌，軟口蓋下面，咽頭，喉頭蓋の上面，食道の最初の部分．
　　　　舌の味蕾が存在する部位
　　　　　有郭乳頭：1個の乳頭に約100個の味蕾．舌乳頭の中で最多．
　　　　　葉状乳頭：多数の味蕾．
　　　　　茸状乳頭：1～5個の味蕾．
　　　　　糸状乳頭：味蕾はない．
　　味蕾の構造：味細胞，支持細胞，基底細胞の3種類の細胞で構成．
　　　味蕾の大きさ：直径約40μm．
　　　味細胞：味覚受容細胞で1個の味蕾に約50個存在．
　　　　　　　数日～14日の寿命．基底細胞が新しい味細胞に成長．
　　　エブナー腺：葉状乳頭と有郭乳頭のそばにある．有郭乳頭と葉状乳頭の粘膜を
　　　　　　　　　分泌した漿液で洗い流す働きをする．
　味覚の伝達：顔面・舌咽・迷走神経→延髄の孤束核→大脳皮質の味覚野．
　　舌の前2/3→鼓索神経（顔面神経），舌の後1/3→舌咽神経，喉頭蓋上面と食道初部
→迷走神経．

193

COLUMN ▶ 副鼻腔炎

　副鼻腔は4つの洞より構成され，それぞれが頭蓋腔や眼窩に隣接しているので，副鼻腔の炎症は脳や目などにも直接影響を与える．炎症は上顎洞炎が多く，ついで篩骨洞炎，前頭洞炎で，蝶形骨洞炎はまれである．鼻漏，鼻閉，頭痛，発熱などが初発症状で，頭蓋腔や眼窩に炎症が波及すると，まれではあるが髄膜炎や脳膿瘍，眼窩蜂窩織炎などの脳症状や眼症状がみられる．洞の内面を覆っている鼻腔粘膜の炎症で，自然孔が閉塞されると貯留液や膿が貯まり慢性化する．治療は抗生剤投与と洗浄や探膿針による穿刺，最近では内視鏡視下洗浄法が行われる．

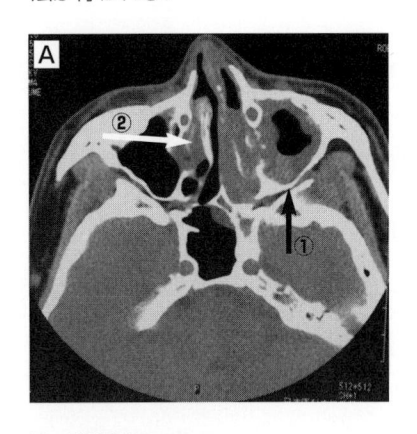

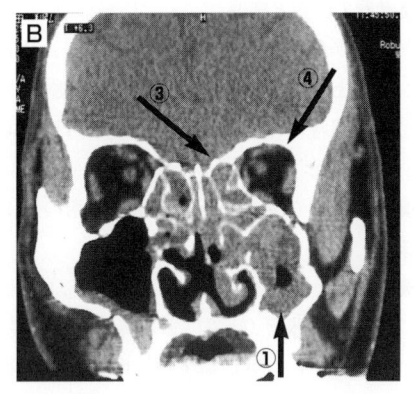

図．副鼻腔炎のMRI
A：冠状面，B：前額面
上顎洞①の炎症によって腔が狭窄し，上篩洞③まで炎症は波及している．鼻中隔の弯曲も見られる．眼窩④や頭蓋腔と近接していることもわかる．

CHAPTER 7
神経

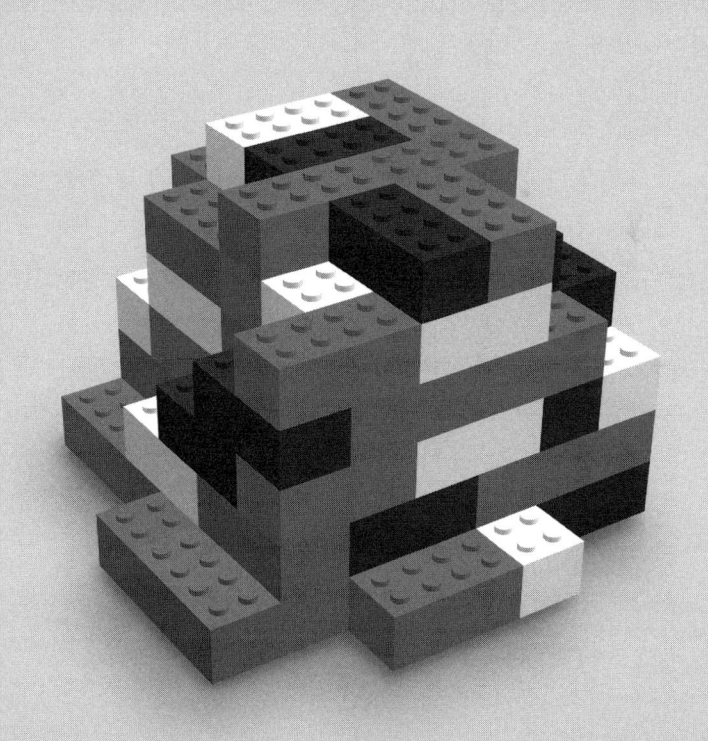

>>>TITLE
神経系の構成・用語

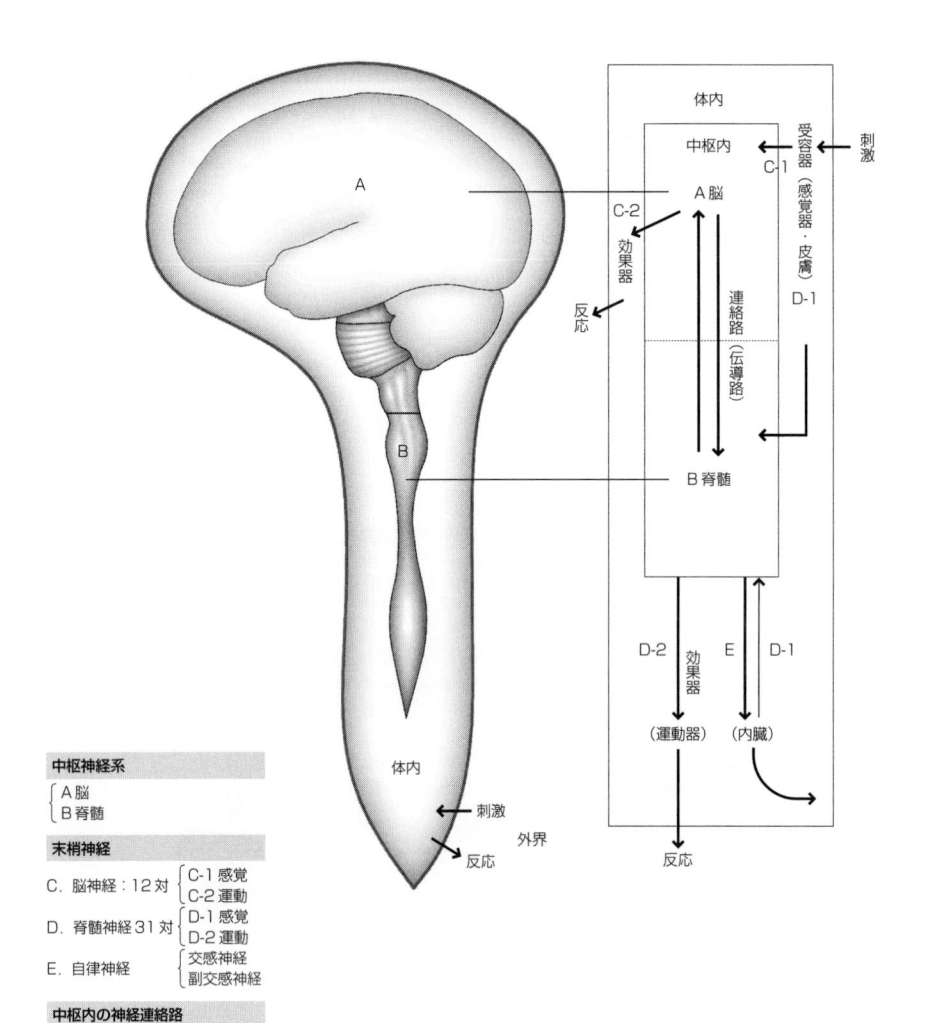

中枢神経系
- A 脳
- B 脊髄

末梢神経
- C. 脳神経：12対 { C-1 感覚 / C-2 運動 }
- D. 脊髄神経 31対 { D-1 感覚 / D-2 運動 }
- E. 自律神経 { 交感神経 / 副交感神経 }

中枢内の神経連絡路
（神経突起の束）：〜伝導路

末梢神経の神経連絡路
（中枢外の神経突起の束）〜神経
C, D, E

図中ラベル：
- A 脳
- B 脊髄
- 体内／外界
- 受容器（感覚器・皮膚）
- 刺激 → C-1 / D-1（感覚）
- 反応 ← C-2（効果器）
- 中枢内：連絡路（伝導路）
- D-2 効果器（運動器）
- E 効果器（内臓）
- 反応

CHAPTER 7 　神 経

ここが要点
This is the main point.

　神経系は身体が調和の取れた生命活動を営むために外界と体内からの諸情報を受け取り（受容器），この情報を神経（感覚性神経）を介して中枢に伝える．中枢は，これらの情報を統合処理して身体の諸器官に連絡（運動性神経）し，それぞれの器官（効果器）に反応を起こさせ，調和と統制のとれた生命活動を営む役割をする．

◆神経系の構成と区分
　　中枢神経系：脳と脊髄（脳と脊髄の境界は大後頭孔，これより上方が脳，下方が脊髄）．
　　末梢神経系：脳神経　12対
　　　　　　　　脊髄神経　31対
　　　　　　　　自律神経（交感神経と副交感神経）

◆基本的な用語の使い方
①同義に使われる用語
　　感覚性神経＝知覚性・求心性神経：受容器からの情報を中枢に伝える神経．
　　運動性神経＝遠心性神経：中枢からの情報を効果器に伝える神経．
②一般に末梢神経で使われる用語
　　体性神経系：骨格筋の運動と皮膚，筋，関節からの感覚と，視覚，平衡聴覚の感覚とを伝える神経．
　　内臓性神経系：内臓の運動（自律神経）と感覚を伝える神経．
③神経突起の束の名称
　　中枢内：伝導路（〜路，錐体路，皮質脊髄路など）．
　　末梢：神経（〜神経，三叉神経，橈骨神経など）．
④神経細胞体の集団の名称
　　中枢内：〜核，〜体（赤核，レンズ核，扁桃体，海馬など）．
　　末梢：〜神経節（脊髄神経節など）〜神経叢（筋層間神経叢など）．
⑤分布域の発生学的な由来や特殊な感覚器であることを示す用語
　　一般（体性神経：筋板由来の筋で体幹や四肢に分布）．
　　特殊（鰓弓由来の構造物や嗅覚，視覚，内耳などの特殊な感覚器に分布）．

神経系の構成単位・発生

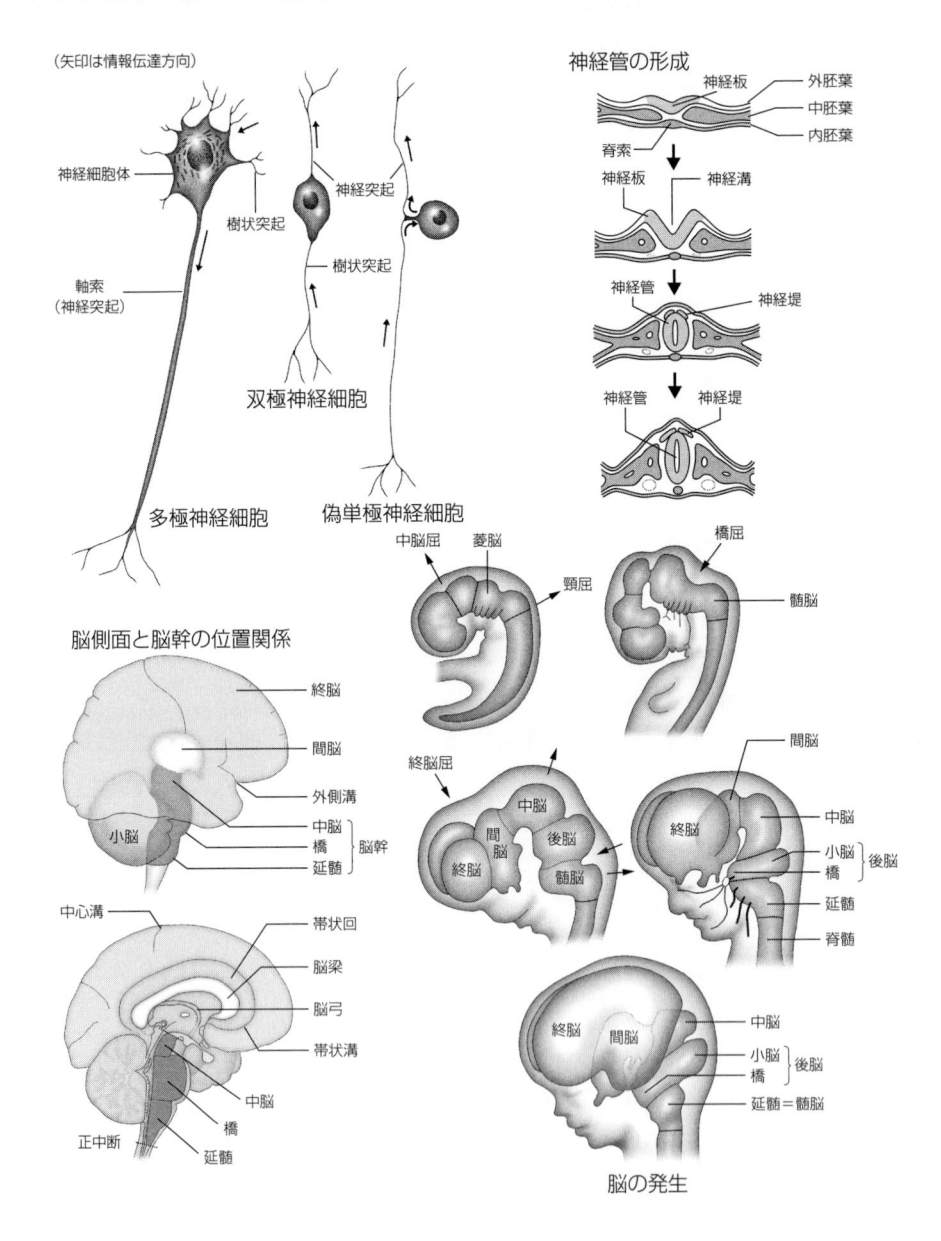

CHAPTER 7　神経

ここが要点
This is the main point.

　神経の組織は，神経細胞と支持組織（神経膠細胞）とからなる．神経細胞は突起と細胞体より成り，部位により神経細胞の形は様々である．
　中枢神経系は，背側正中部の外胚葉に由来する．背側の神経板に神経溝ができ，後に神経管となり，前方の3つの膨らみは脳に，後部は脊髄になる．

◆神経系の組織構成
　①**神経細胞**：細胞体にニッスル小体，突起は原則として興奮を受けるのが樹状突起，
　　　　　　　　興奮を遠位に伝えるのが軸索である．
　②**細胞の形**：突起の形態（数）で分類される．
　　　　　　　　単極神経細胞，偽単極神経細胞，双極神経細胞，多極神経細胞など．

◆中枢神経系の発生
　胎生3週末：背側正中の外胚葉に肥厚した神経板を形成．
　胎生4週末：神経板→神経溝→神経管（吻側に3脳胞，尾側に脊髄を形成）．
　　3脳胞期：前脳胞，中脳胞，菱脳胞に分化．
　胎生5週末：前脳胞（側方に突出する終脳と中央の間脳），中脳胞（中脳），菱脳胞
　　　　　　（後脳，髄脳）．5脳胞期：終脳，間脳，中脳，後脳，髄脳．
　　胎生終期：終脳（大脳半球），間脳（視床，視床上部，視床下部），後脳（橋，小
　　　　　　脳），髄脳（延髄），脊髄に頸膨大と腰膨大が出現．
　発生の特徴：中枢神経内では同じ機能を持つ神経細胞体と神経線維は集束．
　神経細胞体の集合：大脳皮質，小脳皮質，四丘体，脳幹の核，脊髄灰白質，大脳核．
　神経線維の集合：大脳髄質，小脳髄質，皮質脊髄路，脊髄視床路などの（白質）神
　　　　　　　　経路，大脳脚，小脳脚，脊髄の白質．

◆脳の区分
　大脳：終脳＋間脳＋中脳
　後脳：橋＋小脳
　菱脳：後脳＋延髄
　脳幹：中脳＋橋＋延髄（生命維持に重要な部分）
　上位脳：終脳＋間脳
　下位脳：中脳＋後脳＋延髄＋脊髄

神経管と中枢神経の基本構築

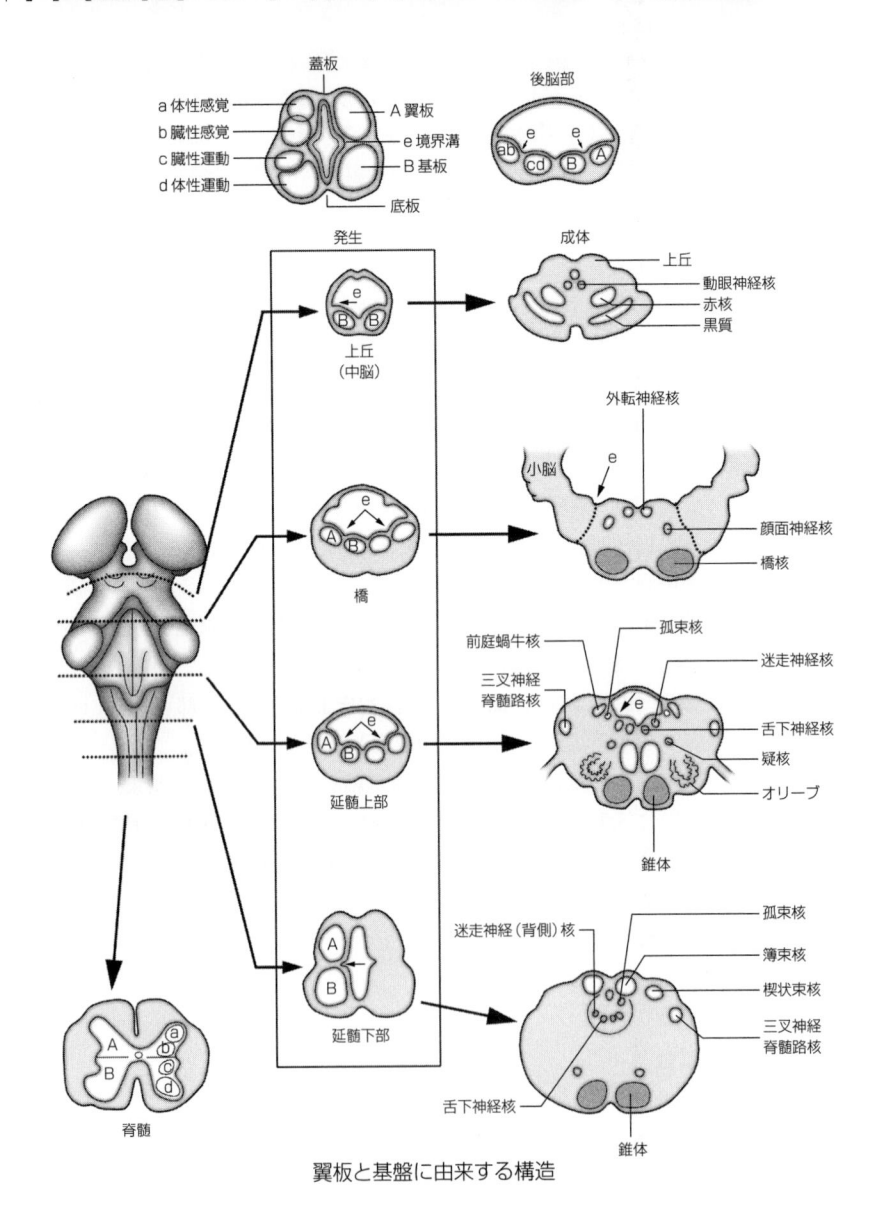

CHAPTER **7** 神経

ここが要点
This is the **main point**.

発生初期の神経管の細胞構築は,脳や脊髄でも基本的な形態が保たれている.特に中脳以下では,神経管の境界溝を境にして背側の翼板と腹側の基板の機能的な区分は保たれている.

◆**神経管の基本構造**

神経管の原型:神経管の腹側は基板,うすい床は底板,背側は翼板,天井は蓋板とに分かれる.基板と翼板との境は境界溝である.

脊髄では発生学的に神経管の基板に由来する運動性灰白質と翼板に由来する感覚性灰白質は,ほぼ原型をとどめ,基板は前角・側角となり,翼板は後角となる.

基板(腹側):運動性の神経細胞=遠心性神経細胞の集団.

境界溝付近の神経細胞群:内臓運動に関わる.

翼板(背側):感覚性の神経細胞=求心性神経細胞の集団.

境界溝付近の神経細胞群:内臓感覚に関わる.

◆**中心管の発生と細胞集団の構築(例)**

基板(腹側):脊髄前角,延髄で舌下神経核,橋で外転神経核.
中脳で動眼神経核,間脳で視床下部.

境界溝付近(腹側):脊髄(胸・腰部)側角,延髄で迷走神経(背側)核,橋で上唾液核,中脳で動眼神経副核.

底板:前白交連(脊髄),正中縫線(髄脳).

翼板(背側):後角(脊髄),三叉神経脊髄路核(延髄),前庭神経核(橋),蝸牛神経核(橋),三叉神経中脳路核(中脳),視床(間脳).

菱脳唇:翼板の最外側部に生じる隆起で発育し左右が合して小脳になる.

境界溝付近(背側):孤束核(延髄).

蓋板:第四脳室背側(後脳),第三脳室脈絡組織と松果体(間脳).

◆**中心管と脳室**

中心管:脊髄の灰白質の中心部にある.

菱脳には第四脳室,中脳には中脳水道,間脳には第三脳室,大脳半球には側脳室,第三脳室と側脳室との連絡は室間孔(モンロー孔)がある.

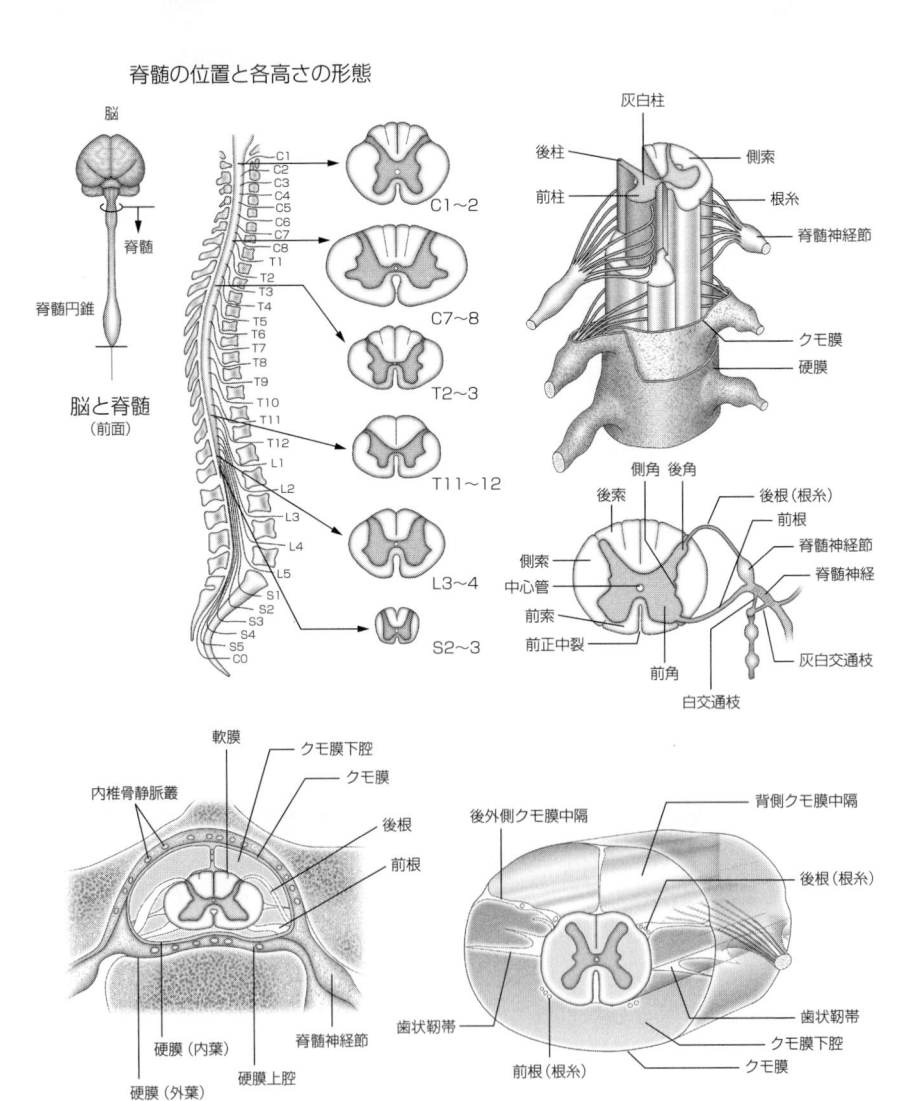

脊髄

脊髄の位置と各高さの形態

CHAPTER 7　神経

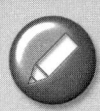

ここが要点
This is the main point.

脊髄は，大後頭孔からL1，2までの脊柱管内にある．脊髄は，頸髄，胸髄，腰髄，仙髄，尾髄とに区別される．各髄節から出される数本の根糸は，それぞれの椎間孔の高さで合流して脊髄神経となる．内側にH型をした神経細胞の集団である灰白質，外側に神経線維の集団である白質がある．

◆**脊髄の構造と外形**（成人で長さ約40〜45cm）

　髄膜に包まれる：外層から硬膜外葉（骨膜）→硬膜上腔（内椎骨静脈叢）→硬膜内葉→クモ膜→クモ膜下腔（脳脊髄液）→軟膜．

　脊髄の固定：歯状靱帯（軟膜と硬膜間に張る）と終糸（尾骨の硬膜に付着），クモ膜中隔（クモ膜下腔の背外側と軟膜間に張る）．

　脊髄円錐と馬尾：脊髄と椎骨の成長差により脊髄下端が脊髄円錐のL1，2で終わる．これより下は前根と後根の根糸（馬尾）のみが脊柱管内にある．

　頸膨大と腰膨大：上・下肢に分布する神経が胎生2ヶ月頃から発達し膨大した．

◆**脊髄の内部形態**

　灰白質：脊髄の各高さでその形状は異なる．

　　前柱（前角）：運動神経細胞の集団でその軸索は必ず前根を通る．

　　後柱（後角）：感覚細胞の集団で後根を通過した皮膚などの感覚を受ける．

　　背核（胸髄核）：胸髄の後柱基部，下半身からの非意識型深部感覚の中継．

　　側柱（側角）：T1〜L2に認められ交感神経の節前細胞がある．

　　仙髄の中間質外側部：副交感神経の節前細胞がある．

　白質：上行性・下行性神経線維の通路（伝導路）．

　　前索：下行性→前皮質脊髄路（非交叉の錐体路），錐体外路（赤核脊髄路）．
　　　　　　上行性→前脊髄視床路（粗大触圧覚），前脊髄小脳路（反体側の下半身からの深部感覚の伝導路）．

　　側索：下行性→外側皮質脊髄路（延髄で交叉した線維の下行路）．
　　　　　　上行性：外側脊髄視床路（温痛覚），後脊髄小脳路（同側の下半身からの深部感覚の伝導路→胸髄核で中継後に通る）．

　　後索：長後索路（精細な触圧覚の伝導路）．
　　　　　　頸髄の後索は後中心溝より内側の薄束と外側の楔状束に区別する．

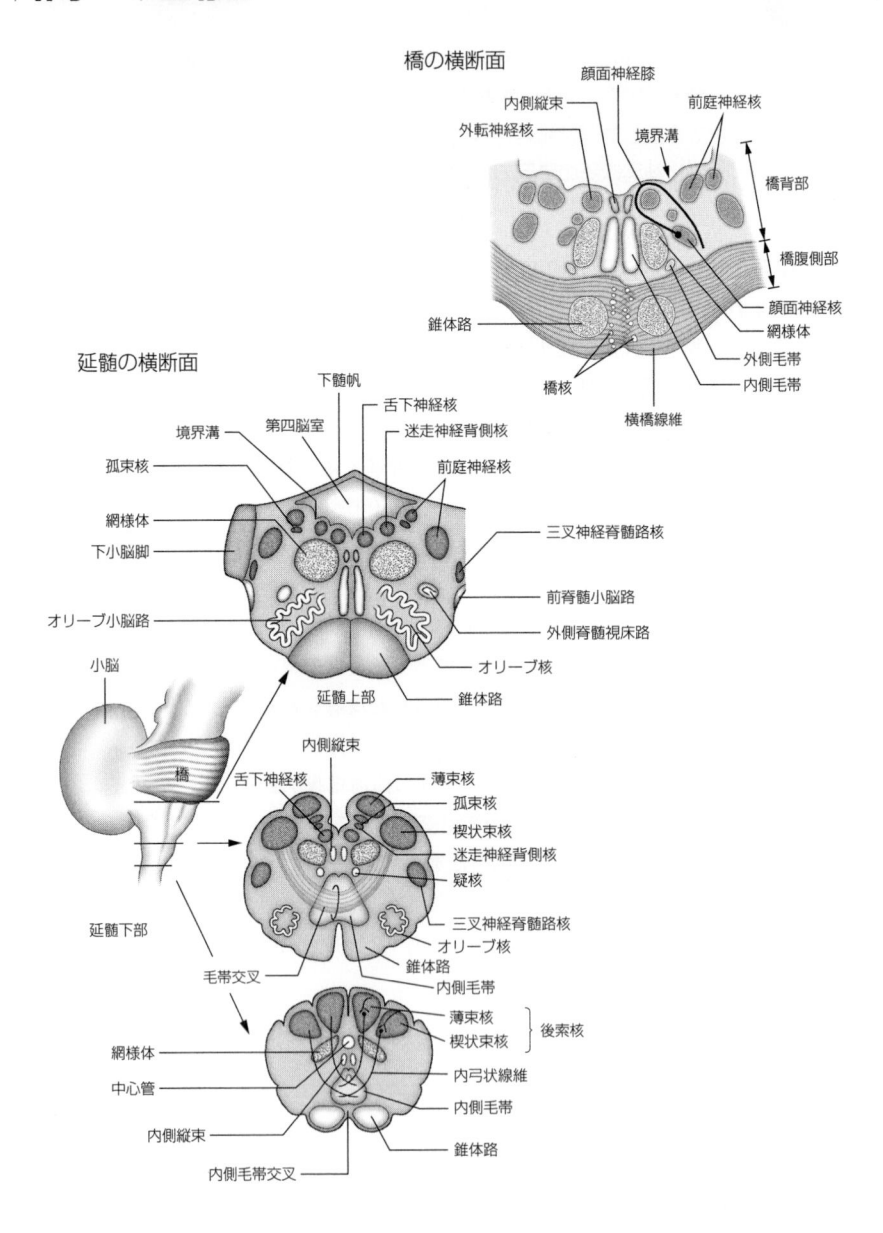

>>>TITLE
橋・延髄

橋の横断面

- 内側縦束
- 顔面神経膝
- 前庭神経核
- 外転神経核
- 境界溝
- 橋背部
- 橋腹側部
- 錐体路
- 顔面神経核
- 網様体
- 橋核
- 外側毛帯
- 内側毛帯
- 横橋線維

延髄の横断面

- 下髄帆
- 舌下神経核
- 第四脳室
- 迷走神経背側核
- 境界溝
- 前庭神経核
- 孤束核
- 網様体
- 三叉神経脊髄路核
- 下小脳脚
- 前脊髄小脳路
- オリーブ小脳路
- 外側脊髄視床路
- 小脳
- オリーブ核
- 橋
- 錐体路
- 延髄上部

- 内側縦束
- 舌下神経核
- 薄束核
- 孤束核
- 楔状束核
- 迷走神経背側核
- 疑核
- 三叉神経脊髄路核
- オリーブ核
- 延髄下部
- 錐体路
- 毛帯交叉
- 内側毛帯

- 薄束核
- 楔状束核 } 後索核
- 網様体
- 内弓状線維
- 中心管
- 内側毛帯
- 内側縦束
- 錐体路
- 内側毛帯交叉

CHAPTER 7 神経

ここが要点
This is the main point.

橋は，延髄の上位で中脳の下位に位置する．腹側で左右にある橋核の軸索が反対側の小脳に横走して橋渡しする（中小脳脚）ことから橋といわれる．橋から4対の脳神経が出入りする．

延髄は生命活動の維持に不可欠の部位，大後頭孔より上位で橋より下部の部位にある．延髄の下部に錐体交叉がある．4対の脳神経が出入りする．

◆橋
外形：脳幹の中で一番大きな部分，腹側に突出する．橋底部を横走する線維束（横橋線維）は橋の外側で橋腕（中小脳脚）となり小脳に入る．背側は第四脳室の床となっている．

内部構造：橋底部（橋腹部）と橋背部（被蓋）で構成．

橋底部：橋縦束（錐体路と錐体外路線維束），横橋線維（橋核）→橋腕→中小脳脚（橋小脳路）．

橋背部：延髄と中脳に連なる神経路→内側毛帯（精細触覚の伝導路），外側毛帯（聴覚の伝導路），脊髄毛帯（粗大触・圧覚・温痛覚の伝導路），内側縦束（眼球運動），橋網様体（白質と灰白質混在）．

出入りする脳神経：三叉神経，外転神経，顔面神経，内耳神経．

◆延髄
外形：腹側面→前正中裂，両側に錐体，外側にオリーブ．
　　　　背側面→第四脳室底（菱形窩の下部），上方に下小脳脚．

内部構造：脳幹網様体の一部である延髄網様体が中央に位置．

オリーブ核：錐体外路系の中継核（下小脳脚→小脳，脊髄，赤核へ）．

錐体路：錐体の膨らみを作る（約70〜90％が錐体交叉→外側皮質脊髄路）．

後索核：脊髄後索からの線維→内弓状線維（反体側）→内側毛帯→視床．

孤束核：味覚に関わる（第Ⅶ，Ⅸ，Ⅹ）脳神経と内臓感覚（循環器・呼吸器・消化器）を受ける．

その他の核：疑核（第Ⅸ，Ⅹ，Ⅺ脳神経），迷走神経背側核，舌下神経核，前庭神経核，三叉神経脊髄路核．

出入りする神経：舌咽神経，迷走神経，副神経，舌下神経．

205

中脳・脳神経核

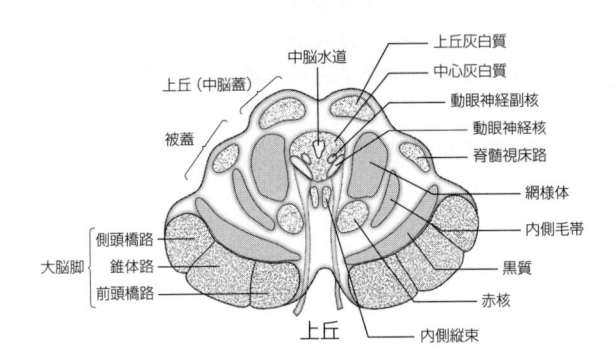

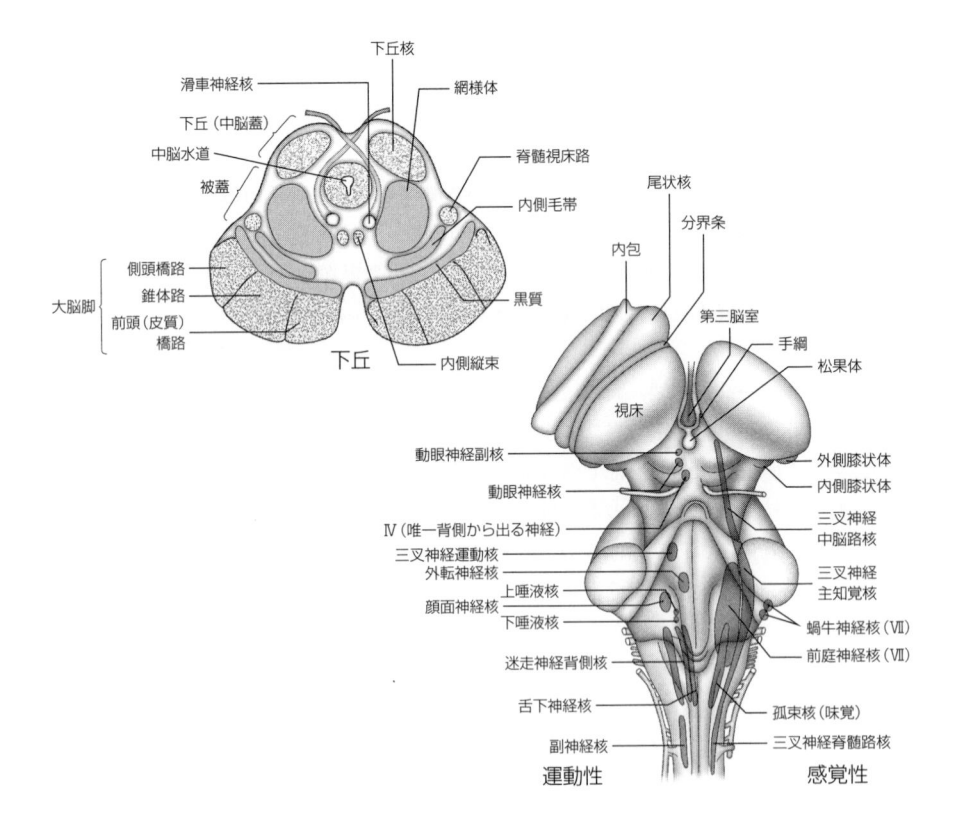

CHAPTER 7　神 経

> ### ここが要点
> This is the main point.
>
> 中脳は間脳と橋の間にあり，脳幹の一部であり，発生初期の神経管の原型をよく残している．それらは，基板由来の被蓋と大脳脚，翼板由来の中脳蓋（上丘や下丘）である．被蓋には赤核，黒質が，大脳脚は錐体路と皮質橋路の投射線維が構成している．

◆**中脳の構成**

　中脳蓋（背側）：上丘と下丘が左右一対．

　　上丘：入力が主体（網膜，大脳皮質，下丘，脊髄網様体）．主な出力は，脳神経運動核や脊髄前核へ．瞳孔光反射中枢，眼球運動のコントロールに関与．

　　下丘：聴覚路の中継核．

　中脳被蓋

　　動眼神経核，動眼神経副核：中心灰白質の内側と腹側で上丘の高さにある．

　　滑車神経核：下丘の高さにある．

　　赤核：大部分は対側の小脳と，一部大脳とから入力，同側の延髄と脊髄へ出力（錐体外路系に属す）．

　　黒質：随意筋の運動制御にあずかる（ドーパミンを含み，錐体外路系に属す）．

　　網様体（灰白質と白質が混在）：橋背部の続きで中心灰白質の外側は中脳網様体．

　　神経路：内側毛帯（精細触覚の伝導路），脊髄毛帯（粗大触覚と温痛覚）．

　　　　　　内側縦束（対光反射や平衡覚の連絡路），上小脳脚．

　大脳脚：橋の上縁から前外側方に向かう太い線維束（中央が錐体路，その両側を皮質橋路が通る）．

　中脳水道：中心灰白質に囲まれる部．第三脳室と第四脳室の連絡路となる．

　出入りする脳神経：動眼神経と滑車神経．

◆**脳幹にある脳神経核**

　運動核：動眼神経核，動眼神経副核（エディンガー・ウェストファール核），滑車神経核，外転神経核，三叉神経運動核，顔面神経核，上唾液核，下唾液核，疑核，迷走神経背側核，舌下神経核，副神経核．

　感覚核：三叉神経中脳路核，三叉神経主知覚核，前庭神経核，蝸牛神経核，三叉神経脊髄路核，孤束核．

207

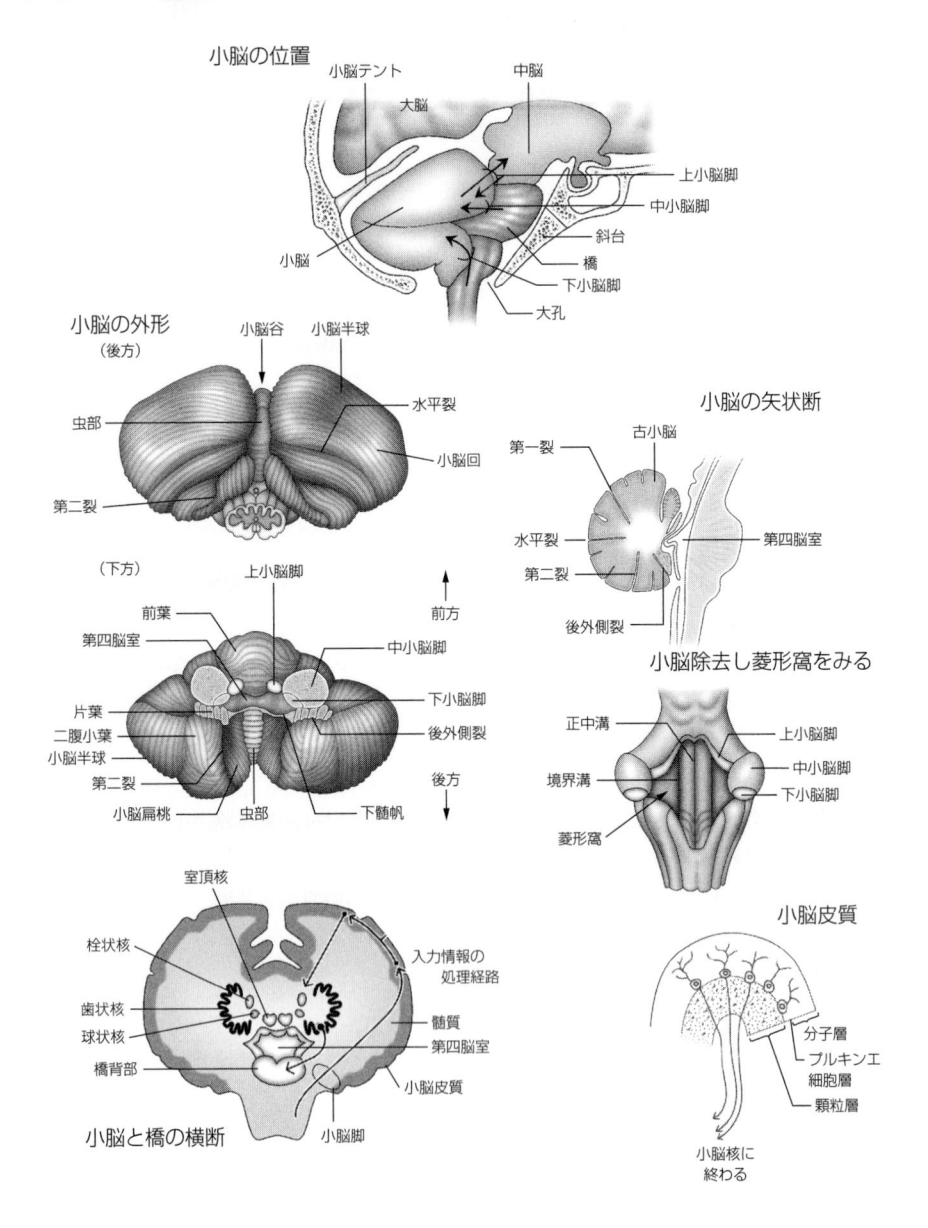

小 脳

小脳の位置
- 小脳テント
- 中脳
- 大脳
- 上小脳脚
- 中小脳脚
- 斜台
- 橋
- 小脳
- 下小脳脚
- 大孔

小脳の外形
（後方）
- 小脳谷
- 小脳半球
- 水平裂
- 虫部
- 小脳回
- 第二裂

（下方）
- 上小脳脚
- 前葉
- 第四脳室
- 中小脳脚
- 前方
- 片葉
- 下小脳脚
- 二腹小葉
- 後外側裂
- 小脳半球
- 第二裂
- 後方
- 小脳扁桃
- 虫部
- 下髄帆

小脳の矢状断
- 古小脳
- 第一裂
- 水平裂
- 第四脳室
- 第二裂
- 後外側裂

小脳除去し菱形窩をみる
- 正中溝
- 上小脳脚
- 境界溝
- 中小脳脚
- 下小脳脚
- 菱形窩

小脳と橋の横断
- 室頂核
- 栓状核
- 入力情報の処理経路
- 歯状核
- 髄質
- 球状核
- 第四脳室
- 橋背部
- 小脳皮質
- 小脳脚

小脳皮質
- 分子層
- プルキンエ細胞層
- 顆粒層
- 小脳核に終わる

CHAPTER 7　神経

ここが要点
This is the main point.

　小脳は橋と延髄の背側に位置し脳の中で終脳の次に大きい．発生学的には橋の背外側部（翼板の細胞群）が両側に伸び出し発達して小脳皮質や小脳核になる．機能は，平衡覚，視覚，筋，腱，関節から入力を受けて随意運動が円滑に協調して行う調節作用である．

◆ 小脳
　位置：後頭蓋窩で延髄と橋の背側にある．脳重量の約 1/10.
　発生と機能による分類
　　新小脳：小脳半球の大部分．反対側の橋核（大脳皮質から入力）からの情報を中小
　　　　　　脳脚を介して受ける．微妙な随意運動の調節と運動の開始や計画に関わる．
　　古小脳：虫部と第一裂より前下部．主な入力は脊髄小脳路（上・下小脳脚），出力
　　　　　　は上小脳脚を通り反対側の赤核，視床，橋，延髄網様体へ．深部感覚（筋，
　　　　　　腱，関節）を受けて姿勢反射や筋の協調運動．
　　原小脳：片葉小節葉，後外側裂より下部．前庭小脳路（下小脳脚）＝前庭神経核や
　　　　　　脳幹網様体からの入力．身体の平衡を司る．
　小脳の溝を基本にしての分類：
　　カッコ内は発生学的な小脳区分と対応する小脳核，伝導路．
　　前葉：第一裂より前（ほぼ古小脳に相当，球状核と栓状核，小脳視床路，小脳赤核路）．
　　後葉：第一裂〜後外側裂（ほぼ新小脳に相当，歯状核，橋小脳路）．
　　片葉小節葉：後外側裂の下部（ほぼ原小脳に相当，室頂核，前庭小脳路）．
　　虫部：左右の小脳半球の間（古小脳に相当）．
　小脳と脳幹の連絡
　　上小脳脚（結合腕）：中脳との伝導路（出力と入力）・錐体外路系．
　　　　出力（反対側の赤核へ，視床，橋，延髄網様体へ），入力（前脊髄小脳路）．
　　中小脳脚（橋腕）：主として反対側の橋核から入力．橋核は同側の大脳皮質から入力．
　　下小脳脚（索状体）：延髄との伝導路（出力と入力あり）．
　　　　出力（前庭神経核，網様体），入力（脊髄，前庭神経核）．
　組織構造：皮質（分子層，プルキンエ細胞層，顆粒層）と髄質（小脳核がある）で構成．
　　小脳核：歯状核，栓状核，球状核，室頂核，プルキンエ細胞から入力．

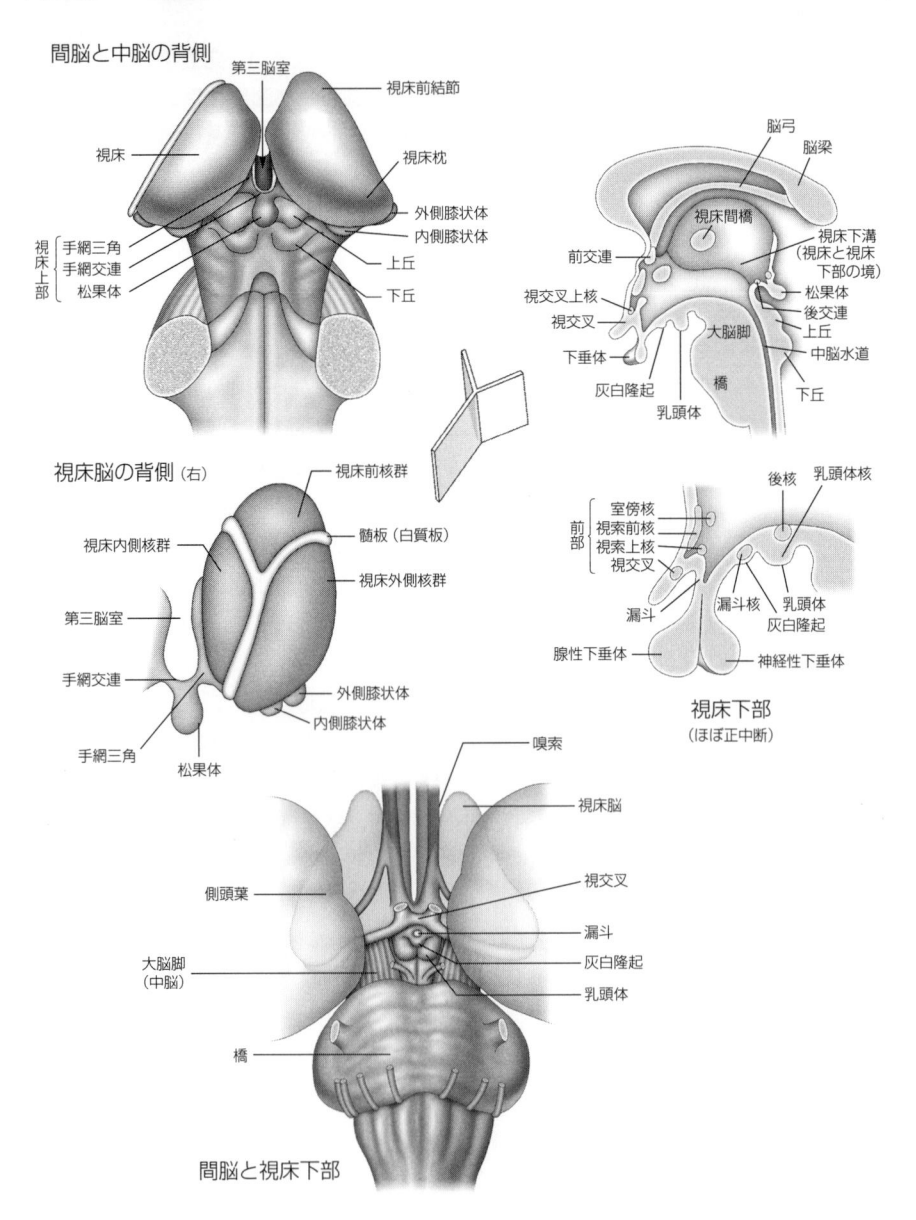

間 脳

CHAPTER 7 　神経

ここが要点
This is the **main point**.

　間脳は中脳の吻側にあり，第三脳室の両側で側脳室の下部にある灰白質である．発生学的には，翼板に由来する視床脳と，基板に由来する視床下部で構成されている．視床脳は嗅覚以外の感覚の中継核がある．視床下部は大脳辺縁系などからの入力と他の中枢に出力線維を出し内臓運動の調整をする自律神経の最高中枢となる．

◆間脳

　間脳は，視床脳と視床下部とに区分される．

　視床は終脳に被われて外表からは観察出来ないが，視床下部は外表から視交叉の後部から大脳脚の間の下垂体周囲に確認出来る．

視床脳

　視床脳：視床上部，背側視床（狭義の視床），視床腹側に区分される．

　①視床上部：ヒトで発育が悪い，松果体，手綱三角（第三脳室後壁），手網交連．

　②背側視床：一般に視床といえば背側視床を指す．間脳の4/5．

　　・視床核：視床の灰白質は髄板（白質板）によって前，内側，外側核群に区分．
　　　　　　後部に視床枕，外側・内側膝状体．
　　　　外側膝状体：視覚系中継核（外側膝状体→視放線→視覚領）．
　　　　内側膝状体：聴覚系中継核（内側膝状体→聴放線→聴覚領）．

　③視床腹側：背側視床と視床下部の間．ヒトで発育が悪い．

視床下部

　視床の前下方に位置．第三脳室の側壁と前下壁をつくる．

　位置：前方は視交叉．大脳脚の内側で乳頭体の後縁まで．下部中央に下垂体．

　代表的な細胞核群

　　①室傍核：下垂体後葉に突起を出す→オキシトシン分泌．

　　②視索上核：下垂体後葉に突起を出す→バソプレシンを分泌．

　　③視索前核：性腺刺激ホルモンの分泌を抑制．

　　④視交叉上核：概日リズムに関わる．

　　・その他の核群（背内側核，腹内側核，外側角）は自律神経と関連．

211

終 脳

大脳皮質の機能局在

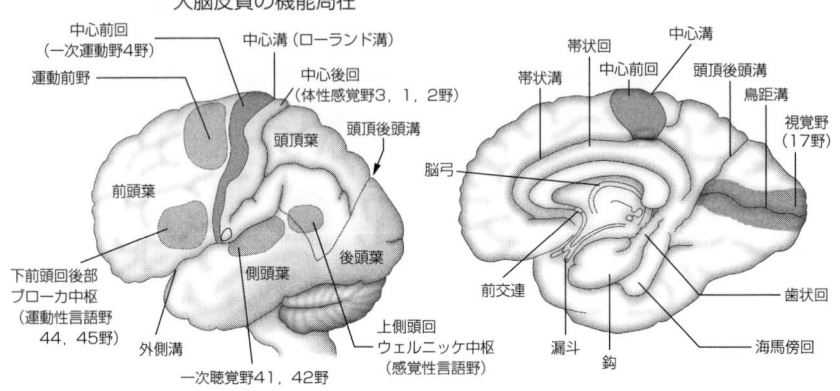

- 中心前回（一次運動野4野）
- 運動前野
- 中心溝（ローランド溝）
- 中心後回（体性感覚野3, 1, 2野）
- 頭頂葉
- 頭頂後頭溝
- 前頭葉
- 後頭葉
- 側頭葉
- 下前頭回後部 ブローカ中枢（運動性言語野 44, 45野）
- 外側溝
- 一次聴覚野41, 42野
- 上側頭回 ウェルニッケ中枢（感覚性言語野）

- 帯状回
- 帯状溝
- 中心溝
- 中心前回
- 頭頂後頭溝
- 鳥距溝
- 視覚野（17野）
- 脳弓
- 前交連
- 漏斗
- 鈎
- 歯状回
- 海馬傍回

大脳皮質（新皮質）の組織構造

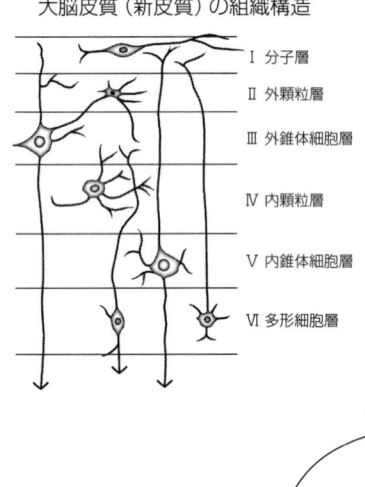

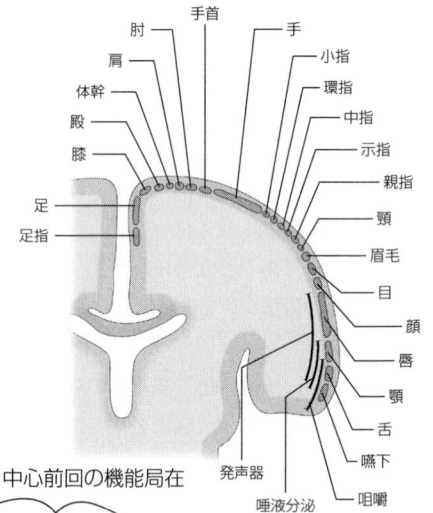

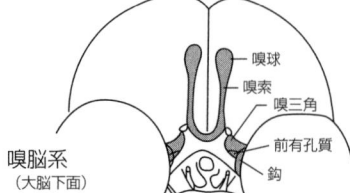

- Ⅰ 分子層
- Ⅱ 外顆粒層
- Ⅲ 外錐体細胞層
- Ⅳ 内顆粒層
- Ⅴ 内錐体細胞層
- Ⅵ 多形細胞層

中心前回の機能局在

肘、手首、手、肩、小指、体幹、環指、殿、中指、膝、示指、足、親指、足指、頸、眉毛、目、顔、唇、顎、舌、嚥下、発声器、唾液分泌、咀嚼

嗅脳系（大脳下面）

- 嗅球
- 嗅索
- 嗅三角
- 前有孔質
- 鈎

CHAPTER 7 　神経

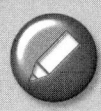

ここが要点
This is the main point.

終脳は，嗅脳と大脳皮質・髄質・基底核で構成され，大脳半球ともいわれ．脳重量は成人で1200〜1500gでその約80％が終脳である．終脳の表面には，多くの皺（回・溝）があり，これらは脳を各葉に区分し機能局在がある．大脳皮質の内側部は大脳辺縁系，大脳底面には嗅覚に関与する嗅脳がある．

◆終脳
　　位置と形：小脳テントの上にあり，大脳縦裂で左右の大脳半球に分かれる．
　　　左右の半球は脳梁（左右の半球を連絡する線維＝白質）で連絡する．
　　大脳皮質：表層の灰白質（皮質）．
　　　皮質（新皮質）：厚さ2〜3mm，細胞は6層構造（運動野で明瞭）．等皮質という．
　　　　6層構造を示さない皮質：不等皮質といい古皮質の部（海馬と嗅脳系，他）．
　　　大脳溝：中心溝（ローランド溝）は前頭葉と頭頂葉の間，外側溝は前頭葉と頭頂葉
　　　　　　と側頭葉の間，頭頂後頭溝は頭頂葉と後頭葉の間．
　　皮質の機能局在：ブロードマンによる52の領域の分類．
　　　体性運動野：中心前回（4野）は反体側の随意運動，体性局在がある．
　　　体性感覚野：中心後回（3，1，2野）は反体側の感覚，体性局在がある．
　　　視覚野（有線野）：鳥距溝周辺（17野）は物体の認識と色感覚，光感覚．
　　　聴覚野（ヘッセル回）：横側頭回（41，42野）→音の認識．
　　　感覚性言語野（ウェルニッケ中枢）：側頭葉上側頭回（22野）→言語の認識．
　　　運動性言語野（ブローカ中枢）：下前頭回後部（44，45野）→正常な言語の発声．
　　大脳辺縁系：脳梁を取り囲む部位にあり，帯状回，海馬，海馬傍回，歯状回，扁桃体，梁下野などが含まれる．情動の脳，本能行動の脳，種族維持の脳，短期記憶などに関連する．新皮質から入力を受け，視床下部に投射している．
　　大脳髄質：大脳皮質の深部にある有髄線維で構成される白質．
　　　線維連絡の形態：連合線維，交連線維，投射線維がある．
　　基底核：大脳半球の髄質内にある灰白質で尾状核，被殻，淡蒼球，前障とがある．
◆嗅脳
　　嗅脳は嗅覚に関与する一連の経路で大脳底面に位置する．嗅球は篩板の上にあり嗅神経を受ける．この感覚情報は嗅索，視交叉前の嗅三角，前有孔質さらに海馬傍回に続く．

大脳核

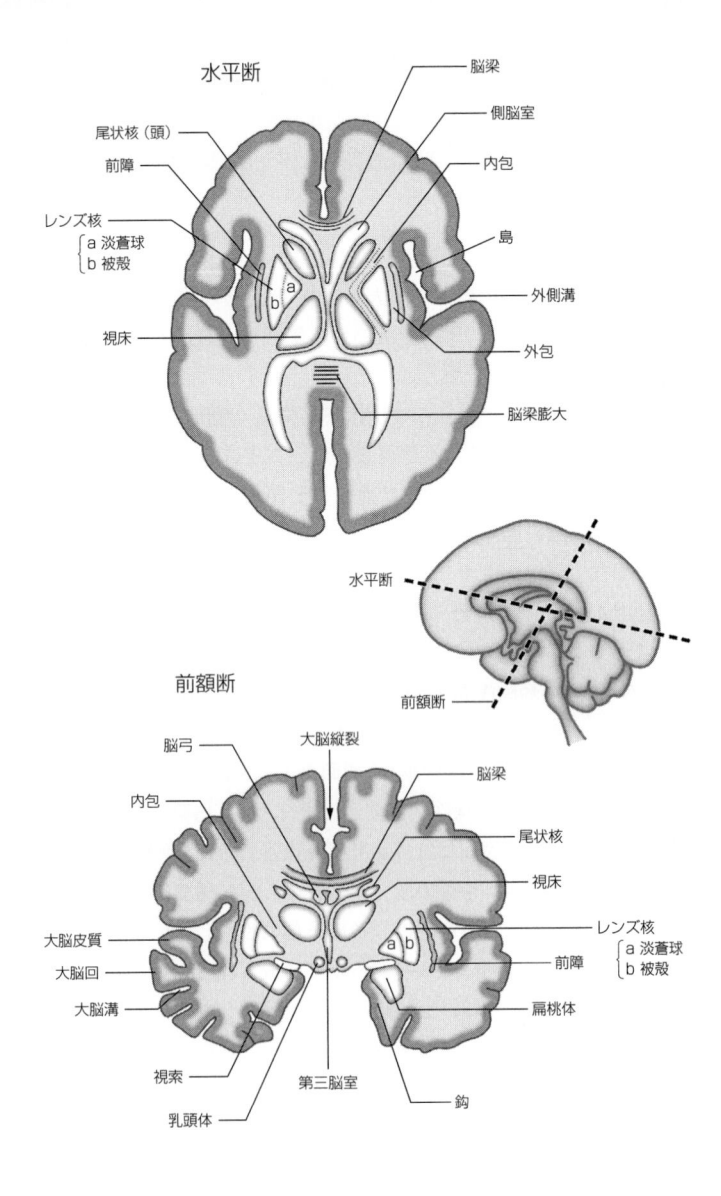

水平断

- 脳梁
- 側脳室
- 内包
- 島
- 外側溝
- 外包
- 脳梁膨大
- 尾状核（頭）
- 前障
- レンズ核
  - a 淡蒼球
  - b 被殻
- 視床

前額断

- 大脳縦裂
- 脳梁
- 尾状核
- 視床
- レンズ核
  - a 淡蒼球
  - b 被殻
- 前障
- 扁桃体
- 鈎
- 脳弓
- 内包
- 大脳皮質
- 大脳回
- 大脳溝
- 視索
- 乳頭体
- 第三脳室

CHAPTER 7 神経

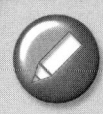

ここが要点
This is the main point.

大脳核は，大脳半球の髄質（白質）内にある神経細胞群（灰白質）であり，錐体外路系の中枢ともいえる．随意運動（錐体路）が円滑に進行するように調整と制御を行う．

◆**大脳核**

大脳核（大脳基底核）は尾状核，レンズ核，前障より構成．レンズ核は被殻と淡蒼球からなる．尾状核と被殻は発生学的に同じ細胞で線条体と呼ぶ．

尾状核と被殻（線条体）

位置と形：尾状核は側脳室の外側にあり，頭・体・尾を区分する．前部は「頭」といわれ室間孔の前にあり広くて厚い．「頭」に続く部は「体」，さらに後方部は「尾」といわれ，細く薄くなり，最後端は側頭葉の後部の部位で扁桃体に接続した形になっている．

被殻は尾状核の外側下位にある．尾状核頭と体の前部は被殻と灰白質で連絡している．この灰白質が線条に見えるので尾状核と被殻を線条体という．

線維連絡と機能：大脳皮質，黒質，視床→（入力）線条体（出力）→淡蒼球と黒質．

随意運動の調整と制御（黒質でドパミンの減少と消失は調整と制御不能）．

淡蒼球

位置と形：被殻の内側にある．有髄線維が多いので白味がかっている．

系統発生的に尾状核と被殻（線条体）より古いので古線条体ともいわれる．

間脳に由来するとされる．

線維連絡と機能：線条体・視床→（入力）淡蒼球（出力）→橋と中脳の境界部の　核，視床．

体肢の運動を円滑に行わせ調節する（錐体外路系）．

前障

レンズ核の外側に外包があり，その外側に位置する．島の部位でその深層にある．最近では，大脳核に含めない場合もある．

脳室・脳脊髄液

発生初期の神経管と脳室

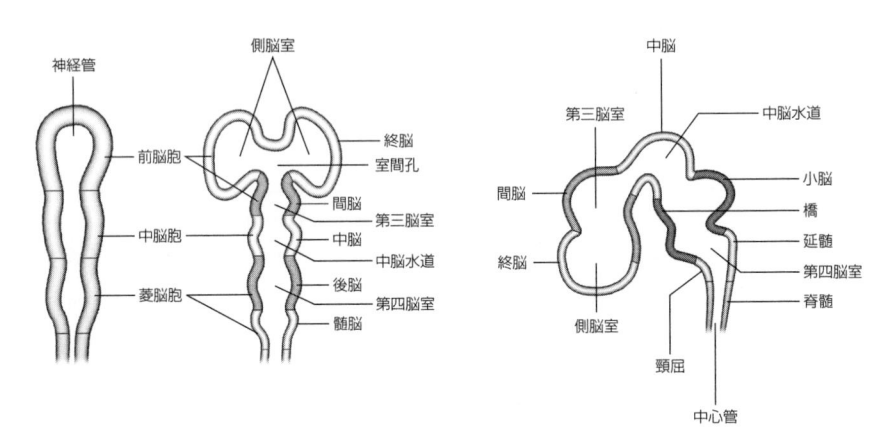

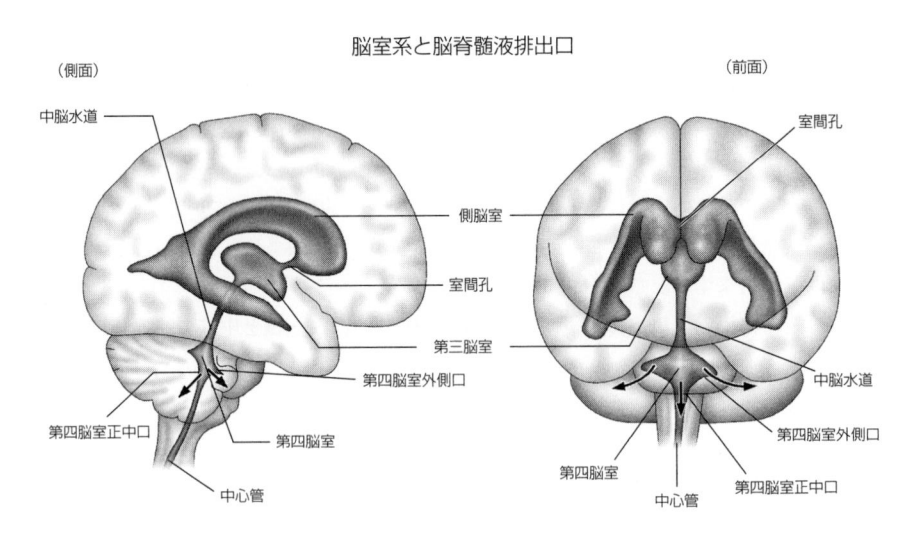

脳室系と脳脊髄液排出口

CHAPTER 7　神経

ここが要点
This is the main point.

脳室は発生期の神経管の内腔に由来しており，脳の発達と関連してその部位の形も変化する．脊髄では中心管として灰白質の中央に位置する．
脳脊髄液は，脳室の各脈絡組織で産生されて第四脳室にある連絡孔を通りクモ膜下腔へ流れ出す．脳脊髄液は，脳と脊髄を浸し衝撃に対する緩衝作用として脳・脊髄を保護し頭蓋内圧の調節に関与している．

◆脳室

　脳室は，胎児期の神経管の内腔に由来し，発生初期はほぼ脳の輪郭と同じ形をしている．脳室と脊髄の中心管は一つづきの管腔である．
　脳室の構成：側脳室，第三脳室，第四脳室がある．
　　側脳室：大脳半球内にある．側脳室脈絡組織で脳脊髄液を産生．
　　　室間孔（モンロー孔）：左右の側脳室と第三脳室の連絡路．
　　第三脳室：視床に挟まれた狭い腔．第三脳室脈絡組織がある．
　　　中脳水道：第三脳室と第四脳室との連絡路．中脳内を通過．
　　第四脳室：菱脳（橋・延髄と小脳の間）にある．第四脳室脈絡組織がある．
　脳脊髄液の連絡通路
　　脳内：側脳室→室間孔→第三脳室→中脳水道→第四脳室．
　　クモ膜下腔との連絡口：延髄背側で小脳の腹側に3ヶ所ある．
　　　第四脳室正中口（マジャンデイ孔）：後方の正中部．
　　　第四脳室外側口（ルシュカ孔）：正中口の前外側に2ヶ所ある．

◆脳脊髄液

　脳脊髄液は，1日に約500mL程生産分泌され，クモ膜下腔を常に循環し，クモ膜下腔の静脈，硬膜静脈洞の上矢状静脈洞，脳神経や脊髄神経節の根部に分布する静脈で吸収される．分泌量と吸収量は等しく，従って頭蓋内圧は，一定に保たれる．脳脊髄液の総量は，130～150mLで脳と脊髄にほぼ半々存在する．その性状は，ほぼ血清に類似する．

神経路

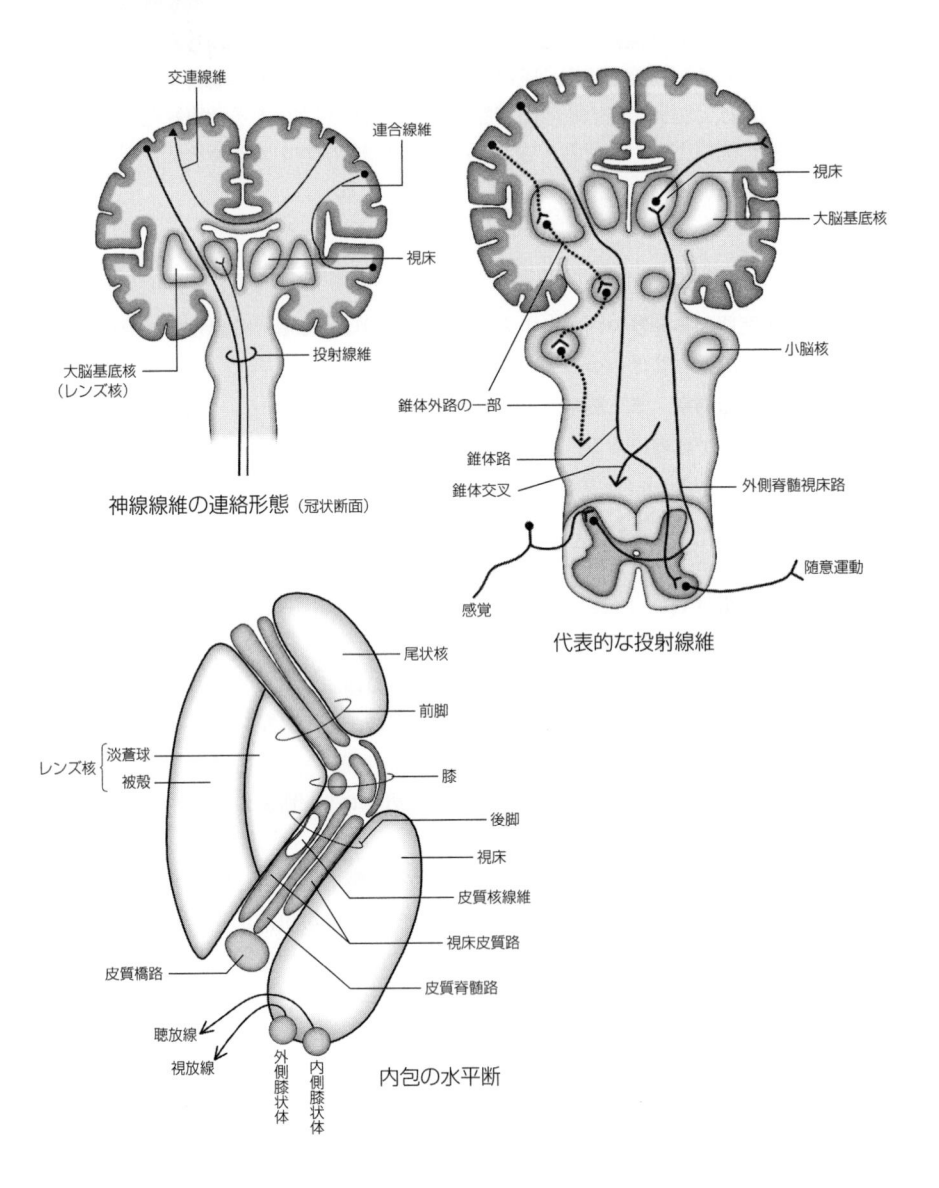

神線線維の連絡形態（冠状断面）
- 交連線維
- 連合線維
- 視床
- 投射線維
- 大脳基底核（レンズ核）

代表的な投射線維
- 視床
- 大脳基底核
- 小脳核
- 錐体外路の一部
- 錐体路
- 錐体交叉
- 外側脊髄視床路
- 感覚
- 随意運動

内包の水平断
- 尾状核
- 前脚
- レンズ核
  - 淡蒼球
  - 被殻
- 膝
- 後脚
- 視床
- 皮質核線維
- 視床皮質路
- 皮質橋路
- 皮質脊髄路
- 聴放線
- 視放線
- 外側膝状体
- 内側膝状体

CHAPTER 7 神経

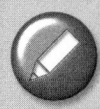

ここが要点
This is the main point.

中枢神経内の髄質（白質）は有髄線維で構成される．これらの線維は脳内で連鎖したり，脳と脊髄間で連絡している．線維連絡には連合線維，交連線維，投射線維の三形態が区分される．大脳皮質に終始する体性神経（投射路）は内包を通過する．

◆神経線維連絡形態
　①連合線維：同一大脳半球内の皮質を連絡する線維（上縦束，下縦束，帯状束など）．
　　弓状束：上縦束の構成線維束群でウェルニッケ中枢とブローカ中枢の連絡路．
　②交連線維：左右の大脳半球あるいは左右の脊髄を連絡する線維．
　　脳梁：左右の大脳半球を連絡する線維．
　　前交連：第三脳室の前方で左右の大脳半球を連絡．
　　後交連：第三脳室後部で中脳水道の背側で左右の大脳半球を連絡．
　③投射線維：上位と下位中枢を，あるいは下位と上位中枢を連絡する線維．
　　皮質橋路：大脳皮質から橋核に終止する線維．
　　皮質脊髄路（錐体路）：大脳皮質（中心前回）から脊髄前角に終止する線維．
　　小脳視床路：小脳から視床に終止する線維．
　　脊髄視床路：脊髄の後角から視床に終止する線維（上行性伝導路）．

◆内包
　大脳基底核の尾状核，レンズ核，視床に挟まれた白質．内包のある部の水平断面では外に開いた「く」の字型をしている．前脚，膝，後脚の3部に分けられる．ここは大脳皮質と下位の中枢とを連絡する投射線維の重要な通過路．
　①前脚：前部で尾状核頭とレンズ核の間．
　　通過する投射路：前頭橋路（前頭葉→橋核），前視床放線（前頭葉→視床）．
　②膝：前脚と後脚との屈曲部．
　　通過する投射路（伝導路）：皮質核路（中心前回→脳神経運動核）．
　③後脚：後部で視床とレンズ核との間．
　　通過する投射路（伝導路）：視床皮質路（視床→中心後回），皮質脊髄路．
　　聴放線（内側膝状体→側頭葉），視放線（外側膝状体→視覚野）．

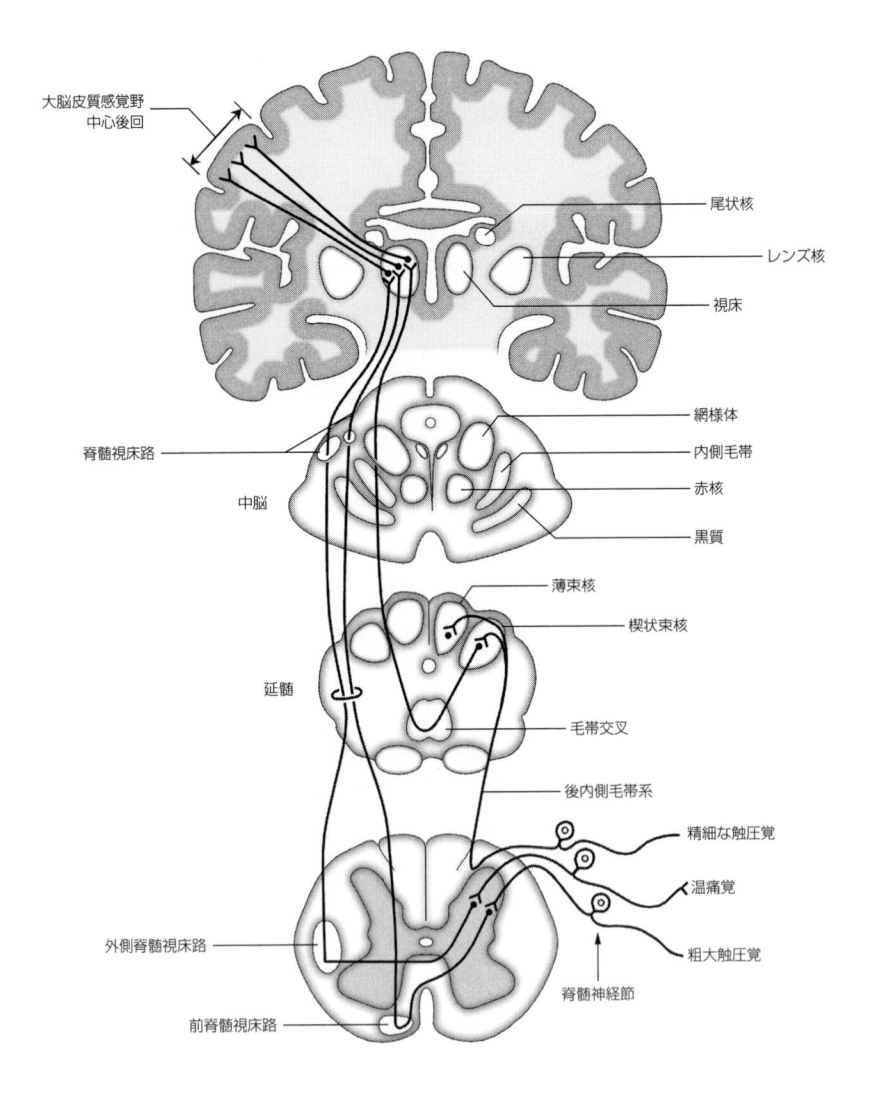

>>>TITLE
上行性伝導路

大脳皮質感覚野
中心後回

尾状核

レンズ核

視床

網様体

脊髄視床路

内側毛帯

中脳

赤核

黒質

薄束核

楔状束核

延髄

毛帯交叉

後内側毛帯系

精細な触圧覚

温痛覚

外側脊髄視床路

粗大触圧覚

脊髄神経節

前脊髄視床路

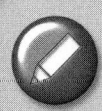

ここが要点
This is the main point.

同一の機能を有する神経突起の線維束は集団となり中枢内の決まった部位を通過し，決まった部位で連鎖して走行する．この神経線維束が伝導路である．
上行性伝導路（感覚路）は，下位の中枢あるいは脊髄神経節，あるいは脳神経の感覚性神経細胞から上位中枢に至る伝導路である．

◆上行性伝導路
一般体性感覚（皮膚感覚と運動器からの深部感覚）と特殊感覚を伝える．
　皮膚感覚（温痛・触圧覚）と深部感覚（筋，腱，関節からの感覚）および嗅覚器，視覚器，平衡覚器，味覚器からの特殊感覚情報を大脳皮質（あるいは上位中枢）に伝える感覚路（伝導路）．

意識型上行性伝導路：内包を通る．連鎖ニューロンは3個．
外側脊髄視床路：温痛覚を伝える伝導路．
　（数字は連鎖する神経細胞のある部位と順番を示し，番号無しは走行部位を示す）．
　①脊髄神経節細胞→②後角の細胞→白交連→反対側の外側脊髄視床路（側索）→脊髄毛帯（延髄，橋，中脳）→③視床→内包の後脚→中心後回（大脳皮質）．
前脊髄視床路：粗大触圧覚（部位の識別は出来ない）．
　①脊髄神経節細胞→②後角の細胞→白交連→反対側の前脊髄視床路（側索）→脊髄毛帯（延髄，橋，中脳）→③視床→内包の後脚→中心後回（大脳皮質）．
識別型精細・触圧覚の伝導路：意識型深部感覚の伝導路（部位を識別出来る）．
　①脊髄神経節細胞→同側の後索→②延髄・後索核（楔状束核＝上肢・薄束＝下肢）→延髄（毛帯交叉で反対側へ）内側毛帯→③視床→内包の後脚→中心後回（大脳皮質）．

受容器
　脊髄神経節細胞の末梢側への突起（脊髄神経になる）の終末が感覚の受容器になる．
受容器
　ルフィニ小体→温覚，自由終末→痛覚，ファーター・パチニ小体→圧覚，クラウゼ小体→冷覚，マイスナー小体→触覚

非意識型深部感覚

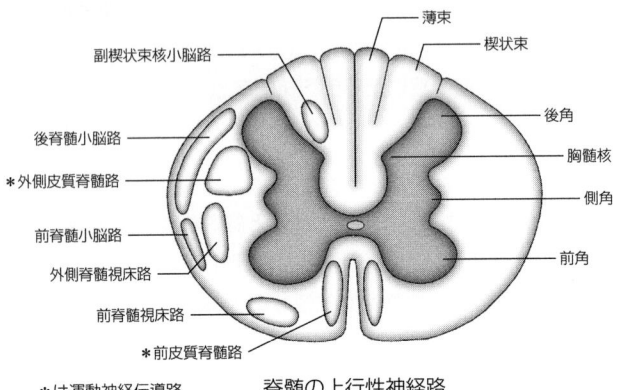

脊髄の上行性神経路

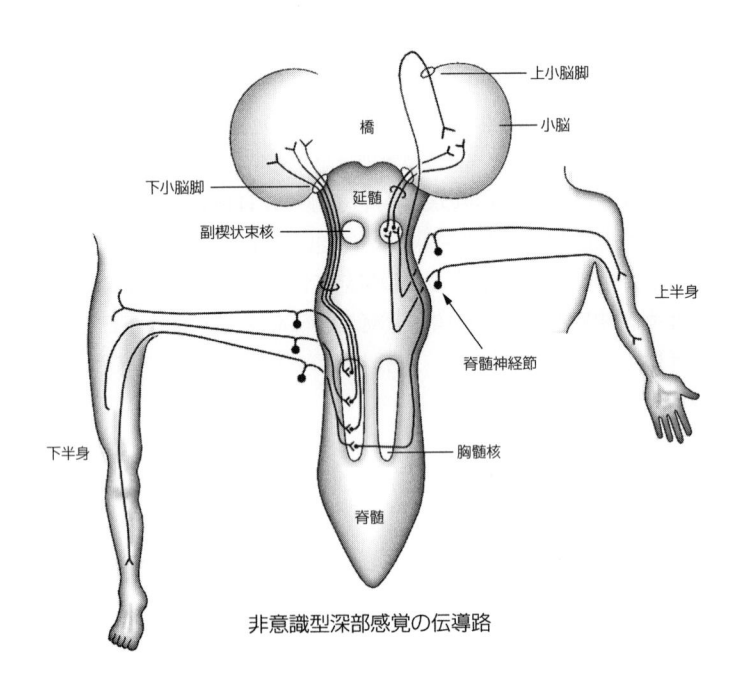

- 副楔状束核小脳路
- 後脊髄小脳路
- ＊外側皮質脊髄路
- 前脊髄小脳路
- 外側脊髄視床路
- 前脊髄視床路
- ＊前皮質脊髄路
- 薄束
- 楔状束
- 後角
- 胸髄核
- 側角
- 前角

＊は運動神経伝導路

非意識型深部感覚の伝導路

- 上小脳脚
- 小脳
- 橋
- 下小脳脚
- 延髄
- 副楔状束核
- 脊髄神経節
- 上半身
- 胸髄核
- 下半身
- 脊髄

CHAPTER 7 神経

ここが要点
This is the main point.

　非意識型深部感覚は，筋，腱，関節の受容器（筋紡錘，腱紡錘）からそれらの緊張度や位置感覚，姿勢情報を無意識的に小脳へ伝える伝導路である．上半身と下半身で中継核が異なる．連鎖ニューロンは2個である．

◆非意識型深部感覚

　連鎖ニューロンは2個で，数字は連鎖する神経細胞のある部位と順番を示し，番号無しは走行部位を示す．

　上半身の深部感覚：中継核は延髄の楔状束核である．

　　①脊髄神経節細胞→同側の楔状束（長後索路）→②延髄の副楔状束核→同側の下小脳脚（副楔状束核小脳路）→同側の小脳皮質．

　下半身の深部感覚：中継核は胸髄核である．経路は2つある．

　　大部分の経路

　　　①脊髄神経節細胞→②同側の胸髄核（クラーク核）→同側の脊髄側索（後脊髄小脳路）→同側の下小脳脚→同側の小脳皮質．

　　一部の経路（少ない）

　　　①脊髄神経節細胞→②同側の胸髄核（クラーク核）→反対側の脊髄側索（前脊髄小脳路）→上小脳脚→小脳皮質．

◆伝導路の名称について

　一般に名称は①走行部位，②起始部位，③終止部位で示されている．

　例）副楔状束核小脳路

　　　副楔状束核　　　　　　　小脳路
　　　②起始核　　　　　　　　③終止部位

　例）外側脊髄視床路

　　　外側　　　　　　　脊髄　　　　　　　視床路
　　　①脊髄の外側＝側索　②起始核（脊髄後角）　③終止部位

錐体路・錐体外路

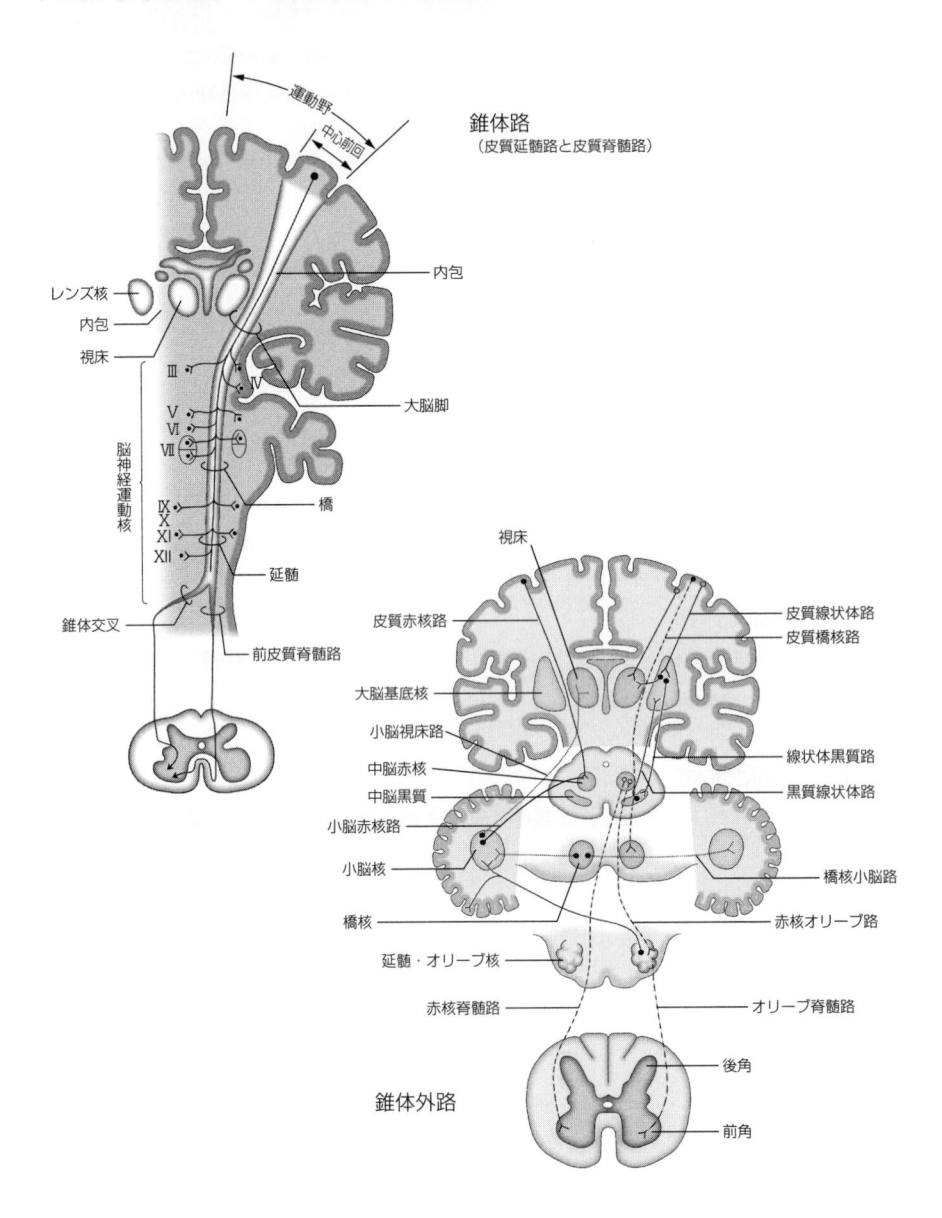

錐体路
（皮質延髄路と皮質脊髄路）

- 運動野
- 中心前回
- レンズ核
- 内包
- 視床
- 内包
- 脳神経運動核
- III
- IV
- V
- VI
- VII
- IX
- X
- XI
- XII
- 大脳脚
- 橋
- 延髄
- 錐体交叉
- 前皮質脊髄路

錐体外路

- 視床
- 皮質赤核路
- 皮質線状体路
- 皮質橋核路
- 大脳基底核
- 小脳視床路
- 中脳赤核
- 線状体黒質路
- 中脳黒質
- 黒質線状体路
- 小脳赤核路
- 小脳核
- 橋核小脳路
- 橋核
- 赤核オリーブ路
- 延髄・オリーブ核
- 赤核脊髄路
- オリーブ脊髄
- 後角
- 前角

ここが要点
This is the main point.

　下行性伝導路は，運動性伝導路である．これには随意運動に関わる錐体路（皮質脊髄路と皮質延髄路）と錐体路以外に不随意運動に関わる神経路（錐体外路）がある．延髄の錐体を通る下行路が錐体路で，機能的には体性運動（随意運動）に関わる．錐体外路は，錐体を通らず，反射的に不随意（無意識下）に錐体路と協調して随意運動を円滑に進行させる伝導路である．

◆錐体路：必ず内包を通過する．連鎖ニューロンは2個

　大脳皮質の中心前回から起始した神経細胞の軸索は内包を通り支配領域の高さの運動性神経細胞に連鎖する．皮質延髄路（皮質核路）と皮質脊髄路がある．

　皮質延髄路：中心前回から運動性脳神経の起始核に連鎖するまで．
　　（数字は連鎖する神経細胞の順番を示し，番号無しは走行部位を示す）．
　　①中心前回→内包（膝）→大脳脚（中脳）→橋縦束→②運動性脳神経核．
　　（Ⅲ・Ⅳ・Ⅴ・Ⅵ・Ⅶ・Ⅸ・Ⅹ・Ⅺ・Ⅻ）
　　大脳脚以下は各脳神経核の高さでそれぞれの神経核に連鎖する．
　　　　反対側に連鎖→Ⅵ・Ⅶ（顔面の下半分）・Ⅻ
　　　　両側に連鎖→Ⅲ・Ⅴ・Ⅶ（顔面の上半分）・ⅨとⅩ（疑核）・Ⅺ
　　　　同側に連鎖→Ⅳ

　皮質脊髄路：中心前回から反対側の支配領域の脊髄前角細胞に連鎖するまで．
　　①中心前回→内包（後脚）→大脳脚（中脳）→橋縦束→錐体（約80％交叉，外側皮質脊髄路，約20％非交叉，前皮質脊髄路，支配領域の脊髄の高さで反対側に交叉）→②支配領域の脊髄前角細胞．

◆錐体外路

　起始が上位脳にある終脳・脳幹系と下位脳にある脳幹脊髄系に大別出来る．

　終脳・脳幹系
　　　錐体路以外は大脳皮質が起始→尾状核・レンズ核・淡蒼球・視床・中脳（赤核・黒質・上丘・網様体）・小脳・オリーブ・橋核・前庭神経核等に連鎖．

　脳幹脊髄系：終脳・脳幹系で連鎖した核群と連鎖して脊髄前角細胞に作用して体性運動を円滑に行わせる．
　　　前庭脊髄路，視蓋脊髄路，網様体脊髄路，赤核脊髄路など．

末梢神経系

脳神経の位置

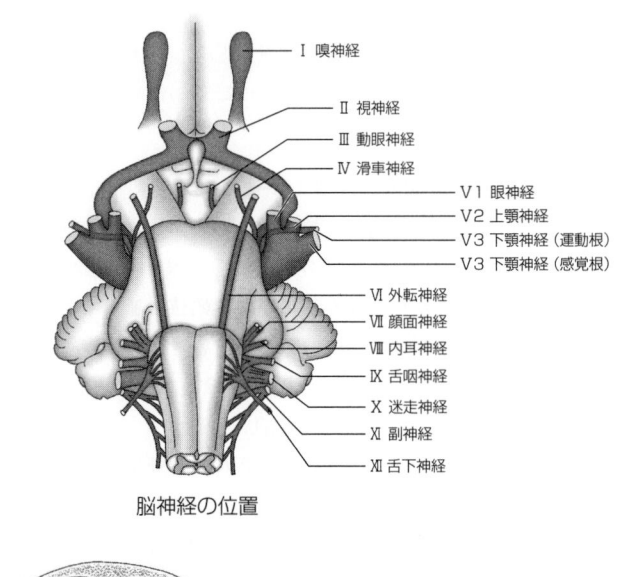

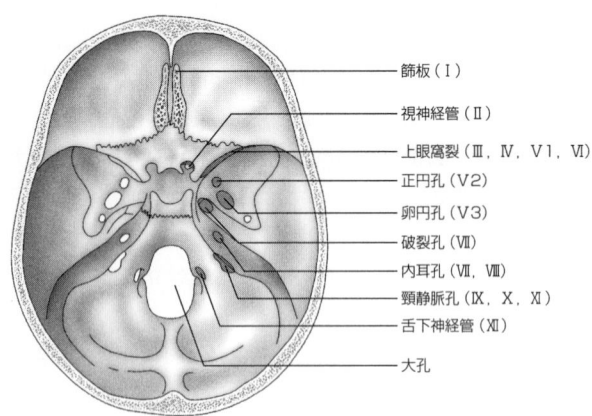

- Ⅰ 嗅神経
- Ⅱ 視神経
- Ⅲ 動眼神経
- Ⅳ 滑車神経
- V1 眼神経
- V2 上顎神経
- V3 下顎神経（運動根）
- V3 下顎神経（感覚根）
- Ⅵ 外転神経
- Ⅶ 顔面神経
- Ⅷ 内耳神経
- Ⅸ 舌咽神経
- Ⅹ 迷走神経
- Ⅺ 副神経
- Ⅻ 舌下神経

脳神経通過部位

- 篩板（Ⅰ）
- 視神経管（Ⅱ）
- 上眼窩裂（Ⅲ, Ⅳ, V1, Ⅵ）
- 正円孔（V2）
- 卵円孔（V3）
- 破裂孔（Ⅶ）
- 内耳孔（Ⅶ, Ⅷ）
- 頸静脈孔（Ⅸ, Ⅹ, Ⅺ）
- 舌下神経管（Ⅻ）
- 大孔

ここが要点
This is the main point.

末梢神経系は，中枢神経（脳と脊髄）に出入りする神経系の総称で，中枢と受容器や効果器との間を連絡する情報の伝導路である．感覚性神経と運動性神経とがある．
　感覚性神経（求心性神経）：末梢の受容器から中枢神経に情報を伝達する．
　運動神性経（遠心性神経）：中枢神経から末梢の効果器に情報を伝達する．

◆脳神経

　脳神経は脳に出入りする末梢神経で，脳の吻側から尾側に向かって順に番号が付けられている．

脳神経とその神経の頭蓋底通過部位

嗅神経（Ⅰ）………… 篩骨の篩板	外転神経（Ⅵ）………… 上眼窩裂
視神経（Ⅱ）………… 視神経管	顔面神経（Ⅶ）………… 内耳孔→茎乳突孔
動眼神経（Ⅲ）……… 上眼窩裂	内耳神経（Ⅷ）………… 内耳孔
滑車神経（Ⅳ）……… 上眼窩裂	舌咽神経（Ⅸ）………… 頸静脈孔
三叉神経（Ⅴ）	迷走神経（Ⅹ）………… 頸静脈孔
眼神経（V1）……… 上眼窩裂	副神経（ⅩⅠ）…………… 頸静脈孔
上顎神経（V2）…… 正円孔	舌下神経（ⅩⅡ）……… 舌下神経管
下顎神経（V3）…… 卵円孔	

脳神経を構成する神経成分

一般体性運動性（GSE）	：Ⅲ・Ⅳ・Ⅵ・ⅩⅡ	←筋板由来筋を支配
特殊内臓運動性（SVE）	：V3・Ⅶ・Ⅸ・Ⅹ・ⅩⅠ	←鰓弓由来筋を支配
一般内臓運動性（GVE）	：Ⅲ・Ⅶ・Ⅸ・Ⅹ	←副交感神経支配
一般内臓感覚性（GVA）	：Ⅸ・Ⅹ	←内臓感覚を司る
特殊内臓感覚性（SVA）	：Ⅰ・Ⅶ・Ⅸ・Ⅹ	←嗅・味覚を司る
一般体性感覚性（GSA）	：Ⅴ・Ⅶ・Ⅸ・Ⅹ	←温痛触・深部感覚
特殊体性感覚性（SSA）	：Ⅱ・Ⅷ	←平衡・聴覚・視覚

脳神経

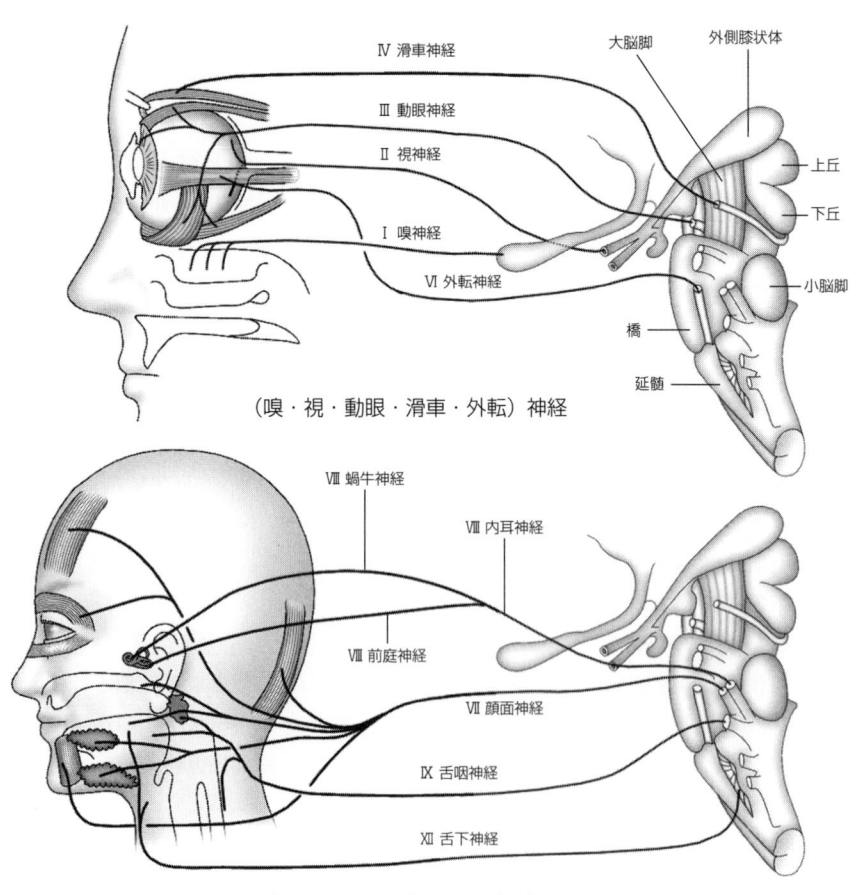

（嗅・視・動眼・滑車・外転）神経

（顔面・内耳・舌咽・舌下）神経

ここが要点

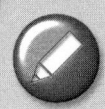

　脳幹部で脳神経の起始と終止部位は腹側から背側にかけて一般体性運動性（GSE），特殊内臓運動性（SVE），一般内臓運動性（GVE），一般内臓感覚性（GVA），特殊内臓感覚性（SVA），一般体性感覚性（GSA），特殊体性感覚性（SSA）の順序で出る．この配列は発生時の神経管の細胞配列であり，配列の原則は保たれている．

◆脳神経

①嗅神経（Ⅰ）嗅覚←SVA．嗅粘膜の嗅細胞の軸索の集合線維束約20束程が篩板を通過して嗅球に終わる．嗅部は鼻腔上部の約2〜4cm²．

②視神経（Ⅱ）視覚←SSA，網膜の神経細胞の束で視神経管を通過，下垂体の前で半交叉して間脳の外側膝状体に終わる．網膜に分布．

③動眼神経（Ⅲ）外眼筋（上直筋，内側直筋，下直筋，下斜筋，上眼瞼挙筋，動眼神経核）←GSE，内眼筋（毛様体筋，瞳孔括約筋，動眼神経副核）←GVE．中脳の上丘から起始し上眼窩裂を通過して眼窩へ．

④滑車神経（Ⅳ）外眼筋（上斜筋，滑車神経核）←GSE．中脳の下丘から出る脳神経12対のうち唯一背側から出る．上眼窩裂を通過して眼窩へ．

⑤外転神経（Ⅵ）外眼筋（外側直筋・外転神経核）←GSE，橋と延髄の境から出る．脳神経の中で硬膜と骨との間を最も長い距離走行．上眼窩裂を通過．

⑥顔面神経（Ⅶ）表情筋，アブミ骨筋，顎二腹筋の後腹の運動支配（顔面神経核）←SVE．顎下腺，舌下腺，涙腺，口蓋腺，鼻腺（上唾液核）←GVE．舌の前2/3の味覚（孤束核）←SVA．外耳道と鼓膜及び耳介後部の感覚（三叉神経脊髄路核）←GSA．橋から出て内耳孔，顔面神経管を経て茎乳突孔から頭蓋底へ．

⑦内耳神経（Ⅷ）平衡覚（前庭神経・前庭神経核）と）聴覚（蝸牛神経・蝸牛神経核）からなる←SSA．橋から出て内耳孔に入る．内耳に分布．

⑧舌咽神経（Ⅸ）茎突咽頭筋，上咽頭収縮筋（疑核）←SVE．耳下腺（下唾液核）←GVE．頸動脈洞と頸動脈小体（孤束核）←GVA．鼓膜の中耳側の感覚と耳介後部の皮膚（三叉神経脊髄路核）．舌の後1/3の感覚（孤束核）←GVA．舌の後1/3の味覚（孤束核）←SVA．延髄から出て頸静脈孔を通過．

⑨舌下神経（Ⅻ）内舌筋，外舌筋（茎突舌筋，舌骨舌筋，オトガイ舌筋，オトガイ舌骨筋，舌下神経核）←GSE．延髄から出て舌下神経管を通過．

脳神経（三叉神経・迷走神経・副神経）

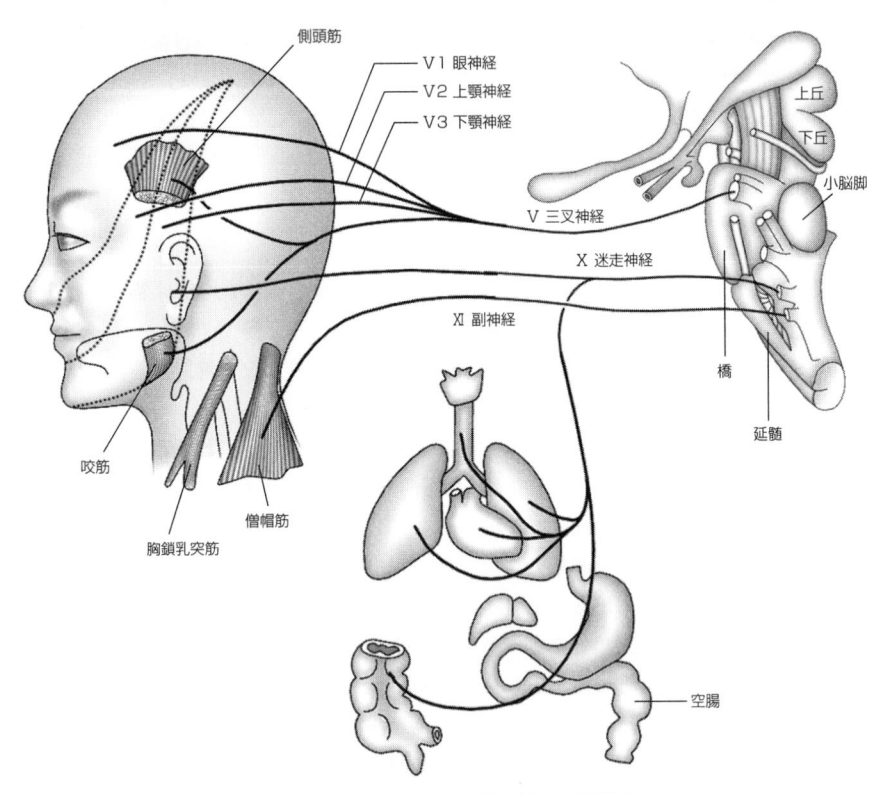

三叉神経・迷走神経・副神経

神経成分の略語	
一般体性運動性（GSE）	：general somatic efferent
特殊内臓運動性（SVE）	：special visceral efferent
一般内臓運動性（GVE）	：general visceral efferent
一般内臓感覚性（GVA）	：general visceral afferent
特殊内臓感覚性（SVA）	：special visceral afferent
一般体性感覚性（GSA）	：general somatic afferent
特殊体性感覚性（SSA）	：special somatic afferent

ここが要点
This is the main point.

　三叉神経は頭部と顔面の感覚と咀嚼筋とを支配し，迷走神経は，主に頸部・胸部・腹部内臓の運動と感覚を司り，副神経は胸鎖乳突筋と僧帽筋とを支配する．

◆脳神経
　三叉神経（V）：橋から出て中頭蓋窩の内側にある三叉神経圧痕で三叉神経節（半月神経節）を形成し三枝（V1，V2，V3）に分かれる．脳神経で最も太い．
　　GSA：温痛覚→三叉神経脊髄路核．触圧覚→三叉神経主知覚核．
　①眼神経（V1）：眼窩と前頭部および前頭部硬膜の感覚←GSA．上眼窩裂を通り眼窩へ→前頭切痕・眼窩上孔を通過して前頭部皮膚へ．
　②上顎神経（V2）：鼻腔と口腔粘膜，上顎の歯，副鼻腔粘膜，口蓋粘膜の感覚，上顎部の皮膚，中頭蓋窩部にある硬膜の感覚←GSA．中頭蓋窩の正円孔を通過して翼口蓋窩に出る→蝶口蓋孔から鼻腔へ．
　　眼窩下孔を経て上顎部皮膚へ．大・小口蓋管を経て口蓋粘膜へ．
　③下顎神経（V3）：咀嚼筋，鼓膜張筋，口蓋帆張筋，顎舌骨筋，顎二腹筋の前腹の運動支配（三叉神経運動核）←SVE．口蓋粘膜を除く口腔粘膜，舌の感覚，下顎の歯，下顎部の皮膚感覚，外耳道の皮膚，側頭部の皮膚（三叉神経脊髄路核，三叉神経主知覚核）←GSA．中頭蓋窩の卵円孔を出て下顎管（下歯槽神経）へ．耳介側頭部（耳介側頭神経）へ．口腔（舌神経）へ．
　迷走神経（X）：口蓋咽頭筋，口蓋帆張筋と茎突咽頭筋を除く咽喉頭の筋群（疑核）←SVE．咽頭，喉頭，頸部内臓，胸腹部内臓の腺と平滑筋（迷走神経背側核）←GVE．喉頭，気管，食道，胸腹部内臓，頸動脈洞の伸張受容体と頸動脈小体の化学受容体，大動脈弓の伸張受容体（孤束核）←GVA．耳介後部皮膚，外耳道後壁皮膚，鼓膜の外耳道側（三叉神経脊髄路核）←GSA．喉頭蓋の味覚（孤束核）←SVA．延髄から出て頸静脈孔へ．この神経の線維束の80％はGVE（内臓遠心性神経＝副交感神経）である．
　副神経（XI）：咽喉頭の筋（疑核→延髄根で迷走神経に入る），胸鎖乳突筋，僧帽筋（副神経核→脊髄根）←SVE．頸静脈孔から出る．

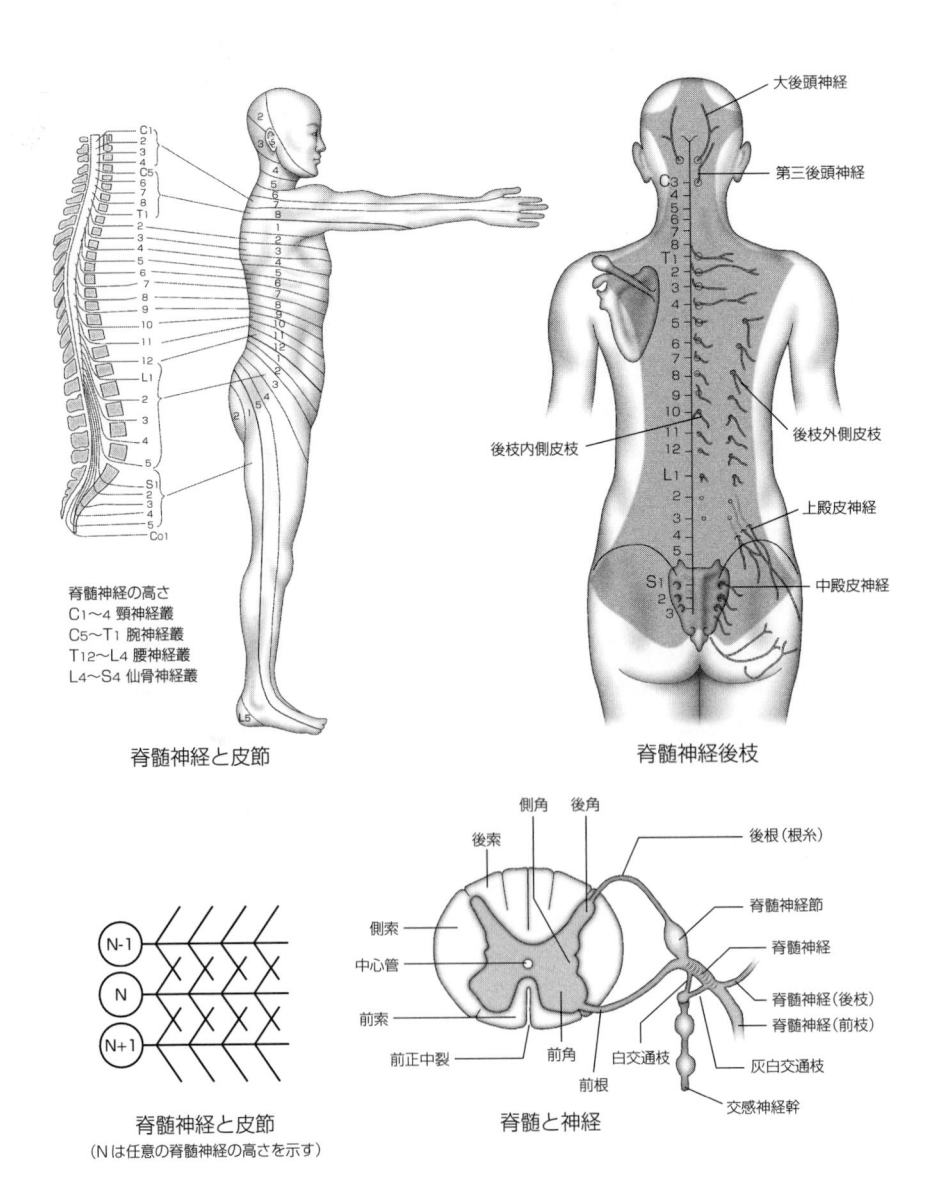

>>>TITLE
脊髄神経・皮節

脊髄神経の高さ
C1〜4 頸神経叢
C5〜T1 腕神経叢
T12〜L4 腰神経叢
L4〜S4 仙骨神経叢

脊髄神経と皮節

脊髄神経後枝

大後頭神経
第三後頭神経
後枝内側皮枝
後枝外側皮枝
上殿皮神経
中殿皮神経

脊髄神経と皮節
（Nは任意の脊髄神経の高さを示す）

脊髄と神経

側角
後角
後索
側索
中心管
前索
前正中裂
前角
前根
白交通枝
後根（根糸）
脊髄神経節
脊髄神経
脊髄神経（後枝）
脊髄神経（前枝）
灰白交通枝
交感神経幹

CHAPTER **7** 神経

ここが要点
This is the **main point.**

脊髄神経は，脊髄から出る31対の末梢神経で，これらは運動性神経と感覚性神経とからなる混合神経である．運動性神経は前根を，感覚性神経は後根を通過する（ベル・マジャンディの法則）．脊髄神経は椎間孔を通過する．

◆脊髄神経

頸神経	cervical nerves	8対	C1〜8
胸神経	thoracic nerves	12対	T1〜12
腰神経	lumbar nerves	5対	L1〜5
仙骨神経	sacral nerves	5対	S1〜5
尾骨神経	coccygeal nerves	1対	Co1

構成：4種の神経成分から構成される（脊髄の発生の項参照）．
　①体性感覚性，内臓感覚性（翼板に由来），根糸は後根を形成．
　②体性運動性，内臓運動性（基板に由来），根糸は前根を形成．

脊髄神経と脊髄神経節：前根と後根が合して脊髄神経（混合神経）となる．
　①前根：脊髄から出る運動神経線維が通る．
　②後根：脊髄に入る感覚神経線維が通る．
　　脊髄神経節：感覚神経の細胞体のある部位で後根に31対ある．
　③脊髄神経：前・後根は合して脊髄神経となり椎間孔を通過して前・後枝とに分岐．
　　前枝：体幹の腹側・腹側由来の構造物（上肢と下肢）に分布．
　　　胸神経のT2〜11は分節的配列をとるが，他は神経叢を形成．
　　後枝：体幹の背側に分布（後枝内側枝，後枝外側枝）．
　　　神経叢は形成せず，分節的配列をする．
　　　後枝で固有名詞をもつ神経：後頭下神経（C1筋枝）．
　　　　皮枝：大後頭神経（C2），第三後頭神経（C3），上殿皮神経（L1〜3），中殿皮神経（S1〜3）．

◆脊髄神経と皮節

　皮膚に分布する神経は感覚性で皮枝（皮神経）と呼ばれ，明瞭な分節性が認められる．C2〜S5が皮枝を出す．一つの分節を支配する神経は，一つ上の分節と一つ下の分節に補遺されているので1分節の感覚喪失は3分節の脱落で出現する．

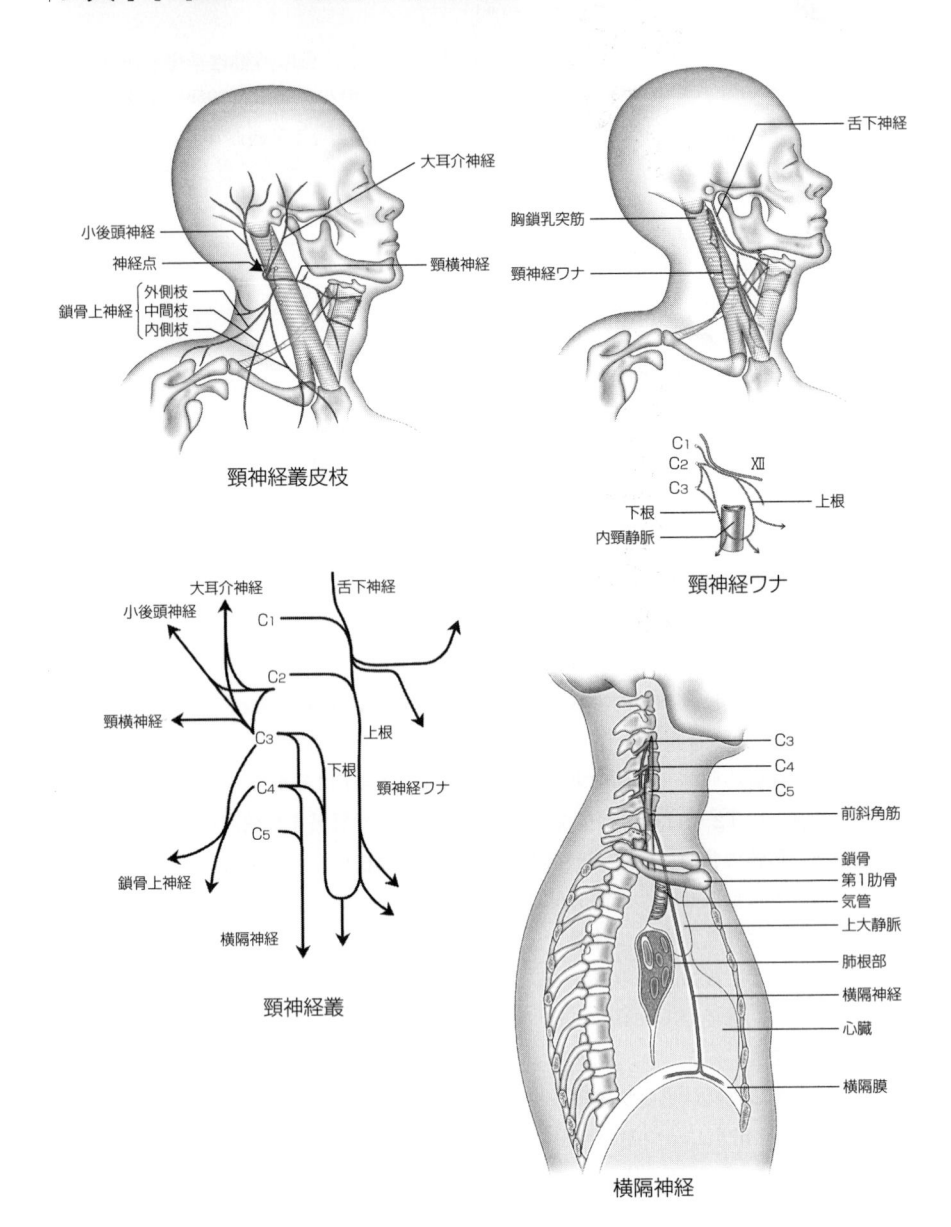

>>>TITLE
頸神経・頸神経叢

頸神経叢皮枝
- 小後頭神経
- 神経点
- 鎖骨上神経（外側枝／中間枝／内側枝）
- 大耳介神経
- 頸横神経

- 舌下神経
- 胸鎖乳突筋
- 頸神経ワナ

頸神経ワナ
- C1, C2, C3
- XII
- 下根
- 内頸静脈
- 上根

頸神経叢
- 小後頭神経
- 大耳介神経
- 舌下神経
- C1
- C2
- 頸横神経
- C3
- 上根
- 下根
- C4
- 頸神経ワナ
- C5
- 鎖骨上神経
- 横隔神経

横隔神経
- C3, C4, C5
- 前斜角筋
- 鎖骨
- 第1肋骨
- 気管
- 上大静脈
- 肺根部
- 横隔神経
- 心臓
- 横隔膜

CHAPTER 7 　神　経

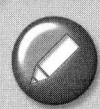

> ## ここが要点
> This is the main point.
>
> 頸神経は，C1～8からなる．頸神経は，頸部，後頭部，項部と上肢に分布する．C1～4の前枝は頸神経叢を形成する．C5～T1の脊髄神経前枝は腕神経叢を形成し上肢に分布する．腕神経叢は，C5～T1の腹側体節が伸び出し（上肢芽）形成される上肢に誘導され作られる．

◆頸神経

　構成：C1～8で8対（頸椎7個）．

　　①筋枝：C1～8の前枝は頸神経叢と腕神経叢の構成に関わり，後枝は固有背筋に
　　　　　分布．C1後枝だけが後頭下神経と固有名詞をもち，後頭下筋群に分布．
　　②皮枝：C1の前枝と後枝，C6～8後枝は皮枝を出さない．
　　　　　C2後枝→大後頭神経，C3後枝→第三後頭神経．
　・筋枝とは，(a)体性感覚神経と(b)体性運動神経を含む神経．
　・皮枝とは，体性感覚神経だけで構成され，皮膚の温痛触圧覚を司る．

　分布域：頸部，後頭部，肩部，上肢

◆頸神経叢

　構成：C1～4の前枝

　　①筋枝：椎前筋群，斜角筋群，舌骨下筋群，横隔膜に分布．
　　代表的な筋枝
　　　頸神経ワナ：上根C1, 2と，下根C2～4でループを形成する．内頸静脈の内側
　　　　　　　　　あるいは外側でループを形成する（内側型と外側型）．
　　　　　　　　　舌骨下筋群に分布（上根は一時，舌下神経内を走る）．
　　　横隔神経：C3～5　前斜角筋の前を下行→胸郭上口から胸腔→心膜の両側で肺
　　　　　　　　根の前を通過→心膜と横隔膜に分布．
　　②皮枝：胸鎖乳突筋の後縁1/2の部位（神経点）で皮下に現れる．
　　　頸横神経　　（C2, 3）：前頸部．
　　　大耳介神経（C2, 3）：耳介前面と耳下腺部の皮膚．
　　　小後頭神経（C2, 3）：耳介項部・耳介よりの後頭部．
　　　鎖骨上神経（C3, 4）：側頸部・肩・上前胸部．

235

腕神経叢

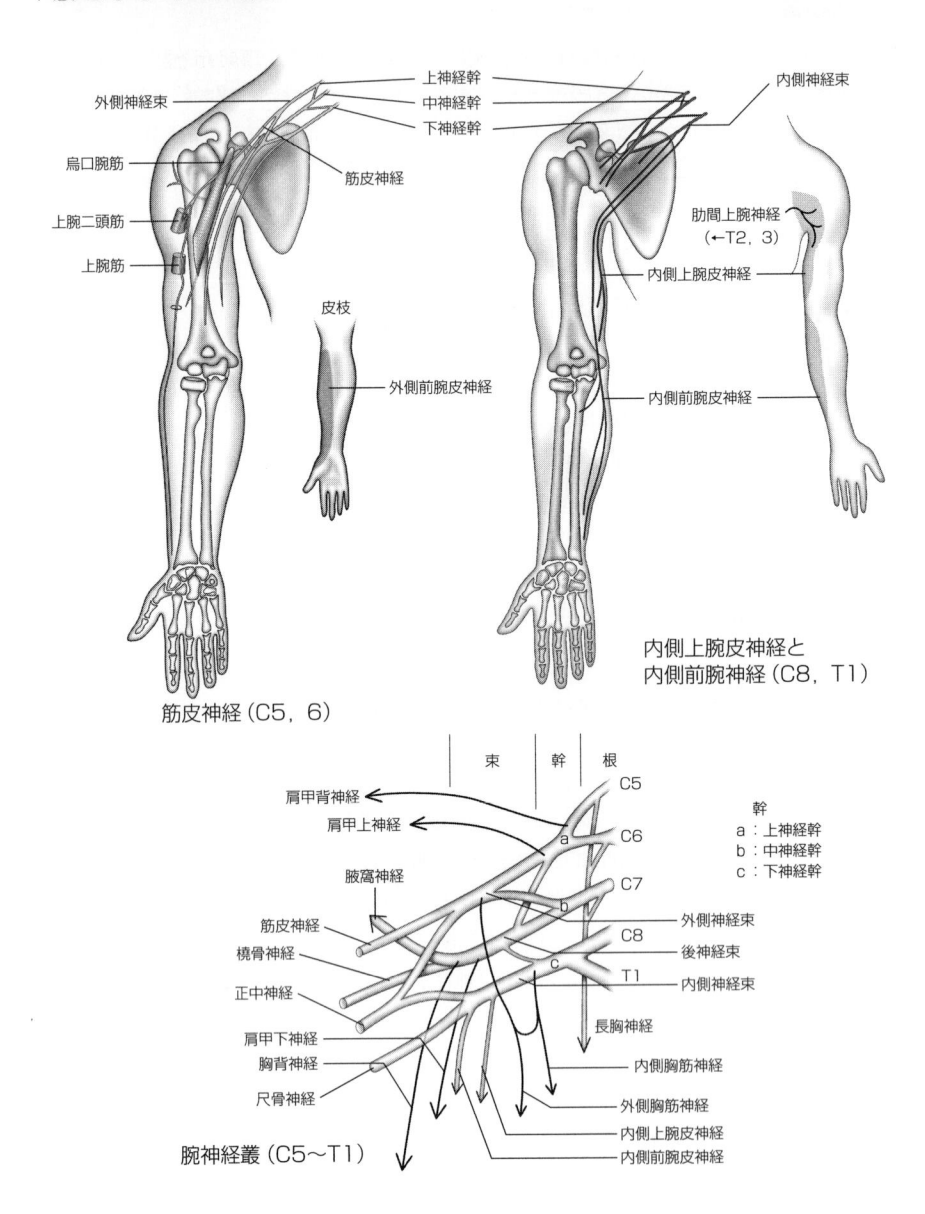

筋皮神経（C5, 6）

内側上腕皮神経と
内側前腕神経（C8, T1）

腕神経叢（C5〜T1）

幹
a：上神経幹
b：中神経幹
c：下神経幹

CHAPTER 7 神経

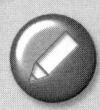

> ## ここが要点
> This is the main point.
>
> 腕神経叢は，C5〜T1の脊髄神経前枝によって形成される．分布域は，上肢と僧帽筋を除く浅背筋群と浅胸筋群．腕神経叢は，中枢側より根・幹・束に区分される．
> 筋皮神経は，上腕の屈筋群に分布し，その皮枝は外側前腕皮神経である．

◆腕神経叢

根：C5〜8，T1の根．
　根から起こる神経
　　肩甲背神経（C5）→肩甲挙筋，大・小菱形筋．
　　長胸神経（C5〜7）→前鋸筋．
幹：C5，6→上神経幹，C7→中神経幹，C8，T1→下神経幹．
　幹から起こる神経
　　筋枝：鎖骨下筋神経（C5，6）→鎖骨下筋．
　　　　　肩甲上神経（C5，6）→棘上筋，棘下筋．
束：外側神経束（C5〜7）上神経幹と中神経幹の根で形成．
　　内側神経束（C8，T1）下神経幹の前枝で形成．
　　後神経束（C5〜8，T1）上・中・下神経幹の後枝で形成．
　束から起こる神経
　　筋枝：外側胸筋神経（←C5〜7 外側神経束）→大胸筋，小胸筋．
　　　　　内側胸筋神経（←C8，T1内側神経束）→大胸筋，小胸筋．
　　　　　肩甲下神経（←C5〜7後神経束）→肩甲下筋，大円筋．
　　　　　胸背神経（←C5〜7後神経束）→広背筋．
　　　　　腋窩神経（←C5〜7後神経束）→三角筋，小円筋．
　　皮枝：内側上腕皮神経（←C8，T1内側神経束）→上腕内側の皮膚．
　　　　　内側前腕皮神経（←C8，T1内側神経束）→前腕内側の皮膚．
　　　　　上外側上腕皮神経（←C5〜7腋窩神経）→上腕外側の皮膚．

◆腕神経叢の枝

筋皮神経：C5〜6外側神経束の延長，必ず烏口腕筋を貫通．
　①筋枝：烏口腕筋，上腕二頭筋，上腕筋．
　②皮枝：外側前腕皮神経（←筋皮神経の延長）→前腕外側と手背外側．

237

橈骨神経・正中神経・尺骨神経

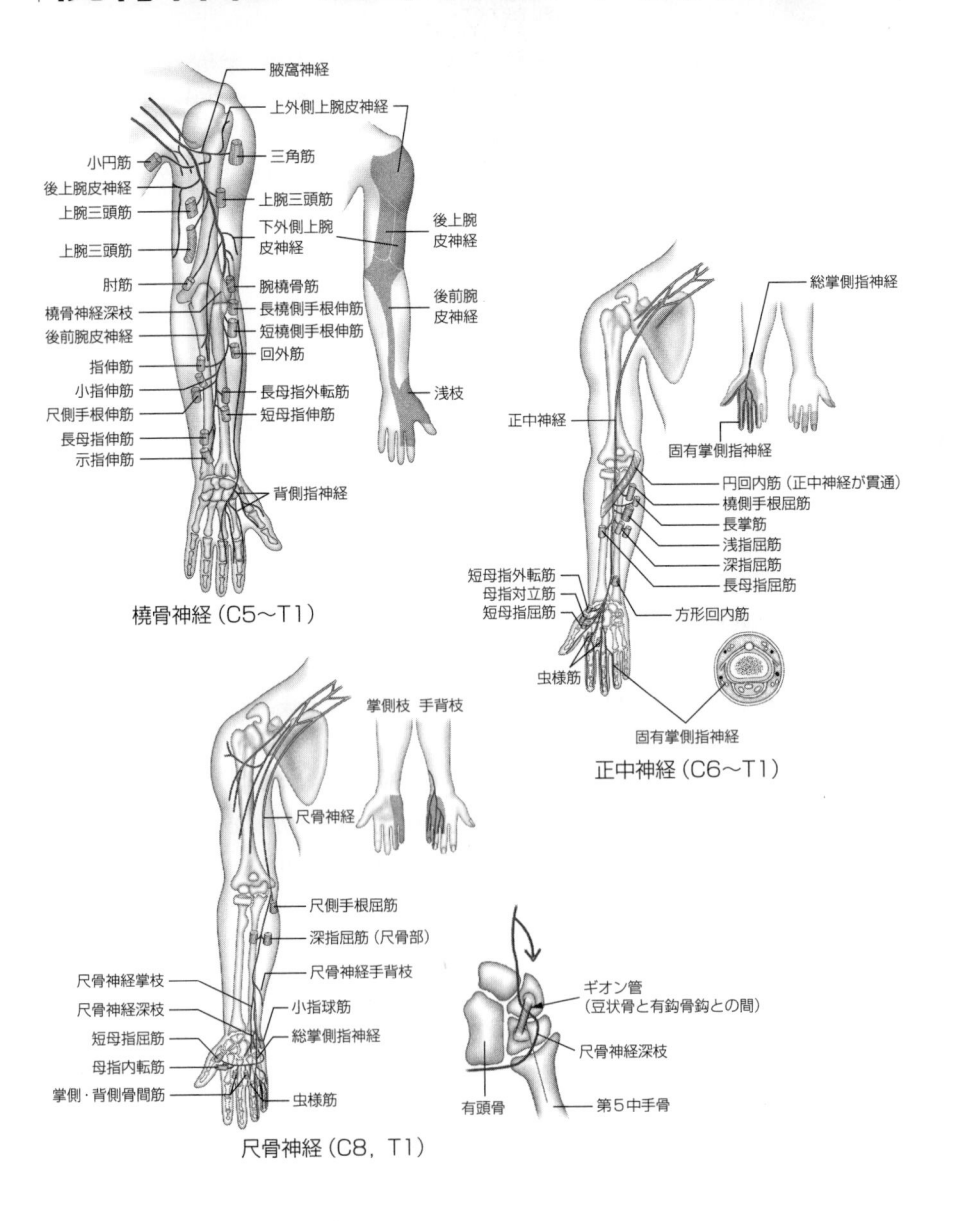

橈骨神経（C5～T1）

- 腋窩神経
- 上外側上腕皮神経
- 小円筋
- 三角筋
- 後上腕皮神経
- 上腕三頭筋
- 上腕三頭筋
- 下外側上腕皮神経
- 後上腕皮神経
- 肘筋
- 腕橈骨筋
- 後前腕皮神経
- 橈骨神経深枝
- 長橈側手根伸筋
- 後前腕皮神経
- 短橈側手根伸筋
- 指伸筋
- 回外筋
- 小指伸筋
- 長母指外転筋
- 浅枝
- 尺側手根伸筋
- 短母指伸筋
- 長母指伸筋
- 示指伸筋
- 背側指神経

正中神経（C6～T1）

- 総掌側指神経
- 正中神経
- 固有掌側指神経
- 円回内筋（正中神経が貫通）
- 橈側手根屈筋
- 長掌筋
- 浅指屈筋
- 深指屈筋
- 長母指屈筋
- 短母指外転筋
- 母指対立筋
- 短母指屈筋
- 方形回内筋
- 虫様筋
- 固有掌側指神経

尺骨神経（C8, T1）

- 掌側枝　手背枝
- 尺骨神経
- 尺側手根屈筋
- 深指屈筋（尺骨部）
- 尺骨神経手背枝
- 尺骨神経掌枝
- 尺骨神経深枝
- 小指球筋
- 短母指屈筋
- 総掌側指神経
- 母指内転筋
- 掌側・背側骨間筋
- 虫様筋
- ギオン管（豆状骨と有鈎骨鈎との間）
- 尺骨神経深枝
- 有頭骨
- 第5中手骨

CHAPTER **7** 神経

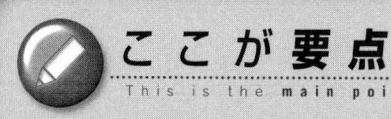

> ### ここが要点
> This is the main point.
>
> 橈骨神経は上腕と前腕の伸筋群に分布し，正中神経は主に前腕の屈筋群と母指球筋群に，尺骨神経は前腕の一部の屈筋と手掌の小指球筋群と母指球以外の手内筋の大部分に分布する．

◆腕神経叢の枝

橈骨神経（←C5～T1）：後神経束の延長．

腋窩の背側から上腕骨後面の橈骨神経溝を通り外側上顆の上前面で浅枝と深枝とに分枝する．上腕深動脈に伴行する．

①筋枝：上腕三頭筋，腕橈骨筋，肘筋，回外筋，長・短橈側手根伸筋，長母指外転筋，短母指伸筋，指伸筋，小指伸筋，長母指伸筋，尺側手根伸筋，示指伸筋．

②皮枝：後上腕皮神経（C5～8），下外側上腕皮神経（C5, 6），後前腕皮神経（C5～8）（皮神経の名称はその分布域を示している）．

正中神経（←C6～T1）：内側神経束と外側神経束の合流で形成．

腋窩動脈の前面で内側神経束と外側神経束がY字形に合流して始まる．
上腕では上腕動脈に伴行し，手根管を通過して母指球筋群に至る．
上腕には枝を出さない．

①筋枝：円回内筋，橈側手根屈筋，長掌筋，浅指屈筋，深指屈筋（橈側半部），長母指屈筋，方形回内筋，短母指外転筋，短母指屈筋（浅頭），母指対立筋，虫様筋（第2, 3指）．

②皮枝：固有掌側指神経（第1～3指と4指＝橈側縁まで）．

尺骨神経（←C8, T1）：内側神経束の延長．

上腕中部までは上腕動脈に伴行し，上腕下部では，内側上顆の後面の尺骨神経溝を通過する．手掌ではギオン管（尺骨管→豆状骨と有鉤骨鉤間を豆鉤靭帯が蓋をして形成）を通過（尺骨神経深枝）する．上腕に枝を出さない．

①筋枝：尺側手根屈筋，深指屈筋（尺側半部），小指球筋，短掌筋，短小指屈筋，小指対立筋，背・掌側骨間筋，虫様筋（第4, 5指），母指内転筋短母指屈筋（深頭）．

②皮枝：尺骨神経手背枝→背側指神経（第3指中央～5指尺側縁），固有掌側指神経（第4指尺側縁～5指両側）．

胸神経

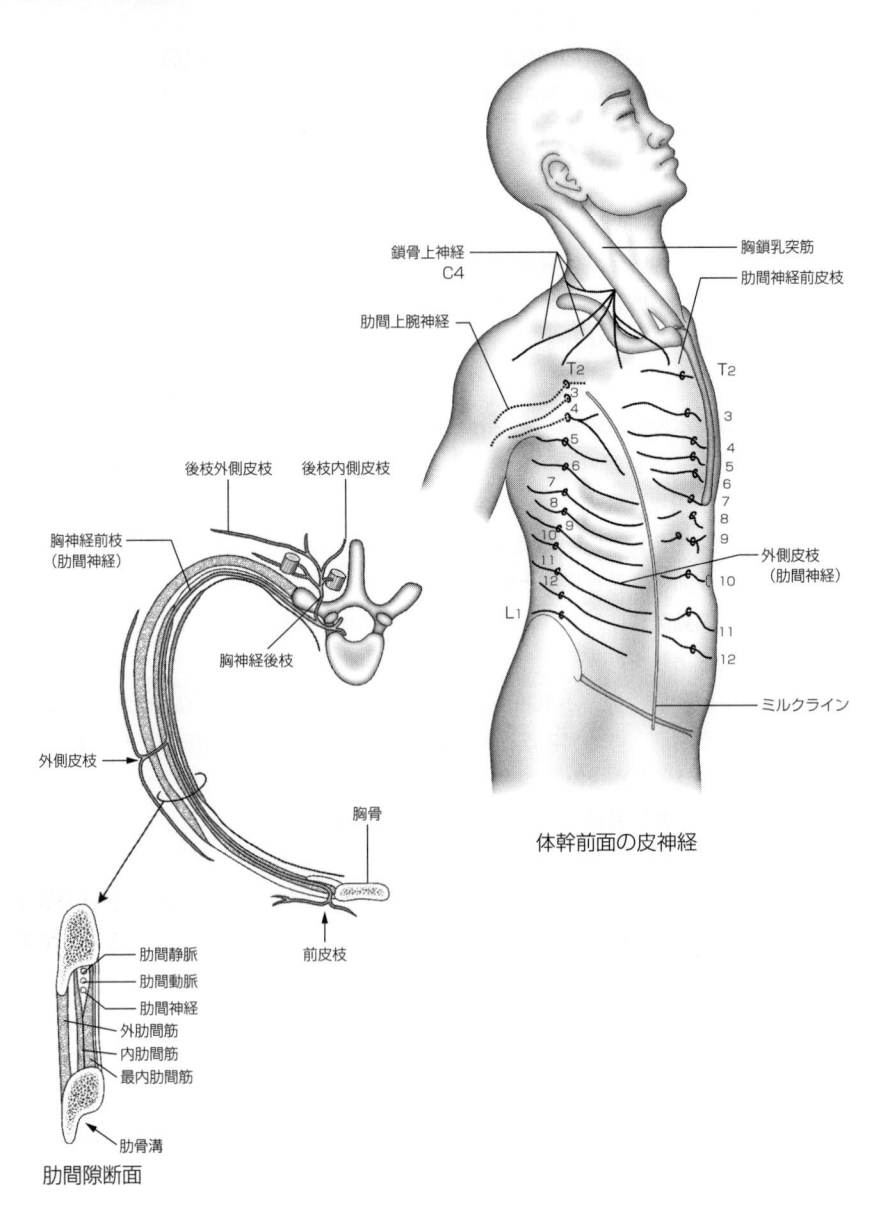

体幹前面の皮神経

肋間隙断面

CHAPTER 7　神経

> ### ここが要点
> This is the main point.
>
> 　胸神経は12対あり，T1～11の前枝は肋間神経，T12の前枝は肋下神経である．T1の前枝は腕神経叢に，肋下神経は腰神経叢に加わる．

◆胸神経

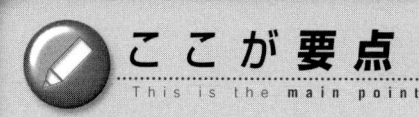

　構成：T1～12脊髄神経（腹側→前枝，背側→後枝）．

　　T1前枝：腕神経叢の構成に加わる．

　　T12前枝：別名肋下神経と呼ばれ腰神経叢に加わる．

　　T2～11前枝：肋間神経と呼ばれる．

　胸神経前枝

　　肋間神経は各肋骨の肋骨溝に沿い肋間隙を走行し，途中肋間筋を貫通して外側皮枝と前皮枝を出す．肋間静脈と肋間動脈が伴行する．

　　①筋枝：固有胸筋（外肋間筋，内肋間筋，最内肋間筋，肋下筋，胸横筋），側腹筋（外腹斜筋，内腹斜筋，腹横筋），前腹筋（腹直筋，錐体筋）．

　　②皮枝：外側皮枝と前皮枝

　　・重要な皮節と高さ：T5→乳頭部，T7→剣状突起，T10→臍．

　　・外側皮枝は，腋窩線の位置で肋間筋を貫通して皮下に現れる．

　　　T2，3の外側皮枝：肋間上腕神経となり上腕内側に分布．

　　・前皮枝は胸部で胸骨の1cm程外側で固有胸筋を貫通して皮下に現れる．

　　　腹部では腹直筋を貫通して皮下に現れる．

　胸神経後枝

　　後枝は肋間神経と分かれて背側に向かい2枝に分枝する．

　　①筋枝

　　・後枝内側枝：横突棘筋群

　　・後枝外側枝：脊柱起立筋

　　②皮枝

　　・後枝内側皮枝：T1～6皮膚感覚を司る，この部位では外側皮枝は定型的走行をとらない．

　　・後枝外側皮枝：T7～12皮膚感覚を司る，この部位では後枝内側皮枝はほとんど皮枝を出さない．

腰神経・腰神経叢

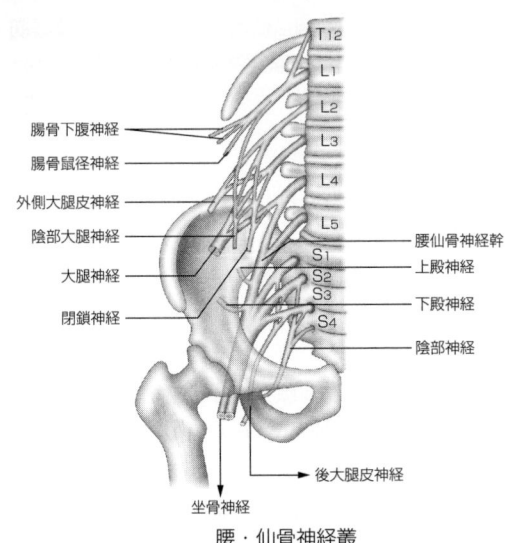

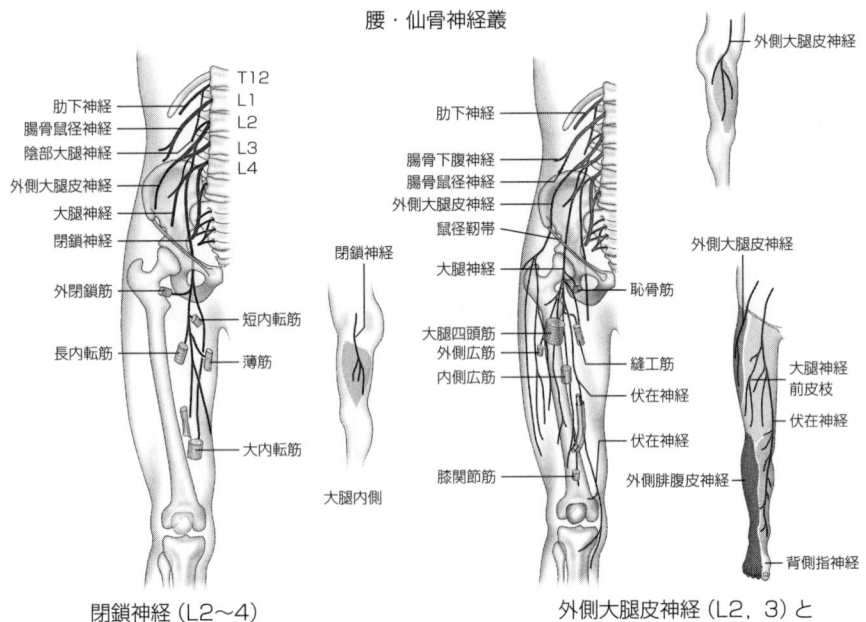

腰・仙骨神経叢

閉鎖神経（L2～4）

外側大腿皮神経（L2, 3）と
大腿神経（L2～4）

CHAPTER 7　神経

> ### ここが要点
> This is the main point.
>
> 腰神経は L1〜5で5対あり，腰神経叢はT12〜L4の脊髄神経前枝で形成される．腰神経叢の筋枝は大腿の伸筋群と内転筋群に分布し，皮枝は大腿前面と外側内側および下腿内側の皮膚感覚を司る．腰神経の後枝（筋枝）は固有背筋の腰部を支配し，外側皮枝は腰部から殿部の皮膚感覚を司る．

◆腰神経と腰神経叢

　前枝：L1〜5でこの内L1〜4は腰神経叢の形成にあずかり，内L4, 5の太い交通枝
　　　　は腰仙骨神経幹と呼ばれ，仙骨神経叢に合流する．
　後枝：後枝の内側枝→多裂筋に分布，ほとんど皮枝を出さない．
　　　　後枝の外側枝→脊柱起立筋に分布，L1〜3は上殿皮神経となり腰部と殿部の
　　　　　　　　　　皮膚感覚を司る．L4, 5は皮枝を出さない．

◆腰神経叢の枝

　腰神経叢の根部（T12〜L4）：腰方形筋，大腰筋．
　腸骨下腹神経（←T12, L1）．①筋枝：腹横筋，内腹斜筋の下腹部，錐体筋．②皮
　　　枝：外側皮枝（殿部外側），前皮枝（下腹部）．
　腸骨鼠径神経（←L1）：鼠径管を通過し浅鼠径輪から皮下に出る．
　　　①筋枝：腹横筋，内腹斜筋の下腹部，錐体筋．②皮枝：前陰嚢神経，前陰唇神経．
　陰部大腿神経（←L1, 2）：大腰筋の前面を下走，陰部枝と大腿枝とからなる．
　　　大腿枝（血管裂孔と伏在裂孔を通過），陰部枝（鼠径管を通過）．
　　　①筋枝：陰部枝は精巣挙筋に分布．
　　　②皮枝：陰部枝→陰嚢・大陰唇の皮膚，大腿枝→伏在裂孔周辺の大腿皮膚．
　外側大腿皮神経（←L2, 3）：上前腸骨棘の2cm程内側の筋裂孔を通過．
　　　皮枝のみ．大腿外側の皮膚感覚．
　大腿神経（←L2〜4）：大腿動脈の外側で筋裂孔を通過して大腿へ現れる．
　　　①筋枝：大腿四頭筋，膝関節筋，縫工筋，恥骨筋，大腰筋，腸骨筋．
　　　②皮枝：前皮枝（L2, 3）→大腿前面の皮膚感覚，伏在神経（L3, 4）→内転筋管を
　　　　　　　　途中から抜けて膝蓋下枝を出し，下腿内側・足背内側の近位に分布．
　閉鎖神経（←L2〜4）：卵巣と尿管の外側を通り，閉鎖管を通過して大腿内側へ．
　　　①筋枝：短内転筋，外閉鎖筋，長内転筋，大内転筋，薄筋．
　　　②皮枝：大腿内側の皮膚．

>>>TITLE

仙骨神経叢

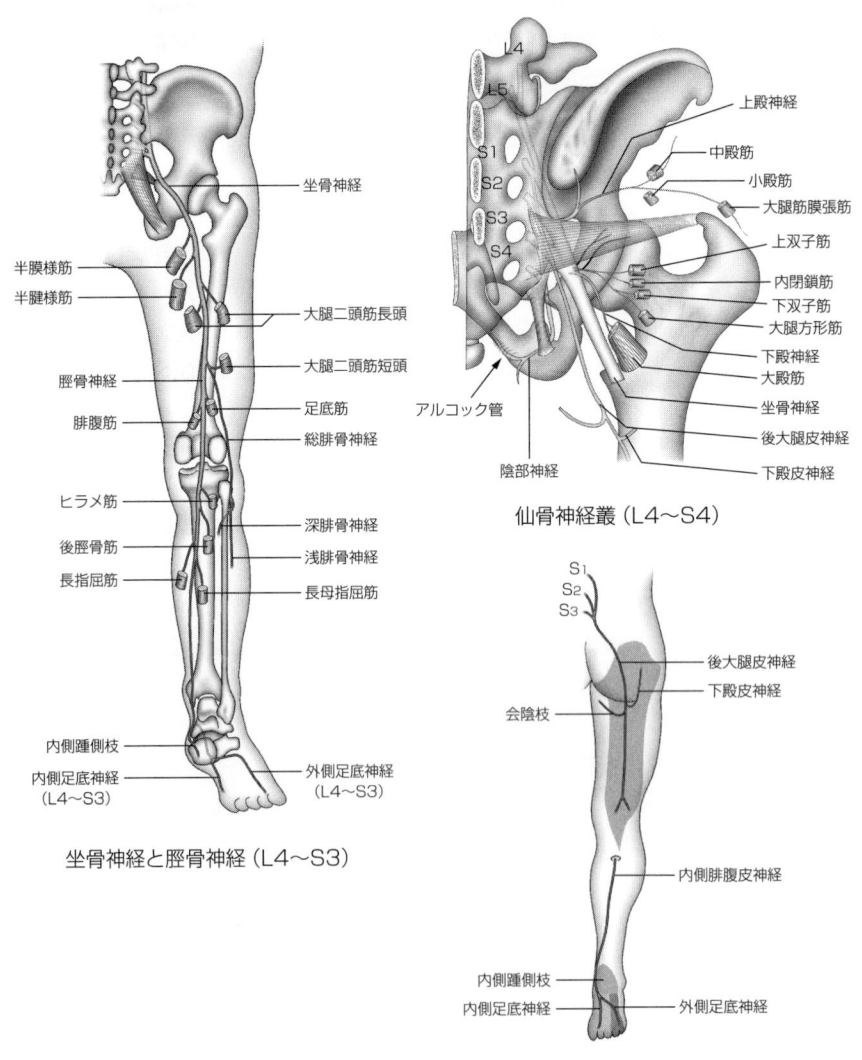

坐骨神経と脛骨神経（L4〜S3）

- 坐骨神経
- 半膜様筋
- 半腱様筋
- 大腿二頭筋長頭
- 脛骨神経
- 大腿二頭筋短頭
- 腓腹筋
- 足底筋
- 総腓骨神経
- ヒラメ筋
- 後脛骨筋
- 深腓骨神経
- 長指屈筋
- 浅腓骨神経
- 長母指屈筋
- 内側踵側枝
- 内側足底神経（L4〜S3）
- 外側足底神経（L4〜S3）

仙骨神経叢（L4〜S4）

- L4
- L5
- S1
- S2
- S3
- S4
- 上殿神経
- 中殿筋
- 小殿筋
- 大腿筋膜張筋
- 上双子筋
- 内閉鎖筋
- 下双子筋
- 大腿方形筋
- 下殿神経
- 大殿筋
- 坐骨神経
- 後大腿皮神経
- 下殿皮神経
- アルコック管
- 陰部神経

皮膚感覚神経の支配領域

- S1
- S2
- S3
- 後大腿皮神経
- 下殿皮神経
- 会陰枝
- 内側腓腹皮神経
- 内側踵側枝
- 内側足底神経
- 外側足底神経

CHAPTER 7 　神経

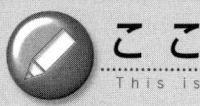

ここが要点
This is the main point.

　　仙骨神経はS1～5の脊髄神経で5対あり，仙骨神経叢はL4～S4の脊髄神経前枝で形成される．仙骨経叢の筋枝は大腿の屈筋群と下腿と足の筋に分布し，皮枝は大腿後面と下腿と足の伏在神経分布領域以外の皮膚感覚を司る．仙骨神経の後枝外側枝は仙骨背面と殿部の皮膚感覚を司る．

◆**仙骨神経と仙骨神経叢（陰部神経叢を含む）**
　前枝：S1～5でこの内S1～4と腰仙骨神経幹（L4, 5）は仙骨神経叢の形成に与る．
　　　　ここでは，仙骨神経叢に陰部神経叢（S2～4）を含んでいる．
　後枝：後枝内側枝→常在ではないがS1の後枝内側枝は多裂筋を支配．
　　　　後枝外側枝→S1～3は中殿皮神経となり仙骨背部皮膚に分布．

◆**仙骨神経叢の枝**
　仙骨神経叢は大坐骨孔から出て骨盤外へ．
　仙骨神経叢根部
　　①筋枝：（←L4～S2）梨状筋，上・下双子筋，内閉鎖筋，大腿方形筋．
　　②皮枝：後大腿皮神経（←S1～3）→下殿皮神経・会陰枝．
　上殿神経（←L4～S1）大坐骨孔の梨状筋上孔から骨盤外に出る．
　　①筋枝：中殿筋，小殿筋，大腿筋膜張筋．
　下殿神経（←L4～S1）大坐骨孔の梨状筋下孔から骨盤外に出る．
　　①筋枝：大殿筋．
　坐骨神経（←L4～S3）人体で最も太い神経，梨状筋下孔から骨盤外に出て，膝窩の上方で脛骨神経と総腓骨神経に分岐する．
　　①筋枝：半腱様筋，半膜様筋，大腿二頭筋長頭．
　陰部神経叢（←S2～4）大坐骨孔の梨状筋下孔から内陰部動・静脈を伴い骨盤外に出て小坐骨孔から再び骨盤内に入り坐骨直腸窩，会陰に分布．
　　　陰部神経叢の枝：肛門挙筋神経，尾骨筋神経，陰部神経（下直腸神経，会陰神経，
　　　　　陰茎神経，陰核背神経，後陰嚢神経，後陰唇神経）．
　　①筋枝：肛門挙筋神経，尾骨筋神経，陰部神経（アルコック管＝陰部神経管を通過）
　　　　　　→下直腸神経→外肛門括約筋，会陰神経→会陰の諸筋．
　　②皮枝：陰茎・陰核背神経，会陰神経→後陰嚢・後陰唇神経．

245

脛骨神経・総腓骨神経

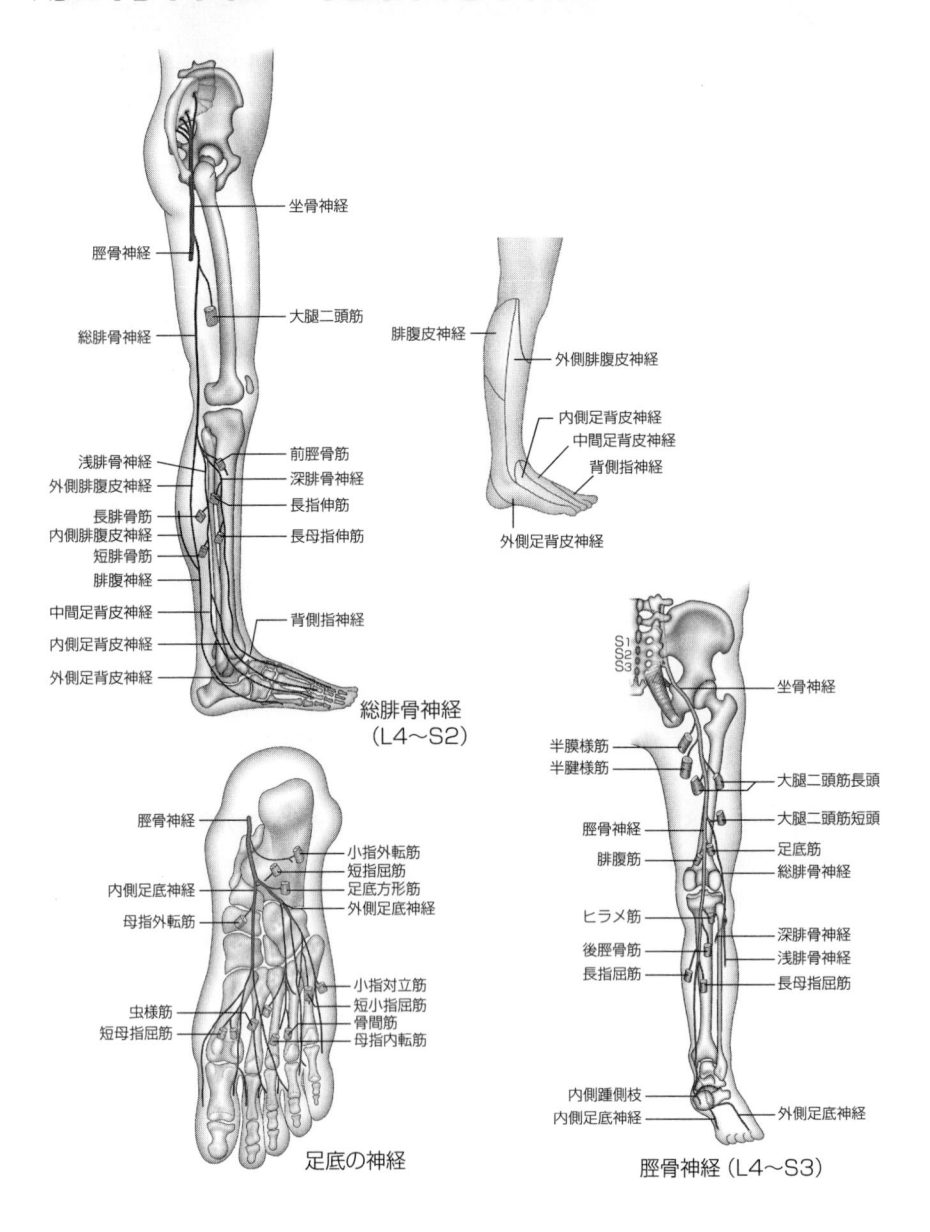

総腓骨神経（L4～S2）

- 坐骨神経
- 脛骨神経
- 総腓骨神経
- 大腿二頭筋
- 浅腓骨神経
- 外側腓腹皮神経
- 長腓骨神経
- 内側腓腹皮神経
- 短腓骨神経
- 腓腹神経
- 中間足背皮神経
- 内側足背皮神経
- 外側足背皮神経
- 前脛骨筋
- 深腓骨神経
- 長指伸筋
- 長母指伸筋
- 背側指神経

- 腓腹皮神経
- 外側腓腹皮神経
- 内側足背皮神経
- 中間足背皮神経
- 背側指神経
- 外側足背皮神経

足底の神経

- 脛骨神経
- 内側足底神経
- 母指外転筋
- 虫様筋
- 短母指屈筋
- 小指外転筋
- 短指屈筋
- 足底方形筋
- 外側足底神経
- 小指対立筋
- 短小指屈筋
- 骨間筋
- 母指内転筋

脛骨神経（L4～S3）

- S1 S2 S3
- 坐骨神経
- 半膜様筋
- 半腱様筋
- 脛骨神経
- 腓腹筋
- ヒラメ筋
- 後脛骨筋
- 長指屈筋
- 大腿二頭筋長頭
- 大腿二頭筋短頭
- 足底筋
- 総腓骨神経
- 深腓骨神経
- 浅腓骨神経
- 長母指屈筋
- 内側踵側枝
- 内側足底神経
- 外側足底神経

CHAPTER 7　神経

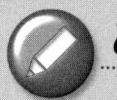

ここが要点
This is the main point.

坐骨神経（L4～S3）は，膝窩の上部で脛骨神経と総腓骨神経とに分岐する．脛骨神経は下腿後面と足底に分布し，総腓骨神経は腓骨頭下部で浅腓骨神経（腓骨筋群）と深腓骨神経（下腿の伸筋群と足背）とに分岐する．

◆**仙骨神経叢（L4～S4の脊髄神経前枝）の枝**

脛骨神経（L4～S3）とその枝　内側腓腹皮神経，腓腹神経，内側踵骨枝，内側足底神経，外側足底神経，関節枝（→膝関節）．

下腿部
　①筋枝：足底筋，腓腹筋，ヒラメ筋，膝窩筋，後脛骨筋，長指屈筋，長母指屈筋．
　②皮枝：内側腓腹皮神経（膝窩で脛骨神経から起始，下腿中間で外側腓腹皮神経と合流して腓腹神経になる），腓腹神経，内側踵骨枝．

足底部：脛骨神経は内果の後方で屈筋支帯の深層（足根管）を後脛骨筋腱，長指屈筋腱，長母指屈筋腱，後脛骨動脈と共に通過する．

・**内側足底神経**（足底で脛骨神経から分枝）．
　①筋枝：短母指屈筋，短指屈筋，母指外転筋，母指側2本の虫様筋．
　②皮枝：固有底側指神経（第1～3指と第4指内側）．

・**外側足底神経**（足底で脛骨神経から分枝）．
　①筋枝：母指内転筋，短小指屈筋，小指対立筋，骨間筋，外側2本の虫様筋．
　②皮枝：固有底側指神経（第4指外側と第5指）．

総腓骨神経（L4～S2）　脛骨神経と分かれた後，膝窩部で大腿二頭筋腱に沿い下行し浅腓骨神経と深腓骨神経とに分岐するまでの部分である．
　①筋枝：大腿二頭筋短頭．
　②皮枝：関節枝（深部感覚枝→膝関節），外側腓腹皮神経（腓腹神経との交通枝）．

浅腓骨神経（L4～S1）
　①筋枝：腓骨筋群（長腓骨筋，短腓骨筋）．
　②皮枝：内側足背皮神経，中間足背皮神経．

深腓骨神経（L4～S1）
　①筋枝：下腿の伸筋群（前脛骨筋，長指伸筋，長母指伸筋，短母指伸筋，短指伸筋）．
　②皮枝：背側指神経（母指外側と第2指内側の感覚）．

自律神経系

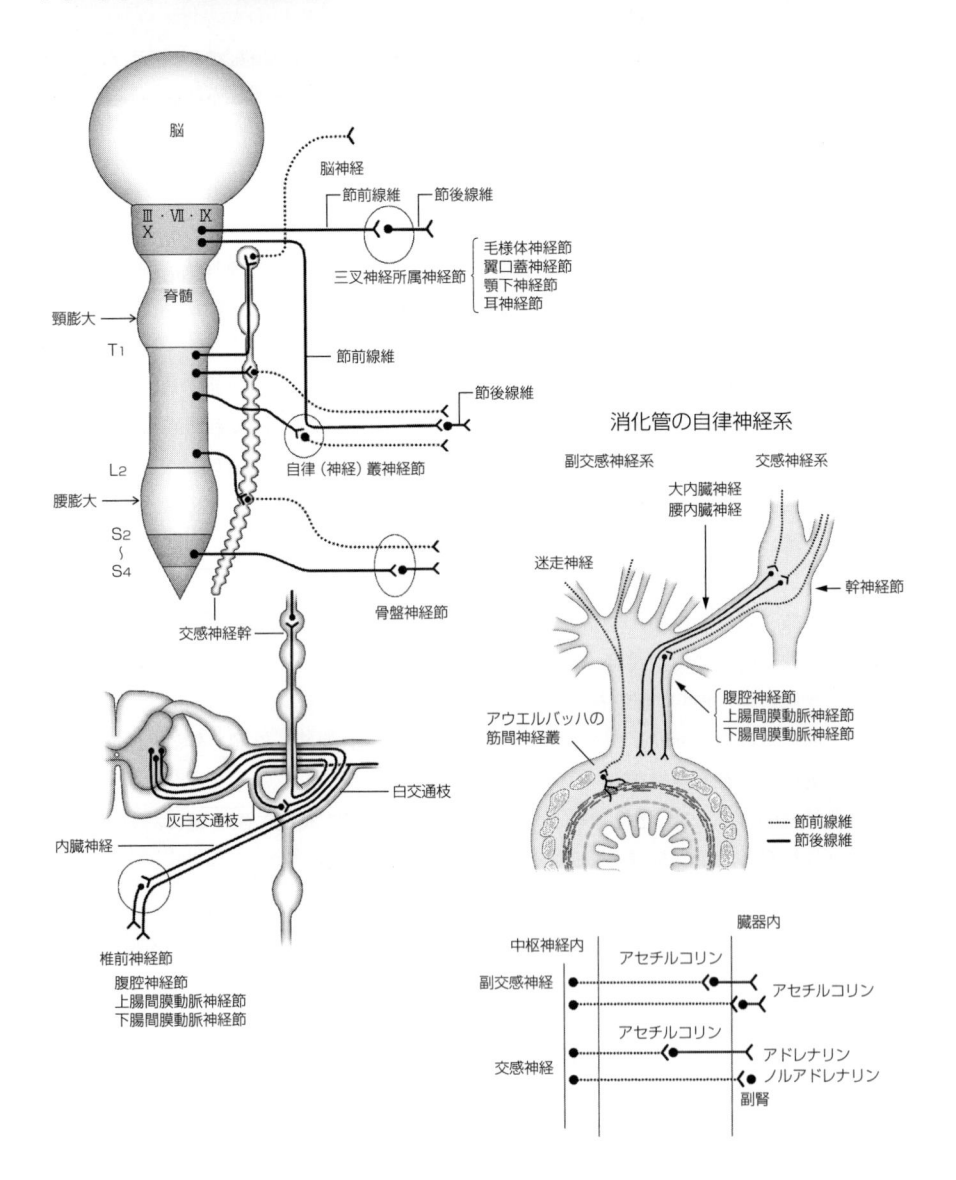

脳
脳神経
Ⅲ・Ⅶ・Ⅸ・Ⅹ
節前線維
節後線維
毛様体神経節
翼口蓋神経節
顎下神経節
耳神経節
三叉神経所属神経節

脊髄
頸膨大
T₁
節前線維
節後線維
自律（神経）叢神経節
腰膨大
L₁
S₂〜S₄
骨盤神経節

交感神経幹
白交通枝
灰白交通枝
内臓神経
椎前神経節
腹腔神経節
上腸間膜動脈神経節
下腸間膜動脈神経節

消化管の自律神経系

副交感神経系　交感神経系
大内臓神経
腰内臓神経
迷走神経
幹神経節
腹腔神経節
上腸間膜動脈神経節
下腸間膜動脈神経節
アウエルバッハの筋間神経叢

‥‥‥ 節前線維
―― 節後線維

	中枢神経内		臓器内
副交感神経		アセチルコリン	アセチルコリン
交感神経		アセチルコリン	アドレナリン ノルアドレナリン 副腎

CHAPTER 7 神経

ここが要点
This is the **main point.**

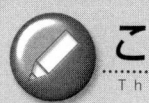

　自律神経系は，随意的に働かせることの出来ない内臓の働きを反射的に調整する神経系である．働きの拮抗する交感神経系と副交感神経系とからなる．

◆**自律神経系**
　交感神経系と副交感神経系とで構成される．
機能と一般形態
　①機能：内臓機能の統御と調整を生理的に拮抗しながら行う神経系である．
　　交感神経：緊張状態，気分が奮い立つとき，戦いの状態で働く．
　　副交感神経：食事中の時などのようにリラックス状態で働く．
　②形態：中枢から起始した神経（節前線維）は，臓器に到達するまでに必ず1回ニューロンを乗り換え（神経節），目的部位に到達（節後線維）する．

自律神経の細胞形態

	中枢	節前線維	節後線維
細胞	多極神経細胞 直径20〜60μm	有髄線維 3〜15m/sec B線維	無髄線維 0.7〜2.3m/sec C線維

交感神経と副交感神経の起始・走行・分布

	中枢	節前線維	神経節	節後線維
交感神経	T1〜L1,2 脊髄側角		目的臓器の遠くに位置 交感神経幹，椎前神経節	全身に分布
副交感神経	脳幹部 S2〜4 脊髄側角	（Ⅲ,Ⅶ,Ⅸ,Ⅹ脳神経内）	目的臓器内か近くに位置 毛様体神経節 耳神経節など アウエルバッハの筋間神経叢	内臓器官，平滑筋，腺に分布

249

交感神経系・内臓求心性線維

交感神経の皮膚支配と脊髄分節との関係

幹神経節	部位	脊髄分節の高さ
上頸神経節 中頸神経節	頭・顔・頸	T1, 2 T2～4
星状神経節 上胸部幹神経節	頸部 上肢	T2～8
腰部幹神経節	体幹	T4～12
腰部と 仙骨部幹神経節	骨盤と仙骨・下肢	T10～L2

CHAPTER 7　神経

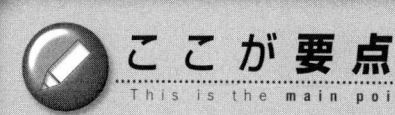

ここが要点
This is the **main point**.

　　内臓感覚性神経は，多くは自律神経（内臓運動性神経）と一緒に走行する．内臓感覚性神経は，内臓痛覚，空腹，悪心，直腸下部と膀胱の充満および性的興奮情報を中枢に伝える．受容する細胞体は，頭部では脳神経の感覚性神経節に，頸・胸・腹部では迷走神経の神経節と脊髄の脊髄神経節にある．

◆**内臓感覚性神経**

　副交感神経に含まれる内臓感覚性神経

　　①舌咽神経Ⅸ：受容細胞体のある部位は舌咽神経の上・下神経節．

　　　分布領域：舌の後1/3と咽頭の感覚，頸動脈洞と頸動脈小体．

　　　中枢内の終止核：迷走神経背側核．

　　②迷走神経Ⅹ：受容細胞体のある部位は迷走神経の上・下神経節．

　　　分布領域：咽喉頭，食道の粘膜と筋層の感覚（嚥下反射にも関与），頸部内臓，
　　　　　　　　胸部内臓，腹部内臓（消化管は下行結腸上半部まで）と腎臓．

　　　中枢内の終止核：迷走神経背側核．

　　③仙骨神経S2〜4の前枝に含まれる副交感神経：受容体のある部位はS2〜4の脊
　　　髄神経節．

　　　分布領域：下行結腸下半部より下位消化管と骨盤臓器．

　　　中枢内の終止核：S2〜4仙髄節の側角．

　交感神経に含まれる内臓感覚性神経

　　①交感神経幹：受容体のある部位は交感神経幹と交通するすべての脊髄神経節．

　　　分布領域：内臓全域．

◆**交感神経と皮節との関係**

　起始核（T1〜L1，2脊髄側角）と節前線維の走行および神経節

　　T1〜5脊髄節：同一の高さか上行（上・中・下頸神経節や星状神経節など）．

　　T6〜10脊髄節：上行，同一，下行（腹腔神経叢，腸間膜動脈間神経節など）．

　　T11〜L1，2脊髄節：同一，下行（下腹神経叢，骨盤神経叢）．

　交感神経，内臓神経と連関痛との関係

　　同一脊髄節に出入する内臓痛覚と交感神経および皮膚感覚は，その脊髄分節に支配される．その高さの内臓痛はその皮節に痛みを生じる．これを連関痛という．

交感神経・副交感神経

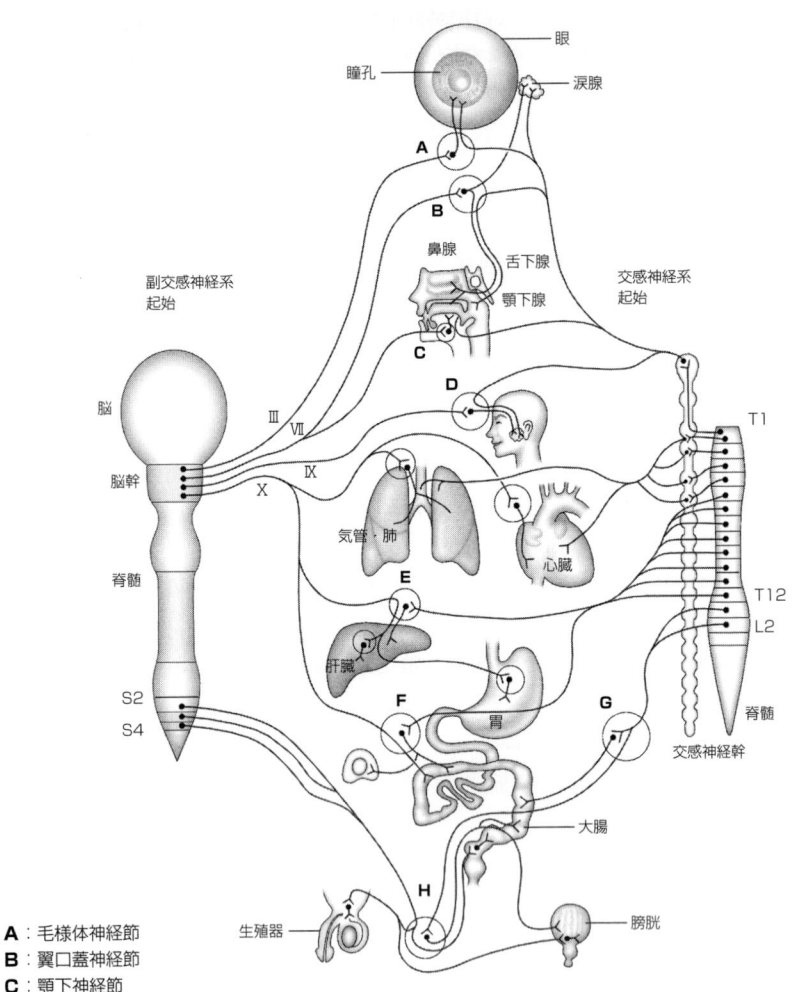

眼
瞳孔
涙腺
A
B
鼻腺
舌下腺
顎下腺
副交感神経系起始
交感神経系起始
脳
脳幹
III
VII
IX
X
脊髄
C
D
気管・肺
心臓
T1
E
肝臓
T12
L2
S2
S4
F
胃
G
交感神経幹
大腸
H
生殖器
膀胱
脊髄

A：毛様体神経節
B：翼口蓋神経節
C：顎下神経節
D：耳神経節
E：腹腔神経節 ┐
F：上腸間膜動脈神経節 ├ 腹腔神経叢
G：下腸間膜動脈神経節 ┘
H：骨盤神経節

CHAPTER 7 神経

> ## ここが要点
> This is the main point.
>
> 交感神経の起始核は, T1～L1, 2脊髄側角で神経節は交感神経幹か椎前神経節である. 副交感神経の起始核は, 脳幹部とS2～4脊髄側角にある.

◆交感神経系

　頸部交感神経系：頸部の（交感神経）幹神経節は3個.

　　①上頸神経節：胸部脊髄側角の上位からの節前線維→神経節→節後線維.

　　　節後線維の走行：内・外頸動脈動脈に伴走, Ⅴ, Ⅶ, Ⅸ, Ⅹ, Ⅺ, Ⅻ脳神経に加わる, C1～4脊髄神経と交通.

　　　分布：瞳孔散大筋, 涙腺, 大唾液腺, 口蓋と鼻粘膜, 心臓（上心臓神経）.

　　②中頸神経節, 星状神経節：C4～T1脊髄神経と交通, 動脈に伴走.

　　　分布：心臓, 気管, 肺, 上肢.

　胸部交感神経：胸部の幹神経節は11～12個.

　　①T1～5の高さの幹神経節：心臓, 肺, 縦隔に分布.

　　②大・小内臓神経：（a）大内臓神経（T5～9の幹神経節起始）,（b）小内臓神経（T9～11の幹神経節起始）, 横隔膜の脚を貫通し腹部へ.

　　（a）腹腔神経叢を形成, 腹部消化器系と脾臓に分布（b）腎神経叢を形成, 腎に分布.

　腹部交感神経：腰部の幹神経節4～5個.

　　腹腔神経叢（←T5～9）とその延長：腸間膜動脈間神経節（←L1～3幹神経節も加入）, 腹大動脈の前面を下走. 下神経叢は骨盤神経叢に加入.

　骨盤交感神経：仙骨部の幹神経節4～5個.

　　骨盤神経叢：下腹神経叢, 仙骨部の幹神経節, S2～4の副交感性成分が加わって形成. 骨盤内臓に分布.

◆副交感神経（頭仙系の神経）

　①瞳孔括約筋, 毛様体筋←短毛様体神経Ⅴ←毛様体神経節←Ⅲ脳神経←動眼神経副核.

　②顎下腺, 舌下腺←顎下神経節←舌神経Ⅴ←鼓索神経Ⅶ←上唾液核.

　③涙腺, 鼻腺, 口蓋腺←翼口蓋神経節←翼突管神経←大錐体神経Ⅶ←上唾液核.

　④耳下腺←耳介側頭神経Ⅴ←耳神経節←小錐体神経Ⅸ←下唾液核.

　⑤胸腹部臓器（アウエルバッハの筋間神経叢など）←迷走神経Ⅹ←迷走神経背側核.

　⑥骨盤臓器←骨盤神経叢←S2～4脊髄側角.

膀胱の神経

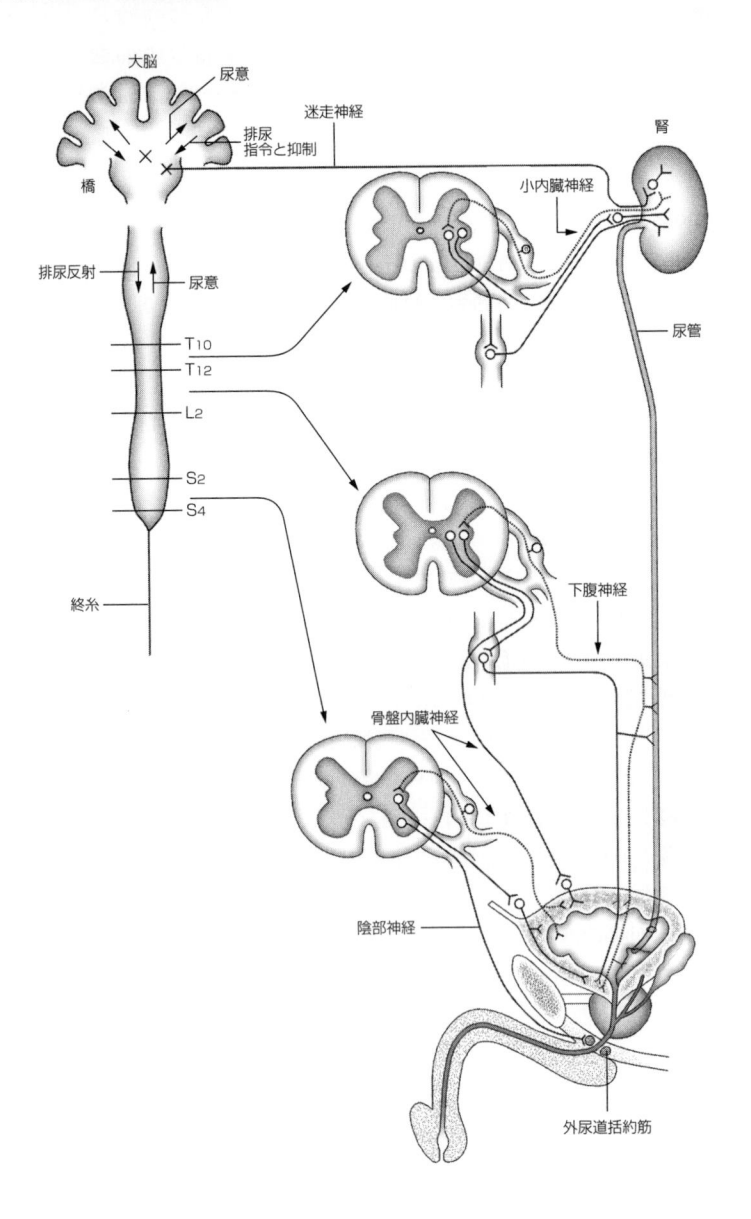

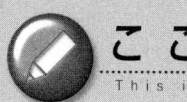

ここが要点
This is the **main point**.

膀胱は，S2～4由来の副交感神経とT12～L2由来の交感神経に支配される．排尿を随意的にコントロールする外尿道括約筋は，陰部神経（体性運動神経）により支配される．

◆**膀胱の神経**

自律神経

骨盤神経叢（＝下下腹神経叢）：小骨盤壁と骨盤臓器との間に位置する．

①下腹神経（交感神経と内臓感覚神経を含む）←上下腹神経（L3，4内臓感覚神経が加わる）←腸間膜動脈間神経叢←腹腔神経叢（左右の腹腔神経節と周囲の交感神経節からなる）←大・小内臓神経（T5～11内臓感覚神経を含む）．

働き：膀胱壁の弛緩（蓄尿），内尿道括約筋（収縮）．

②S2～4の仙骨神経前枝（副交感神経と内臓感覚神経を含む）．

働き：膀胱壁筋を収縮（排尿），内尿道括約筋（弛緩）．

体性神経

①T12～L2，L3，4の内臓感覚神経が下腹神経内を通って分布．

膀胱と尿道近位部の痛みを感覚．

②S2～4の内臓感覚神経が仙骨神経前枝から来る．

膀胱の伸展受容器に分布→中枢（仙髄→橋→大脳へ伝える）．

膀胱と尿道近位部の痛みを感覚．

③外尿道括約筋には陰部神経から体性運動神経．

◆**排尿**

排尿に至る情報伝達の経路

膀胱に200mL以上の尿が溜まると膀胱壁が伸展→内臓感覚神経→仙髄→橋・大脳（抑制の時：陰部神経→外尿道括約筋），（抑制解除の時：大脳→橋→仙髄・副交感神経の興奮）→膀胱壁筋収縮，内尿道括約筋弛緩．

乳幼児の排尿

生後間もない乳幼児は，大脳の抑制作用が発現しないので，排尿は反射的に行われる．抑制は睡眠中でも起こるが，睡眠時の抑制が利かないと夜尿症を生じる．

COLUMN ▶ 手根管症候群

　正中神経は，手関節掌側では屈筋腱群とともに走行し，これを横切るように厚い横手根靱帯が覆っている．この靱帯が肥厚したり，骨折の変形治癒やガングリオンなどで手根管が狭くなると，正中神経に圧迫が生じる．圧迫の程度によってはシビレや疼痛，さらに猿手変形がみられる．手術は簡単で，この横手根靱帯を切離し正中神経を開放し，さらに必要ならば神経剥離術を加える．1〜2cmの皮切で出来るが，内視鏡視下手術も行われている．

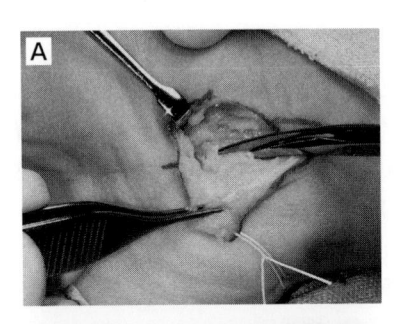

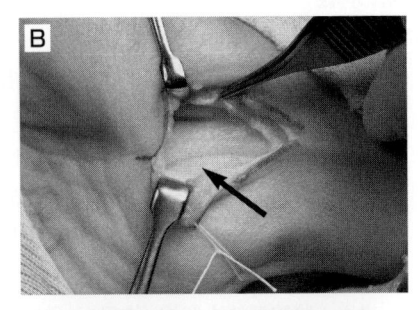

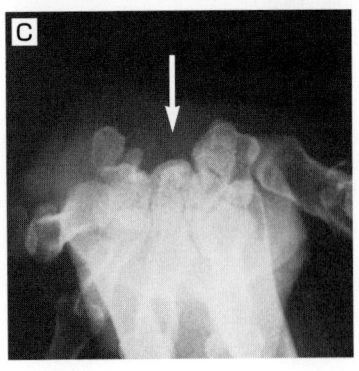

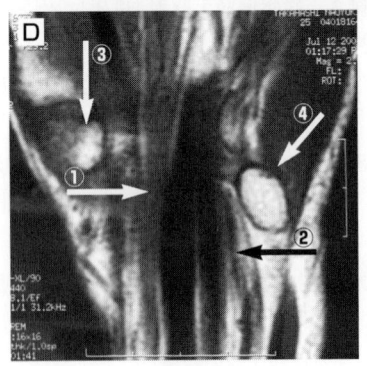

図．手根管開放術
A：肥厚した横手根靱帯を切離する．
B：圧迫されて細くなった正中神経．ピンセットでつまんでいるのが切離した靱帯の断端．
C：手根管撮影（正常例）：手根骨が溝（手根管）を形成している．
D：MRI（正常例）：正中神経①や腱②の走行がわかる．手根管の両端には豆状骨③や舟状骨④がみられる．

索引 INDEX

欧文

DIP関節 ……………… 42
general somatic afferent（GSA）
……………………… 227, 230
general somatic efferent（GSE）
……………………… 227, 230
general visceral afferent（GVA）
……………………… 227, 230
general visceral efferent（GVE）
……………………… 227, 230
MP関節 ……………… 42
PIP関節 ……………… 42
special somatic afferent（SSA）
……………………… 227, 230
special visceral afferent（SVA）
……………………… 227, 230
special visceral efferent（SVE）
……………………… 227, 230

あ

アランチウス管 ………… 175
鞍関節 …………………… 29

い

胃 ……………………… 113
移行上皮 ………………… 15
胃静脈 ………………… 173
胃体 …………………… 113
一次リンパ性器官 ……… 177
一次弯曲 ………………… 31

一般体性運動性神経成分 227, 230
一般体性感覚性神経成分 227, 230
一般内臓運動性神経成分 227, 230
一般内臓感覚性神経成分 227, 230
胃底 …………………… 113
陰核 …………………… 143
陰茎 …………………… 139
咽頭 ……………… 111, 125
陰嚢 …………………… 139
陰部神経叢 ……………… 245
陰部大腿神経 …………… 243

う

ウェルニッケ中枢 ……… 213
烏口腕筋 ………………… 81
右心室 ………………… 155
右心房 ………………… 155
右房室口 ……………… 155

え

会陰 …………………… 143
腋窩線 ……………………… 9
腋窩動脈 ……………… 161
エブナー腺 ……………… 193
遠位 ……………………… 5
円回内筋 ………………… 85
延髄 …………………… 205

お

横隔神経 ……………… 235

横隔膜 …………………… 73
横足根関節 ……………… 53
横突間筋 ………………… 79
横突棘筋 ………………… 79
横披裂筋 ……………… 125
黄斑 …………………… 187
オトガイ舌骨筋 ………… 69
オリーブ核 …………… 205

か

外陰部 ………………… 139
回外 ……………………… 7
回外筋 …………………… 83
外眼筋 ………………… 185
外寛骨筋 …………… 89, 93
介在板 …………………… 21
外耳 …………………… 189
外耳道 …………… 55, 189
外耳道壁 ……………… 189
外旋 ……………………… 7
外旋筋群 ………………… 93
回旋筋腱板 ……………… 81
外側 ……………………… 5
外側頸筋 ………………… 69
外側膝状体 …………… 211
外側足底神経 ………… 247
外側側副靭帯 …………… 51
外側大腿皮神経 ……… 243
外側直筋 ……………… 185
外側頭直筋 ……………… 71

257

外側翼突筋 … 67	下腸間膜動脈 … 165	顔面 … 5
外側輪状披裂筋 … 125	下直筋 … 185	顔面神経 … 227, 229
回腸 … 115	顎下腺 … 107	岩様部 … 61
外腸骨静脈 … 167	滑車神経 … 227, 229	眼輪筋 … 67
外腸骨動脈 … 165	括約 … 7	眼裂 … 185
外転 … 7	下殿神経 … 245	
外転神経 … 227, 229	可動結合 … 29	**き**
外頭蓋底 … 59	下橈尺関節 … 43	気管 … 127
回内 … 7	下方 … 5	気管支 … 127
下位脳 … 199	顆粒白血球 … 23	キース・フラック結節 … 157
外反 … 7	カロー三角 … 119	キーゼルバッハの静脈叢 … 123
外鼻 … 123	眼窩 … 55	基底核 … 213
外腹斜筋 … 75	肝外胆路 … 121	球関節 … 29
外閉鎖筋 … 91	感覚性言語野 … 213	弓状膝窩靭帯 … 51
外膜 … 151	眼球血管膜 … 183	嗅神経 … 227, 229
回盲弁 … 117	眼球鞘 … 183	嗅脳 … 213
外肋間筋 … 73	眼球線維膜 … 183	弓状束 … 219
下顎骨 … 55	眼球内膜 … 183	橋 … 205
下顎神経 … 227, 231	眼瞼 … 185	胸横筋 … 73
核 … 11	還元分裂 … 13	胸郭 … 37
顎関節 … 55	寛骨臼横靭帯 … 47	頬筋 … 67
顎舌骨筋 … 69	間細胞 … 137	胸骨 … 37
角切痕 … 113	冠状動脈 … 155	胸骨角 … 37
顎二腹筋 … 69	冠状縫合 … 57	胸骨角平面 … 9
核膜 … 11	肝小葉 … 121	胸骨剣状突起平面 … 9
角膜 … 183	眼神経 … 227, 231	胸骨甲状筋 … 69
下後鋸筋 … 77	関節腔 … 29	胸骨舌骨筋 … 69
下行大動脈 … 159, 165	関節頭 … 29	胸骨線 … 9
下肢帯 … 45	関節内脂肪体 … 51	胸骨柄 … 37
下斜筋 … 185	関節軟骨 … 29	胸骨傍線 … 9
顆状関節 … 29	関節半月 … 51	胸鎖関節 … 37, 39
下小脳脚 … 209	間接分裂 … 13	胸鎖乳突筋 … 69
下垂体 … 147	関節包 … 29	胸神経 … 233, 241
下制 … 7	関節面 … 29	胸腺 … 177
下双子筋 … 93	肝臓 … 119	胸大動脈 … 165
鵞足 … 97	環椎 … 33	胸椎 … 35
下腿三頭筋 … 99	肝内胆路 … 121	橋底部 … 205
下大静脈 … 167	間脳 … 211	橋背部 … 205
下腸間膜静脈 … 173	眼房水 … 183	胸部 … 5

INDEX 索引

胸部交感神経 …………… 253	頸動脈小体 …………… 159	後交連 …………………… 219
胸部弯曲 ………………… 31	頸動脈洞 ……………… 159	虹彩 …………………… 183
強膜 …………………… 183	茎突舌骨筋 ……………… 69	後索核 ………………… 205
胸膜 …………………… 131	脛腓関節 ………………… 53	後枝外側枝 …………… 241
強膜外隙 ……………… 183	脛腓靱帯結合 …………… 53	後枝外側皮枝 ………… 241
胸膜腔 ………………… 131	頸部 ……………………… 5	後枝内側枝 …………… 241
橋腕 …………………… 209	頸部弯曲 ………………… 31	後斜角筋 ………………… 71
棘下筋 …………………… 81	頸膨大 ………………… 203	後十字靱帯 ……………… 51
棘間筋 …………………… 79	血管乳頭 ……………… 181	甲状舌骨筋 ……………… 69
棘筋 ……………………… 79	血管裂孔 ………………… 89	甲状腺 ………………… 145
棘上筋 …………………… 81	結合腕 ………………… 209	甲状軟骨 ………………… 9
局所解剖学 ……………… 3	血小板 ……………… 10, 23	甲状披裂筋 …………… 125
曲精細管 ……………… 137	肩関節 …………………… 39	後仙腸靱帯 ……………… 47
距骨下関節 ……………… 53	肩甲下筋 ………………… 81	後側 ……………………… 5
鋸状縁 ………………… 187	肩甲挙筋 ………………… 77	後側頭泉門 ……………… 57
距踵舟関節 ……………… 53	肩甲棘平面 ……………… 9	喉頭 …………………… 125
距腿関節 ………………… 53	肩甲骨 …………………… 37	後頭蓋窩 ………………… 59
近位 ……………………… 5	肩甲骨下角平面 ………… 9	後頭下筋群 ……………… 77
筋性動脈 ……………… 151	肩甲舌骨筋 ……………… 69	後頭下三角 ……………… 77
筋組織 …………………… 21	肩甲線 …………………… 9	喉頭筋 ………………… 125
筋皮神経 ……………… 237	肩鎖関節 ………………… 39	後脳 …………………… 199
筋裂孔 …………………… 89	挙上 ……………………… 7	広背筋 …………………… 77
	原小脳 ………………… 209	後腹筋 …………………… 75
く	減数分裂 ………………… 13	硬膜静脈洞 …………… 171
空腸 …………………… 115	瞼板 …………………… 185	肛門 …………………… 117
屈曲 ……………………… 7	瞼板腺 ………………… 185	肛門管 ………………… 117
クラウゼ小体 ………… 221	顕微解剖学 ……………… 3	口輪筋 ………………… 67
		後輪状披裂筋 ………… 125
け	**こ**	交連線維 ……………… 219
頸横神経 ……………… 235	口蓋 …………………… 107	股関節 ……………… 45, 47
脛骨 ……………………… 49	睾丸 …………………… 137	鼓室部 …………………… 61
脛骨神経 ……………… 247	交感神経 ……………… 249	古小脳 ………………… 209
頸神経 ……………… 233, 235	咬筋 ……………………… 67	孤束核 ………………… 205
頸神経ワナ …………… 235	口腔 …………………… 107	個体発生学 ……………… 3
頸切痕平面 ……………… 9	口腔腺 ………………… 107	骨格筋 …………………… 21
頸長筋 …………………… 71	口腔前庭 ……………… 107	骨格筋線維 ……………… 10
頸椎 ……………………… 33	広頸筋 …………………… 69	骨芽細胞 ………………… 19
系統解剖学 ……………… 3	後脛骨筋 ………………… 99	骨幹 …………………… 27
系統発生学 ……………… 3	後脛骨動脈 …………… 163	骨間仙腸靱帯 …………… 47

259

骨細胞 …………………… 10, 19	子宮 ……………………… 143	尺骨動脈 ………………… 161
骨組織 ……………………… 17	子宮外膜 ………………… 143	車軸関節 …………………… 29
骨端 ………………………… 27	子宮筋層 ………………… 143	斜膝窩靱帯 ………………… 51
骨単位 ……………………… 19	子宮広間膜 ……………… 141	尺骨 ………………………… 41
骨端軟骨 …………………… 27	糸球体 …………………… 135	尺骨神経 ………………… 239
骨内膜 ……………………… 27	糸球体傍装置 …………… 135	シャーピー線維 …………… 27
骨盤 ……………………… 5, 45	子宮内膜 ………………… 143	斜披裂筋 ………………… 125
骨盤交感神経 …………… 253	軸椎 ………………………… 33	縦隔 ……………………… 131
骨膜 ………………………… 27	刺激伝導系 ………………… 21	自由下肢 ………………… 163
固有口腔 ………………… 107	視交叉上核 ……………… 211	自由終末 ………………… 221
ゴルジ装置 ………………… 11	視索上核 ………………… 211	重層円柱上皮 ……………… 15
	視索前核 ………………… 211	重層扁平上皮 ……………… 15
さ	示指伸筋 …………………… 83	縦足弓 ……………………… 49
臍静脈 …………………… 175	矢状 ………………………… 5	終動脈 …………………… 151
最長筋 ……………………… 79	視床核 …………………… 211	十二指腸 ………………… 115
臍動脈 …………………… 175	視床下部 ………………… 211	終脳 ……………………… 213
臍平面 ……………………… 9	視床上部 ………………… 211	手関節 ……………………… 43
細胞質 ……………………… 11	糸状乳頭 ………………… 193	手根管 ……………………… 85
細胞体 ……………………… 21	茸状乳頭 ………………… 193	シュレム管 ……………… 183
細胞分裂 …………………… 13	視床脳 …………………… 211	上位脳 …………………… 199
索状体 …………………… 209	矢状縫合 …………………… 57	小陰唇 …………………… 143
鎖骨 ………………………… 37	指伸筋 ……………………… 83	小円筋 ……………………… 81
鎖骨下筋 …………………… 73	視神経 ……………… 227, 229	上顎神経 …………… 227, 231
鎖骨下動脈 ……………… 161	視神経乳頭 ……………… 187	松果体 …………………… 147
鎖骨上神経 ……………… 235	膝窩 ………………………… 91	小胸筋 ……………………… 73
坐骨神経 ………………… 245	膝蓋骨 ……………………… 49	小頬骨筋 …………………… 67
坐骨大腿靱帯 ……………… 47	膝蓋靱帯 ………………… 49, 51	笑筋 ………………………… 67
鎖骨中線 …………………… 9	膝窩筋 ……………………… 99	上行性伝導路 …………… 221
左心室 …………………… 155	膝窩動脈 ………………… 163	上行大動脈 ……………… 159
左心房 …………………… 155	膝関節 …………………… 49, 51	小後頭神経 ……………… 235
左房室口 ………………… 155	膝関節筋 …………………… 91	小坐骨孔 ………………… 47, 93
三角筋 ……………………… 81	実質性器官 ……………… 105	小指外転筋 …………… 87, 101
三叉神経 …………… 231, 227	室傍核 …………………… 211	小指球筋群 ………………… 87
三半規管 ………………… 191	耳道腺 …………………… 189	小指伸筋 …………………… 83
	脂肪組織 …………………… 17	硝子体 …………………… 183
し	斜角筋群 …………………… 71	上肢帯 ……………………… 37
耳介 ……………………… 189	斜角筋隙 …………………… 71	小指対立筋 …………… 87, 101
視覚野 …………………… 213	尺側手根屈筋 ……………… 85	硝子軟骨 …………………… 19
耳下腺 …………………… 107	尺側手根伸筋 ……………… 83	上斜筋 …………………… 185

260

INDEX 索引

上小脳脚 …… 209	神経膠細胞 …… 21	精子 …… 10
小泉門 …… 57	神経細胞 …… 10	成熟分裂 …… 13
上双子筋 …… 93	神経組織 …… 21	成熟卵細胞 …… 10
掌側骨間筋 …… 87	神経乳頭 …… 181	生殖細胞 …… 13
上側頭線 …… 55	深指屈筋 …… 85	精巣 …… 137
上大静脈 …… 167	腎小体 …… 135	精巣上体 …… 137
小唾液腺 …… 107	腎上体 …… 145	精巣小葉 …… 137
小腸 …… 115	深掌動脈弓 …… 161	精祖細胞 …… 13
上腸間膜静脈 …… 173	新小脳 …… 209	声帯筋 …… 125
上腸間膜動脈 …… 165	腎髄質 …… 135	正中 …… 5
上直筋 …… 185	腎錐体 …… 135	正中神経 …… 239
小殿筋 …… 89	腎臓 …… 133, 135	正中線 …… 9
上殿神経 …… 245	心臓骨格 …… 155	精囊 …… 139
小脳 …… 209	腎単位 …… 135	声門裂 …… 125
小脳視床路 …… 219	伸展 …… 7	脊髄円錐 …… 203
ショパール関節 …… 53	腎杯 …… 135	脊髄視床路 …… 219
上皮細胞 …… 10	深背筋 …… 77	脊髄神経 …… 233
上皮小体 …… 145	腎盤 …… 135	脊柱管 …… 31
上皮組織 …… 15	真皮 …… 181	脊柱起立筋 …… 79
上方 …… 5	深腓骨神経 …… 247	脊柱傍線 …… 9
小胞体 …… 11	腎皮質 …… 135	赤脾髄 …… 177
静脈 …… 151	深部 …… 5	舌 …… 109
睫毛 …… 185	心膜 …… 153	舌咽神経 …… 227, 229
小葉間結合組織 …… 121	腎門 …… 135	舌下神経 …… 227, 229
小腰筋 …… 89		舌下腺 …… 107
小菱形筋 …… 77	**す**	舌下面 …… 109
小リンパ球 …… 23	水解小体 …… 11	舌筋 …… 109
上腕筋 …… 81	椎間円板 …… 31	赤血球 …… 10, 23
上腕骨 …… 41	水晶体 …… 183	舌骨位 …… 9
上腕三頭筋 …… 81	膵臓 …… 115	舌骨下筋群 …… 69
上腕動脈 …… 161	錐体外路 …… 225	舌骨上筋群 …… 69
上腕二頭筋 …… 81	錐体筋 …… 75	舌乳頭 …… 109
食道 …… 111	錐体路 …… 205, 219, 225	線維性結合組織 …… 17
植物解剖学 …… 3	垂直 …… 5	線維軟骨 …… 19
自律神経 …… 255	水平 …… 5	浅胸筋 …… 73
心圧痕 …… 129		前鋸筋 …… 73
腎盂 …… 135	**せ**	仙棘筋 …… 79
深胸筋 …… 73	精管 …… 139	仙棘靭帯 …… 47
心筋 …… 10, 21	精索 …… 139	浅頸筋 …… 69

261

前頸筋 ……………………… 69	足底筋 ……………………… 99	大唾液腺 …………………… 107
前脛骨筋 …………………… 95	足底方形筋 ………………… 101	大腸 ………………………… 117
前脛骨動脈 ………………… 163	側頭筋 ……………………… 67	大殿筋 ……………………… 89
仙結節靭帯 ………………… 47	側頭骨 ……………………… 61	大動脈弓 …………………… 159
前交連 ……………………… 219	側脳室 ……………………… 217	大動脈洞 …………………… 159
仙骨 ………………………… 35	側腹筋 ……………………… 75	大内転筋 …………………… 91
仙骨神経 ……………… 233, 245	側副循環 …………………… 151	大脳 ………………………… 199
仙骨神経叢根部 …………… 245	鼠径管 ……………………… 75	大脳核 ……………………… 215
仙骨部弯曲 ………………… 31	鼠径靭帯 …………………… 75	大脳脚 ……………………… 207
浅指屈筋 …………………… 85	組織学 ……………………… 3	大脳髄質 …………………… 213
前斜角筋 …………………… 71	咀嚼筋 ……………………… 67	大脳動脈輪 ………………… 159
前十字靭帯 ………………… 51	疎性結合組織 ……………… 17	胎盤循環 …………………… 175
前障 ………………………… 215	足根骨 ……………………… 49	大腰筋 ……………………… 89
線条体 ……………………… 215	足根中足関節 ……………… 53	第四脳室 …………………… 217
浅掌動脈弓 ………………… 161		大菱形筋 …………………… 77
前仙腸靭帯 ………………… 47	**た**	唾液腺 ……………………… 107
前側 ………………………… 5	大陰唇 ……………………… 143	楕円関節 …………………… 29
前側頭泉門 ………………… 57	大円筋 ……………………… 81	多核細胞 …………………… 11
仙腸関節 …………………… 47	大胸筋 ……………………… 73	多極神経細胞 ……………… 21
前庭球 ……………………… 143	大頬骨筋 …………………… 67	多列（線毛）円柱上皮 …… 15
前頭 ………………………… 5	大坐骨孔 ………………… 47, 93	単球 ………………………… 23
前頭蓋窩 …………………… 59	第三脳室 …………………… 217	単極神経細胞 ……………… 21
前頭結節 …………………… 57	大耳介神経 ………………… 235	短骨 ………………………… 27
前頭直筋 …………………… 71	胎児循環 …………………… 175	短指伸筋 …………………… 101
浅背筋 ……………………… 77	体循環 ……………………… 151	短掌筋 ……………………… 87
浅腓骨神経 ………………… 247	体性運動野 ………………… 213	短小指屈筋 …………… 87, 101
浅部 ………………………… 5	胎生学 ……………………… 3	弾性動脈 …………………… 151
前腹筋 ……………………… 75	体性感覚野 ………………… 213	弾性軟骨 …………………… 19
泉門 ………………………… 57	体性神経 …………………… 255	単層円柱上皮 ……………… 15
前立腺 ……………………… 139	大泉門 ……………………… 57	単層線毛円柱上皮 ………… 15
	大腿筋膜張筋 ……………… 89	淡蒼球 ……………………… 215
そ	大腿屈筋群 ………………… 97	単層扁平上皮 ……………… 15
双極神経細胞 ……………… 21	大腿骨 ……………………… 49	単層立方上皮 ……………… 15
総頸動脈 …………………… 159	大腿骨体 …………………… 49	短橈側手根伸筋 …………… 83
臓側胸膜 …………………… 131	大腿四頭筋 ………………… 91	短内転筋 …………………… 91
総腸骨静脈 ………………… 167	大腿神経 …………………… 243	胆嚢 ………………………… 119
総腸骨動脈 ………………… 165	大腿動脈 …………………… 163	胆嚢三角 …………………… 119
総腓骨神経 ………………… 247	大腿二頭筋 ………………… 97	短腓骨筋 …………………… 95
僧帽筋 ……………………… 77	大腿方形筋 ………………… 93	短母指外転筋 ……………… 87

索引

短母指屈筋	87, 101
短母指伸筋	83, 101
胆路	121

ち

置換骨	27
恥丘	143
恥骨筋	91
恥骨結合	45
恥骨大腿靭帯	47
腟	143
肘窩	85
肘関節	43
肘筋	81
中腔性器官	105
中耳	189
中斜角筋	71
中手筋群	87
中小脳脚	209
中心管	201
中心溝	213
中心小体	11
中枢神経系	197
中足筋	101
中足指節関節	53
中殿筋	89
中頭蓋窩	59
中脳	207
中脳蓋	207
中脳水道	207
中脳被蓋	207
中膜	151
虫様筋	87
蝶形骨小翼	61
蝶形骨体	61
蝶形骨大翼	61
腸脛靭帯	97
長骨	27
腸骨下腹神経	243

腸骨筋	89
腸骨鼠径神経	243
腸骨大腿靭帯	47
腸骨稜頂平面	9
長指屈筋	99
長指伸筋	95
長掌筋	85
長橈側手根伸筋	83
長内転筋	91
蝶番関節	29
長腓骨筋	95
長母指外転筋	83
長母指屈筋	85, 99
長母指伸筋	83, 95
腸腰靭帯	47
腸肋筋	79
直接分裂	13
直腸	117
直腸膨大部	117
蝶形骨	61

つ

椎弓	35
椎孔	35
椎骨	31, 35
椎骨動脈系	159
椎前筋群	71
椎体	35

て

ディッセ腔	121
テノン隙	183
テノン鞘	183
殿筋群	89
殿部	5

と

頭蓋冠	57
頭蓋骨	55

動眼神経	227, 229
瞳孔括約筋	183
瞳孔散大筋	183
橈骨	41
橈骨手根関節	43
橈骨神経	239
橈骨動脈	161
投射線維	219
橈側手根屈筋	85
頭長筋	71
頭頂結節	57
頭部	5
洞房結節	157
動脈	151
特殊体性感覚性神経成分	227, 230
特殊内臓運動性神経成分	227, 230
特殊内臓感覚性神経成分	227, 230

な

内寛骨筋	89
内頸動脈	159
内耳	189
内耳神経	227, 229
内旋	7
内臓感覚性神経	251
内臓性神経系	197
内側	5
内側膝蓋支帯	51
内側膝状体	211
内側足底神経	247
内側側副靭帯	51
内側直筋	185
内側翼突筋	67
内腸骨静脈	167
内腸骨動脈	165
内転	7
内転筋管	91
内頭蓋底	59
内反	7

263

内腹斜筋 …………… 75	背部 ……………… 5	表皮 …………… 181
内閉鎖筋 …………… 93	肺門 …………… 129	病理解剖学 ………… 3
内膜 …………… 151	肺葉 …………… 129	ヒラメ筋 ………… 99
内肋間筋 …………… 73	バウヒン弁 ……… 117	披裂喉頭蓋筋 …… 125
軟骨細胞 …………… 10	白脾髄 …………… 177	
軟骨性骨化 ………… 27	破骨細胞 …………… 19	**ふ**
軟骨組織 ……… 17, 19	薄筋 ……………… 91	ファーター・パチニ小体 221
	白血球 ………… 10, 23	フォンタナ腔 …… 183
に	発生学 ……………… 3	付加骨 …………… 27
肉眼解剖学 ………… 3	鼻 ……………… 123	不規則骨 ………… 27
二次リンパ性器官 … 177	ハバース管 ………… 19	腹横筋 …………… 75
二次弯曲 …………… 31	馬尾 …………… 203	副眼器 …………… 185
乳頭線 ……………… 9	半腱様筋 …………… 97	腹腔動脈 ………… 165
乳頭突起 …………… 35	半膜様筋 …………… 97	副交感神経 ……… 249
尿管 …………… 133		副腎 …………… 145
尿道 …………… 133	**ひ**	副神経 ……… 231, 227
尿道球腺 ………… 139	非意識型深部感覚 … 223	腹大動脈 ………… 165
	被殻 …………… 215	腹直筋 …………… 75
ね	比較解剖学 ………… 3	腹直筋鞘 ………… 75
ネクサス ………… 21	皮下組織 ………… 181	副突起 …………… 35
	鼻筋 ……………… 67	副鼻腔 …………… 123
の	鼻腔 ………… 55, 123	腹部 ……………… 5
脳幹 …………… 199	腓骨 ……………… 49	腹部交感神経 …… 253
脳室 …………… 217	尾骨 ……………… 35	腹膜 …………… 141
脳神経核 ………… 207	腓骨筋群 …………… 95	不動結合 ………… 29
脳脊髄液 ………… 217	尾骨神経 ………… 233	ブレグマ ………… 57
脳梁 …………… 219	皮質延髄路 ……… 225	ブローカ中枢 …… 213
	皮質橋路 ………… 219	噴門 …………… 113
は	皮質脊髄路 …… 219, 225	
歯 ……………… 109	美術解剖学 ………… 3	**へ**
肺 ……………… 129	尾状核 …………… 215	平滑筋 …………… 21
パイエル板 ……… 115	脾静脈 …………… 173	平衡斑 …………… 191
肺間膜 …………… 131	ヒス束 …………… 157	閉鎖孔 …………… 93
肺胸膜 …………… 131	鼻前庭 …………… 123	閉鎖神経 ………… 243
肺区域 …………… 127	脾臓 …………… 177	平面関節 ………… 29
肺循環 …………… 151	鼻道 …………… 123	壁側胸膜 ………… 131
肺小葉 …………… 129	腓腹筋 …………… 99	扁平骨 …………… 27
背側骨間筋 ………… 87	皮膚腺 …………… 181	
背側視床 ………… 211	表情筋 …………… 67	

ほ

ボウマン嚢	135
法医解剖学	3
方形回内筋	85
膀胱	133
縫工筋	91
房室結節	157
房室束	157
母指外転筋	101
母指球筋群	87
母指対立筋	87
母指内転筋	87, 101
ボタロー管	175

ま

マイスナー小体	221
マイボーム腺	185
膜性骨化	27
膜迷路	191
マジャンデイ孔	217
末梢神経系	197

み

ミエリン鞘	21
密性結合組織	17
ミトコンドリア	11
味蕾	193

む

無核細胞	11
無顆粒白血球	23
無糸分裂	13

め

迷走神経	231, 227

も

毛細リンパ管	177
網膜	183, 187
網膜虹彩部	187
網膜視部	187
網膜盲部	187
網膜毛様体部	187
毛様体	183
毛様体筋	183
毛様体小帯	183
毛様体突起	183
門脈	173

ゆ

有郭乳頭	193
有糸分裂	13
幽門	113
幽門横断平面	9

よ

葉状乳頭	193
腰神経	233, 243
腰椎	35
腰部	5
腰部弯曲	31
腰膨大	203
葉裂	129

ら

ライディッヒ細胞	137
ラムダ縫合	57
卵巣	141
卵祖細胞	13
ランビエの絞輪	21

り

梨状筋	93
リスフラン関節	53
リボソーム	11
隆椎	33
菱脳	199
輪状甲状筋	125
輪帯	47
リンパ管	177
リンパ球	10, 23
リンパ性器官	177
リンパ節	177
リンパ本幹	177
鱗部	61

る

涙腺	185
類洞周囲腔	121
ルシュカ孔	217
ルフィニ小体	221

れ

連合線維	219

ろ

肋軟骨	37
肋下筋	73
肋硬骨	37
肋骨	37
肋骨下平面	9
肋骨弓	37
肋骨挙筋	73
肋骨突起	35
濾胞細胞	145
ローランド溝	213

わ

彎曲	31
腕神経叢	237
腕橈骨筋	83
腕頭動脈	159

監修者・著者　紹介

石橋治雄
帝京大学名誉教授
愛媛女子短期大学客員教授
神奈川柔道整復専門学校名誉校長
比較神経学を専門とする．
元　柔道整復師国家試験委員，
元　あん摩マッサージ師・はり師・きゅう師国家試験委員．著書出版多数．

田沼久美子
前日本医科大学准教授
新宿鍼灸柔整専門学校校長
日本伝統医療科学大学院大学教授（兼任）
肉眼解剖学を専門とする．

田沼　裕
前帝京大学医学部解剖学教室

南　和文
日本医科大学付属千葉北総病院　整形外科
関節外科，スポーツ外科を専門とする．
平成12年より柔道整復師国家試験委員を務める．

吉田　匠
鍼灸医院開業
東洋鍼灸専門学校を卒後，鍼灸医院を開業．
株式会社トプコンにて角膜の研究に携わる経歴をもつ．

これならわかる 要点解剖学　　　　　　　　© 2004

定価（本体2,800円＋税）

2004年 11月25日　1版1刷
2016年 3月25日　8刷

監修　石橋　治雄（いしばし はるお）

著者　田沼　久美子（たぬま くみこ）
　　　田沼　裕（たぬま ゆたか）
　　　南　和文（みなみ かずふみ）
　　　吉田　匠（よしだ たくみ）

発行者　株式会社　南山堂
　　　　代表者　鈴木　肇

〒113-0034　東京都文京区湯島4丁目1-11
　　　TEL 編集(03)5689-7850・営業(03)5689-7855
　　　振替口座　00110-5-6338

ISBN 978-4-525-10331-6　　　　　　　　Printed in Japan

本書を無断で複写複製することは，著作者および出版社の権利の侵害となります．
JCOPY　＜(社)出版者著作権管理機構 委託出版物＞
本書の無断複写は著作権法上での例外を除き禁じられています．複写される場合は，
そのつど事前に，(社)出版者著作権管理機構(電話 03-3513-6969, FAX 03-3513-6979,
e-mail: info@jcopy.or.jp)の許諾を得てください．

スキャン，デジタルデータ化などの複製行為を無断で行うことは，著作権法上での
限られた例外（私的使用のための複製など）を除き禁じられています．業務目的での
複製行為は使用範囲が内部的であっても違法となり，また私的使用のためであっても
代行業者等の第三者に依頼して複製行為を行うことは違法となります．